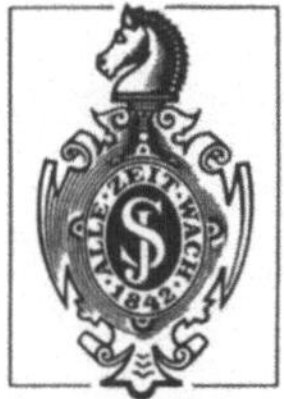

N. Konietzko   U. Costabel   P. C. Bauer (Hrsg.)

# Lunge und Arbeitswelt

Mit 39 Abbildungen und 27 Tabellen

Springer-Verlag
Berlin Heidelberg New York
London Paris Tokyo
Hong Kong Barcelona

Prof. Dr. NIKOLAUS KONIETZKO

Ruhrlandklinik
Abteilung für Pneumologie
Universitätsklinik Essen
Tüschener Weg 40
D-4300 Essen 16

Priv.-Doz. Dr. ULRICH COSTABEL
Dr. PETER CHRISTIAN BAUER

Ruhrlandklinik
Abteilung für Pneumologie/Allergologie
Tüschener Weg 40
D-4300 Essen 16

ISBN-13: 978-3-540-52077-1      e-ISBN-13: 978-3-642-75356-5
DOI: 10.1007/978-3-642-75356-5

CIP-Titelaufnahme der Deutschen Bibliothek
Lunge und Arbeitswelt / N. Konietzko ... (Hrsg.). – Berlin; Heidelberg; New York; London; Paris; Tokyo; Hong Kong; Barcelona: Springer, 1990
    ISBN 3-540-52077-5 (Berlin ...)
    ISBN 0-387-52077-5 (New York ...)
NE: Konietzko, Nikolaus [Hrsg.]



Satz: K+V Fotosatz GmbH, 6124 Beerfelden
2119/3130-543210 – Gedruckt auf säurefreiem Papier

# Vorwort

Die Lunge steht mit ihrer $80\,m^2$ großen inneren Oberfläche und ihrem stetigen Durchsatz von Luft – 10 000 bis 15 000 Liter Atemluft pro Tag – im innigen Kontakt zur Umwelt: Sie ist das Umweltorgan par excellence. Die Haut mit ihrer Zweiquadratmeter-Oberfläche nimmt sich dagegen bescheiden aus. Ein gestaffeltes Abwehrsystem entfernt zwar die meisten eingeatmeten Schadstoffe; werden jedoch bestimmte Schwellenwerte überschritten oder ist der Schadstoff nicht eliminierbar, kann das fein abgestimmte Gleichgewicht gestört werden und das Organ erkrankt.

Es nimmt nicht Wunder, daß die ersten eindeutigen Zusammenhänge zwischen inhaliertem Schadstoff und Lungenerkrankung in der Arbeitsmedizin beschrieben wurden, kam und kommt es doch in der Arbeitswelt zu Konzentrationen, wie wir sie im allgemeinen im Leben nicht beobachten. Die klassische Beschreibung eines solchen gestörten Gleichgewichtes mit konsekutiver Erkrankung entstammt der Feder von Bernhard Ramazzini, des „Vaters der Arbeitsmedizin". In seinem Werk über „Die Krankheiten der Künstler und Handwerker" („de morbis artificium diatribe") erschienen im Jahre 1700 in Modena, heißt es in der Übersetzung von Johann Christian Gottlieb Ackermann: „Aller Staub, der in die Lungen gezogen wird, reizt sie, erregt Husten und einen größeren Zufluß der Säfte zu denselben, entweder wegen seines Gewichtes und seiner die feinsten Gefäße verstopfenden Eigenschaften oder wegen seiner bald geringern, bald offenbarern Schärfe, die ihm verborgen ist und durch welche er diesem edlen Eingeweid bald mehr, bald weniger schädlich wird. Keine Krankheiten sind daher bei Arbeitern, die mit staubigen Materien umgehen, häufiger und gefährlicher, als Lungenkrankheiten und der größte Teil dieser Handwerker findet frühzeitig seinen Tod... Manche Arbeiten vom Staub, zum Beispiel vom Kalkstaub, trocknen sie (die Lungen) aus, und verursachen, dadurch ebenfalls die benannten Krankheiten und der Staub von den Steinen, der sich zuweilen bey den Steinmetzen in den Lungen sammelt, zerschneidet die feinen Fasern derselben mit seinen Spitzen und stumpft bey der anatomischen Untersuchung die Messer des Zergliederers."

Erstreckte sich das Problem in den vergangenen Jahrhunderten hauptsächlich auf Staubpartikelinhalationen wie Quarz, Kohle oder Asbest, so kommt in den letzten Jahren dank der innovativen Leistungen der chemischen Industrie eine fast unüberschaubare Zahl von zum Teil flüchtigen atembaren chemischen Substanzen hinzu. Zur Zeit sind mindestens 4 Millionen chemische Verbindungen bekannt, von denen 40 000 bis 50 000 industriell genutzt werden. Jährlich muß man zwischen 500 und 1000 neue belastende Arbeitsstoffe hinzurechnen. Ist schon für die einzelne Chemikalie eine Vorhersage über ihre potentielle Lungentoxizität schwierig, so wird das Problem der Kombinationsschäden, das heißt des additiven oder gar überadditiven Zusammenwirkens mehrerer Schadstoffe noch komplexer. Hinzu kommen weitere, nicht arbeitsweltbezogene Noxen, wie das Zigarettenrauchen oder Umweltschäden wie $SO_2$, Ozon und Radon.

Schier unüberwindliche Probleme scheinen sich damit für uns Ärzte, die Arbeitsmediziner und Pneumologen in Besonderheit, in Forschung, Klinik und Praxis aufzutun. Und doch muß diese Aufgabe angepackt werden. Sie kann nur in einer gemeinschaftlichen Anstrengung gemeistert werden. So war es denn Ziel eines Kolloquiums im Oktober 1989 an der Ruhrlandklinik, das Forum für eine solche Begegnung zu schaffen. Es sollten unter Berücksichtigung neuerer Methoden, etwa die Elektronenmikroskopie, der bronchoalveolären Lavage und der Computertomographie, eine Zwischenbilanz unseres Kenntnisstandes gezogen und die noch zu lösenden Fragen formuliert werden.

Die Herausgeber sind den Autoren, welche kurzfristig ihre Referate zu Manuskripten umarbeiteten und die Korrekturen zeitgerecht zurückreichten, zu großem Dank verpflichtet. Daß diese angestrebte Zwischenbilanz noch aktuell ist und das Buch vor Verstreichen der Jahresfrist erscheinen kann, ist eine besondere Genugtuung für die Herausgeber. Dank gebührt dafür auch dem Verlag, insbesondere Frau Dr. Claudia Osthoff, die als Lektorin bei der Planung und Erstellung des Buches stets aufgeschlossen und tatkräftig mitwirkte. Dank geht auch an die Sponsoren, welche dazu beigetragen haben, daß das Buch zu einem erschwinglichen Preise auf den Markt kommt.

Essen, im August 1990                                    N. KONIETZKO
                                                         U. COSTABEL
                                                         P. C. BAUER

# Inhaltsverzeichnis

# Mitarbeiterverzeichnis

P.C. BAUER, Dr., Ruhrlandklinik, Abteilung für Pneumologie/Allergologie, Tüschener Weg 40, D-4300 Essen 16

U. COSTABEL, Privatdozent Dr., Ruhrlandklinik, Abteilung für Pneumologie/Allergologie, Tüschener Weg 40, D-4300 Essen 16

N. KONIETZKO, Professor Dr., Ruhrlandklinik, Abteilung für Pneumologie, Universitätsklinik Essen, Tüschener Weg 40, D-4300 Essen 16

K. MORGENROTH, Professor Dr., Institut für Pathologie, Ruhr-Universität Bochum, Universitätsstraße 150, D-4630 Bochum

S. PHILIPPOU, Dr., Institut für Pathologie, Ruhr-Universität Bochum, Universitätsstraße 150, D-4630 Bochum

H.-J. WOITOWITZ, Professor Dr., Institut und Poliklinik für Arbeits- und Sozialmedizin, Universität Gießen, D-6300 Gießen

H. WORTH, Professor Dr., Medizinische Klinik, Abteilung für Kardiologie, Pneumologie, Angiologie, Universitätskliniken Düsseldorf, Moorenstraße 5, D-4000 Düsseldorf

W. ZSCHIESCHE, Dr., Institut für Arbeits- und Sozialmedizin, Poliklinik für Berufskrankheiten, Universität Erlangen-Nürnberg, Schillerstraße 25, D-8520 Erlangen

# Bronchus- und Pleuratumoren durch Arbeitsstoffe

H.-J. Woitowitz

## Einleitung

Die medizinische Ökologie sieht den Menschen mit seiner Gesundheit, insbesondere aber auch mit seinen Krankheiten, eingebettet in seine natürliche, technisch-zivilisatorische und nicht zuletzt seine soziale Umwelt. Berufskrankheiten müssen daher als Prototyp der Umweltkrankheiten verstanden werden.

Die arbeitsmedizinische Onkologie betrachtet Berufskrebserkrankungen maßgeblich als Folge der Krebsgefährdung am Arbeitsplatz. Für das heutige Wissen um die Krebsverursachung generell ergeben sich Analogien zu den Zeiten Robert Kochs. Erst die Entdeckung der Erreger wichtiger Infektionskrankheiten schuf die naturwissenschaftliche Basis zu deren erfolgreicher Bekämpfung.

## Krebs ist maßgeblich eine Folge krebserzeugender exogener Einwirkungen

Der Krebsforscher D. Schmähl hat Krebserkrankungen als eine gemeinsame Folge
- der individuellen Eigenschaften (Prädisposition),
- der exogenen krebserzeugenden Einwirkungen (Exposition) sowie
- des Lebensalters
bezeichnet [6]. Da sowohl die Individualfaktoren als auch das Alter präventiv weitgehend unbeeinflußbar sind, verbleiben zur Krebsbekämpfung im wesentlichen die Verhütung der Einwirkung krebserzeugender Noxen auf den menschlichen Organismus. Diese wissenschaftlich begründete Forderung hat sich im Hinblick auf krebserzeugende Gefahrstoffe bisher in unserer Gesellschaft nicht durchzusetzen vermocht. Die präventivmedizinischen Disziplinen stehen hier u. a. in einem hoffnungslosen Wettlauf mit der chemischen Innovationskraft. Sowohl die Zahl der chemischen Stoffe als auch ihre Produktionsmengen wachsen in überproportionaler Weise an (Tabelle 1).

Die gewaltige Innovationsleistung der Chemie vollzieht sich zunächst am Arbeitsplatz, d. h. im Labor, im Technikum oder in der Produktion. D. Henschler hat jedoch 1988 zu Recht darauf hingewiesen, daß Mensch und Umwelt mit diesen Chemikalien im Wechselspiel zwischen geschickt aufgemachtem Angebot und wohlstandsorientiertem Konsumanspruch ständig mehr in Kontakt geraten [5]:

Lunge und Arbeitswelt
Herausgegeben von N. Konietzko et al.
© Springer-Verlag Berlin Heidelberg 1990

**Tabelle 1.** Industrielle Nutzung von Chemikalien[a]

| Chemische Verbindungen (1978) | Anzahl (ca.) |
| --- | --- |
| – z. Zt. bekannt (formulated) | 4 000 000 |
| – z. Zt. genutzt (USA) | 40 000 – 50 000 |
| – pro Jahr neu hinzukommend, | 300 000 |
|   davon industriell genutzt | 500 – 1000 |

[a] Nach Schätzungen der American Chemical Society, CAS Report 7 (1978) 2.

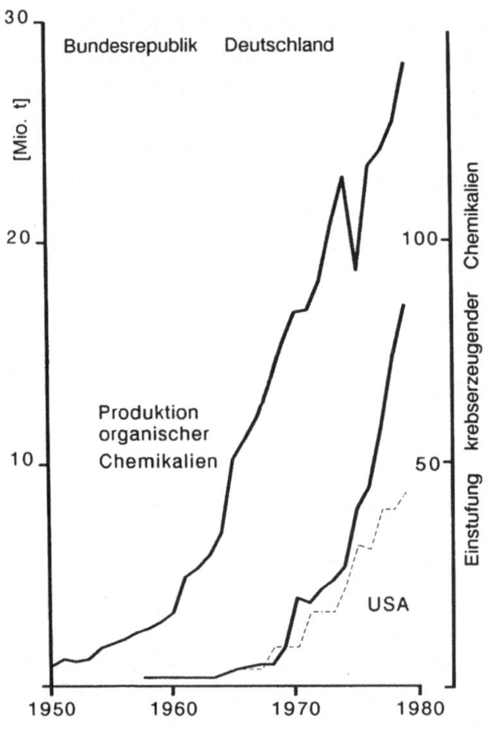


**Abb. 1.** Produktion organischer Chemikalien 1950–1980 in der Bundesrepublik (*linker Bildteil*). Einstufung krebserzeugender und krebsverdächtiger Chemikalien durch die Senatskommission der Deutschen Forschungsgemeinschaft zur Prüfung gesundheitsschädlicher Arbeitsstoffe (nach Henschler [4] und durch das TLV-Committee der ACIGH in den USA (*rechter Bildteil*, gestrichelte Kurve). *A 1* Stoffe, die beim Menschen erfahrungsgemäß bösartige Geschwülste zu verursachen vermögen; *A 2* Stoffe, die sich im Tierversuch unter der möglichen Exponierung des Menschen am Arbeitsplatz vergleichbaren Bedingungen als eindeutig krebserzeugend erwiesen haben; *B* Stoffe mit begründetem Verdacht auf krebserzeugendes Potential, die dringend der weiteren Abklärung bedürfen

– in gewerblichem Einsatz,
– im Haushalt,
– als Pflegemittel von Haut, Haaren und Gesundheit,
– als Pflegemittel von Garten, Bau und Landschaft,
– als ungewollte Verunreinigungen von Nahrung, Luft, Wasser und Boden sowie letztlich
– als unversorgter Abfall.

Die *Produktion organischer Chemikalien* hat sich in den 30 Jahren nach dem 2. Weltkrieg annähernd verdreißigfacht [4, 12]. Gegenübergestellt ist die Anzahl der unter der Leitung D. Henschlers und K. Norpoths von der Senatskommission der Deutschen Forschungsgemeinschaft zur Prüfung gesundheitsschädlicher Arbeitsstoffe, der sog. MAK-Kommission, als krebserzeugend bzw. krebsverdächtig identifizierten und ausgewiesenen Gefahrstoffe der Kategorien A1, A2 und B. Die durch das entsprechende Forschergremium in den USA eingestuften krebserzeugenden Chemikalien sind zum Vergleich eingezeichnet ([7, 8], Abb. 1).

## Atemorgan als wichtigstes „Umweltorgan"

In fast allen Bereichen der Arbeitsumwelt gibt es Arbeitsplätze, in deren Atemluft inhalative Noxen als Stäube, Rauche, Dämpfe oder Gase auftreten. Ätiologisch besitzen dabei die inhalierbaren krebserzeugenden Arbeitsstoffe herausragende Bedeutung. Über die qualifiziert und lückenlos erhobene Arbeitsvorgeschichte des Krebspatienten hat der Arzt einen geeigneten Zugang zu den Einzelheiten auch der weit zurückliegenden Krebsgefährdung am Arbeitsplatz.

Beim gegenwärtigen Stand arbeitsmedizinisch-onkologischer Erkenntnisse bestehen allein im Hinblick auf die Bronchus- und Pleuratumoren erzeugenden Arbeitsstoffe *9fache, gesetzlich geregelte Entschädigungsmöglichkeiten* ([9, 11], Tabelle 2).

**Tabelle 2.** Gegenwärtiger Stand der 9fachen, gesetzlich geregelten Entschädigungsmöglichkeiten von Erkrankungen an Bronchus- und Pleuratumoren nach Einwirkung krebserzeugender Gefahrstoffe der Arbeitsumwelt [9 – 11, 15, 16]

| Berufskrankheitenrecht (Wirkung) | Einwirkende Arbeitsstoffe (Ursache) |
| --- | --- |
| 1. Nr. 4104 BeKV („Asbestlungenkrebs") | Asbestarten: Chrysotil, Krokydolith, Amosit, Antophyllit, Aktinolith/Tremolith |
| 2. Nr. 4105 BeKV („Asbestverursachtes Pleuramesotheliom") | Asbestarten: Chrysotil, Krokydolith, Amosit, Antophyllit, Aktinolith/Tremolith |
| 3. Nr. 1108 BeKV („Arsenlungenkrebs") | Arsenverbindungen: Arsentrioxid, Arsenpentoxid, arsenige Säure, Arsensäure und ihre Salze |
| 4. Nr. 1103 BeKV („Chromatlungenkrebs") | Chrom-VI-Verbindungen: insbesondere Zink-, Kalium- und Strontiumchromat |
| 5. Nr. 1311 BeKV („Lostlungenkrebs") | Dichlordiethylsulfid (Lost, Senfgas) |
| 6. Nr. 1310 BeKV („BCME-Lungenkrebs") | Haloether: insbesondere Bis(chlormethyl)ether; abgekürzt BCME |
| 7. Nr. 2402 BeKV („Schneeberger Lungenkrebs") | Ionisierend strahlende Stoffe (u.a. Uran, Radon) |
| 8. Nr. 4109 BeKV („Nickellungenkrebs") | Nickelmetall, Nickelsulfid und sulfidische Erze, Nickeloxid, Nickelkarbonat |
| 9. Nr. 4110 BeKV („PAH-Lungenkrebs") | PAH in Kokereirohgasen: insbesondere Benzo(a)pyren, Dibenz(a,h)anthrazen, Benzo(b)fluoranthen, Indeno(1,2,3-cd)pyren, Chrysen |

# Bedeutung und Umfang arbeitsbedingter Tumoren des Atemorgans

Epidemiologisch-wissenschaftliche Abschätzungen zur Häufigkeit arbeitsbedingter Tumoren weisen dem Lungenkrebs mit Abstand den ersten Platz zu. So bezif-
fern etwa Doll u. Peto [3] diese Häufigkeit für Männer mit 15% und für Frauen
mit 5% aller Lungenkrebstodesfälle. Falls man bereit ist, die für die USA vorge-
nommene Risikoabschätzung auf die Verhältnisse unseres Industriestaates zu über-
tragen, wäre jährlich mit ca. 3500 wesentlich durch krebserzeugende Arbeitsstoffe
verursachten Lungenkrebstodesfällen zu rechnen ([1], Tabelle 3).

Gegenübergestellt sind die im Neunjahreszeitraum 1978 – 1986 berufsgenossenschaftlich „bestätigten" Berufskrebserkrankungen im Bereich von Lunge und Pleura [2]. Mit insgesamt 1133 von 1491 bestätigten Erkrankungsfällen entfallen 76%
der Tumoren auf Lunge und Pleura. Extrem abweichend zu dem genannten Schätz-

**Tabelle 3.** Krebsgefährdung am Arbeitsplatz: Bedeutung und Umfang des arbeitsbedingten Lun-
genkrebses

| 1. Doll u. Peto USA [3] | [%] | | Bundesrepublik, 1985 |
|---|---|---|---|
| Krebstodesfälle insgesamt | 4  (2 – 8) | | ca. 6500? |
| Lungenkrebs, Männer | (15) | | ca. 3255 |
| Frauen | (5) | | ca.  224 |

| 2. Butz [2] gewerbliche BGn | 1978 – 1986 | | Pro Jahr |
| „Bestätigte" Berufskrebserkrankungen | | | |
| | n | [%] | n |
|---|---|---|---|
| Gesamt | 1491 | (100) | 166 |
| Lungenkrebs | 505 | (33,9) | 56 |
| Mesotheliom | 628 | (42,1) | 70 |

**Tabelle 4.** „Bestätigte" Lungenkrebserkrankungen (Nach
Butz [2])

| Nr. BeKV | GefStoff | n | [%] |
|---|---|---|---|
| 1103 | Chrom-VI | 38 | (7,5) |
| 1108 | Arsen | 16 | (3,2) |
| 1310 | u.a. BCME | 12 | (2,4) |
| 2402 | ionisierende Strahlen | 38 | (7,5) |
| 4101 | Quarz (Schwiele) | 54 | (10,7) |
| 4102 | Quarz/Tbc (Schwiele) | 12 | (2,4) |
| 4104 | Asbest | 312 | (61,8) |
| § 551(2) RVO | PAH, Nickel | 23 | (4,5) |
| Gesamt | | 505 | (100,0) |

wert von ca. 3500 arbeitsbedingten Lungenkrebstodesfällen pro Jahr in der Bundesrepublik Deutschland verhält sich die Zahl von jährlich 56 berufsgenossenschaftlich bestätigten Berufskrebserkrankungen im Bereich der Lunge. Hieraus wird ersichtlich, in welch hohem Maß es zur Umsetzung des heute geltenden Berufskrankheitenrechtes in Praxis und Klinik Veranstaltungen gerade der Pulmologen mit ökologischer Themenstellung, wofür diese Veranstaltung ein begrüßenswertes Vorbild abgibt, bedarf.

Die Aufschlüsselung der 1978—1986 bestätigten Lungenkrebserkrankungen auf die einzelnen Gefahrstoffe der Arbeitsumwelt zeigt einmal mehr, daß Asbest mit weitem Abstand den 1. Platz einnimmt ([2, 17], Tabelle 4).

An 2. Stelle folgen die Narbenkrebserkrankungen der Silikosepatienten.

## Hohe Ablehnungsquote angezeigter Berufskrebserkrankungen

Anzusprechen bleibt das gesetzlich geregelte Verursacher-, d. h. Haftungsprinzip beim Eintritt einer durch Arbeitsstoffe verursachten Krebserkrankung. Die historische Entwicklung unseres gegliederten Systems der sozialen Sicherung hat bekanntlich seit der Bismarck-Zeit zu einer gesetzlichen *Lastenteilung der Sozialleistungsträger* geführt. Sowohl die gesetzliche Kranken- als auch die gesetzliche Rentenversicherung streben eine ausgleichende, solidarische Hilfestellung bei Krankheit, Invalidität und Alter nach Maßgabe der eigenen Leistungsfähigkeit an. Die Beitragslasten werden daher zu jeweils 50% durch die Versicherten und die Unternehmer aufgebracht. Anders liegen die Verhältnisse in der gesetzlichen Unfallversichung. Hier gilt das Verursacherprinzip, d. h. die Ablösung der Unternehmerhaftung aufgrund zurechenbarer Verantwortung bei Übertragung auf die Berufsgenossenschaften. Daher sind die Beitragslasten für Arbeitsunfälle, Wegeunfälle, Berufskrankheiten und somit auch für Berufskrebserkrankungen zu 100% von den Unternehmen zu tragen. Die berufsgenossenschaftliche Entschädigung von Berufskrebserkrankungen bedeutet in der Regel hohe sozioökonomische Folgelasten. So ist es verständlich, daß u. a. aufgrund dieser Tatsache gravierende sozialpartnerschaftliche Konflikte entstehen.

Am Beispiel der steil ansteigenden angezeigten Erkrankungen an asbestfaserstaubverursachten Tumoren ist auf das Phänomen der hohen Ablehnungsquoten hinzuweisen (Abb. 2).

Die Abbildungen zeigen die Entwicklung der als Berufskrebs angezeigten und entschädigten Erkrankungen an Asbestlungenkrebs und durch Asbest verursachtes Mesothelion in den letzten 12 Jahren. Der Aufwärtstrend ist nicht zu übersehen. Allein 1988 mußte bei nicht weniger als 421 Männern und Frauen die den Tod bedeutende Verdachtsdiagnose „durch Asbest verursachtes Mesotheliom" gestellt werden. Zu entschädigen waren im gleichen Jahr bei insgesamt annähernd 800 angezeigten Erkrankungen mindestens 320 Patienten mit diesen beiden asbestfaser-

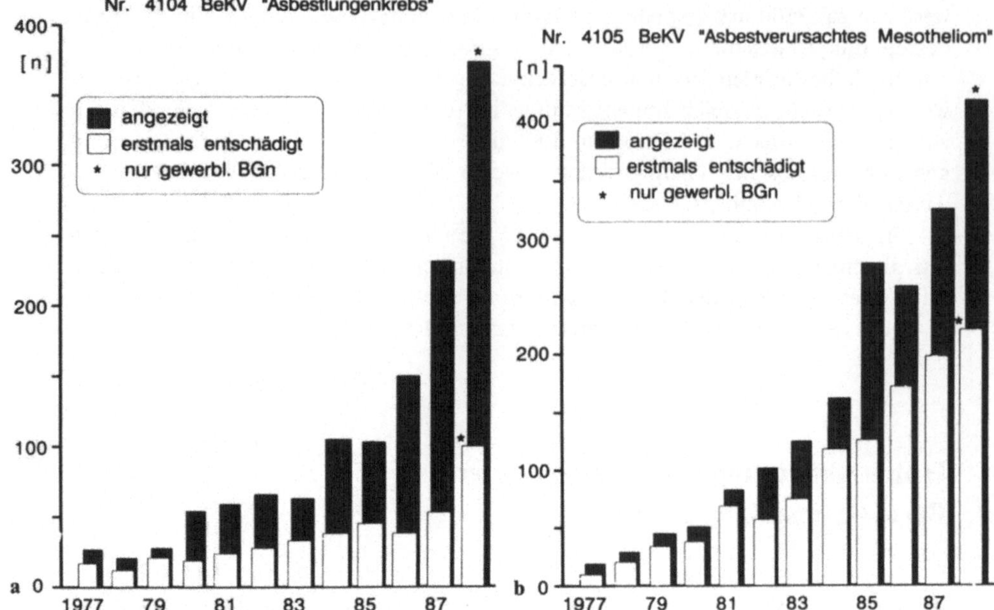


**Abb. 2a, b.** Entwicklung der jährlich angezeigten und erstmals entschädigten Berufskrankheiten der Nr. 4104 BeKV „Asbestose in Verbindung mit Lungenkrebs" (a) sowie der Nr. 4105 BeKV „Durch Asbest verursachtes Mesotheliom des Rippenfells und des Bauchfells" (b) 1977–1988 in der Bundesrepublik Deutschland (Zahlen für 1988 nur für gewerbliche Berufsgenossenschaften)

staubverursachten, tödlichen Berufskrebserkrankungen Mesotheliom und Lungenkrebs. Die Ablehnungsquote nimmt offenkundig bei beiden Berufskrebslokalisationen in den letzten Jahren tendenziell zu.

Wesentliche *Ursachen* der großen Diskrepanz zwischen den angezeigten und entschädigten Berufskrebserkrankungen sind sozialmedizinisch u. a. zu sehen in:

- der gravierenden Abhängigkeit des ärztlichen Sachverständigen von einer qualifizierten Amtsermittlung entscheidungsrelevanter Tatsachen durch die Berufsgenossenschaften;
- den negativen Folgen langer Latenzzeiten für die Amtsermittlung Jahrzehnte zurückliegender krebserzeugender Einwirkungen („Beweisnotstand");
- den kausalrechtlichen Vorgaben für den ärztlichen Sachverständigen speziell in dem Konstrukt der doppelten Kausalität mit seinen 5fachen Beweisanforderungen;
- den vielfältigen Vorbehalten der geltenden Liste der Berufskrankheiten;
- der Impraktikabilität der sog. Öffnungsklausel des § 551 Abs. 2 RVO für die Einzelfallentschädigung infolge 9fach zu erfüllender Bedingungen;
- der Unsicherheit ärztlicher Sachverständiger beim Umgang mit zentralen unbestimmten Rechtsbegriffen wie der „Wahrscheinlichkeit" oder der „wesentlich mitwirkenden Bedingung" [13, 14].

# Folgerungen für Praxis und Klinik

Der Arzt in Praxis und Klinik steht bei der Aufdeckung speziell arbeitsbedingter Ursachenzusammenhänge bei seinen Patienten mit Bronchus- und Pleuratumoren vor schwierigsten und verantwortungsvollen Aufgaben. Sie reichen über diejenigen moderner Diagnostik mittels Computertomographie, bronchoalveolärer Lavage etc. weit hinaus. Es handelt sich um den 3fachen Beitrag des Kassenarztes und Klinikers zur Verwirklichung des besonderen sozialen Schutzes des Berufskrankheitenentschädigungsrechtes für seinen Patienten mit arbeitsbedingtem Bronchus- oder Pleuratumor (Tabelle 5).

**Tabelle 5.** Beitrag des Arztes zur Verwirklichung des besonderen sozialen Schutzes des Berufskrankheitenentschädigungsrechtes für seinen Patienten mit arbeitsbedingten Bronchus- oder Pleuratumor

---

1. Stellung einer eindeutigen, histopathologisch und topographisch gesicherten *Tumordiagnose* in Verbindung mit einer umfassenden Arbeitsanamnese;

2. Dokumentation von Befragungsergebnissen zu den *Risikofaktoren aus dem Arbeitsleben*, des Lebensstils und ggf. der Umwelt für die Kausalanalyse des Berufskrebsfeststellungsverfahrens;

3. Wahrnehmung der gesetzlichen *Anzeigepflicht*[a], bei *begründetem Verdacht* nach Möglichkeit unverzüglich, d. h. noch zu Lebzeiten des Patienten[b].

---

[a] Gem. § 5(1) Berufskrankheitenverordnung.
[b] Andernfalls: Verlust der Lebzeitenrente!

Es steht außer Zweifel, daß die Aufdeckung des Ausmaßes der tödlichen Bedrohung unserer arbeitenden Bevölkerung infolge von Bronchus- und Pleuratumoren, verursacht durch Arbeitsstoffe, nicht ohne einen solchen Beitrag der behandelnden Ärzteschaft gelingen kann. Über die Entschädigung im Einzelfall hinaus trägt dieser Beitrag in entscheidender Weise dazu bei, die in unserer Gesellschafts- und Rechtsordnung vorgesehenen Maßnahmen der gezielten Prävention in der Arbeitsumwelt wirksam werden zu lassen.

# Zusammenfassung

Bronchus- und Pleuratumoren durch Arbeitsstoffe müssen als Prototyp der Umweltkrankheiten verstanden werden; 8 Gruppen derart krebserzeugender Arbeitsstoffe kommen an einer unübersehbaren Anzahl von Arbeitsplätzen in der Atemluft vor. Das Atemorgan als wichtigstes „Umweltorgan" ist daher mit Abstand am häufigsten von einer der 9 gesetzlich anzeige- und entschädigungspflichtigen Berufskrebserkrankungen im Bronchus- und Pleurabereich betroffen. Dennoch überragen die wissenschaftlichen Schätzwerte arbeitsbedingter Lungenkrebstodesfälle die jährlich berufsgenossenschaftlich bestätigten Vergleichszahlen um mehr als das 50fache. Sozialmedizinische Gründe für die überwiegend hohe Ablehnungsquote angezeigter Berufskrebserkrankungen werden aufgezeigt.

Der entscheidende Beitrag der behandelnden Ärzteschaft zur Verwirklichung des besonderen sozialen Schutzes bei Krebsgefährdung am Arbeitsplatz nach dem Verursacherprinzip des Berufskrankheitenrechtes besteht in der
– Stellung einer eindeutigen, histopathologisch und topographisch gesicherten Tumordiagnose in Verbindung mit einer umfassenden Anamnese zu den Risikofaktoren des Arbeitslebens, des Lebensstiles und ggf. der Umwelt;
– Wahrnehmung der gesetzlichen Anzeigepflicht bei begründetem Verdacht auf eine Berufskrebserkrankung noch zu Lebzeiten des Patienten.


## Literatur


1. Bundesministerium für Jugend, Familie, Frauen und Gesundheit (1987) Daten des Gesundheitswesens. Kohlhammer, Berlin (Schriftenreihe, Bd 157)
2. Butz M (1988) Beruflich verursachte Krebserkrankungen, 2. Aufl. Hauptverband der gewerblichen Berufsgenossenschaften Sankt Augustin (Schriftenreihe, Bd 4)
3. Doll R, Peto R (1981) The causes of cancer. Oxford Univ Press, Oxford
4. Henschler D (1981) Maximale Arbeitsplatzkonzentrationen – Grundlagen, Entwicklung, Beratungsmodell. In: Deutsche Forschungsgemeinschaft (Hrsg) Wissenschaftliche Grundlagen zum Schutz vor Gesundheitsschäden durch Chemikalien am Arbeitsplatz. Boldt, Boppard, S 29–40
5. Henschler D (1989) Verhältnismäßigkeit im Umweltschutz. Siemens Zeitschrift 3:31–34
6. Schmähl D (1987) Possibilities and limitations in cancer prevention. Ramazzini Award Lecture, Annapolis MD
7. Senatskommission der Deutschen Forschungsgemeinschaft zur Prüfung gesundheitsschädlicher Arbeitsstoffe (1989) Krebserzeugende Arbeitsstoffe. In: Maximale Arbeitsplatzkonzentrationen und biologische Arbeitsstofftoleranzwerte. VCH Verlag, Weinheim, S 74–81
8. TLV-Committee of the American Conference of Governmental Industrial Hygienists (ACGJH) (1988) Threshold limit values and biological exposure indices for 1988–1989. ACGJH, Cincinnati/OH
9. Wagner R, Zerlett G, Giesen T (1988) Berufskrankheiten und medizinischer Arbeitsschutz, 7. Aufl. Kohlhammer, Köln (Loseblattsammlung, 1. Lieferung)
10. Woitowitz HJ (1987) Epidemiologie und Prävention des malignen Pleuramesothelioms. Med Klin 82:578–581
11. Woitowitz HJ (1987) Lungenkrebs und Arbeitswelt. MMW 129:559–561
12. Woitowitz HJ (1988) Maximum concentrations at the workplace in the Federal Republic of Germany. Am J Ind Med 14:223–229
13. Woitowitz HJ (1988) Die Problematik der konkurrierenden Kausal faktoren. In: Kolloquium „Krebserkrankungen und berufliche Tätigkeit". Süddeutsche Eisen- und Stahl-Berufsgenossenschaft, Mainz-Weisenau, S 37–61
14. Woitowitz HJ (1989) Anforderungen an die arbeitsmedizinische Begutachtung von Berufskrankheiten. Med Sachverst 6:197–206
15. Woitowitz HJ, Giesen T (1986) Lungenkrebs nach Asbestfaserstaub-Gefährdung am Arbeitsplatz. Arbeits- und sozialmedizinische Aspekte. Die BG 10:600–607
16. Woitowitz HJ, Paur R, Breuer G, Rödelsperger K (1984) Das Mesotheliom, ein Signaltumor der beruflichen Asbestfaserstaubgefährdung. Dtsch Med Wochenschr 109:363–368
17. Woitowitz HJ, Lange HJ, Ulm K, Rödelsperger K, Woitowitz RH, Pache L (1988) Asbestbedingte Tumoren bei Arbeitnehmern in der Bundesrepublik Deutschland. Staub Reinhalt Luft 48:307–315

# Asthma am Arbeitsplatz

P. C. BAUER

## Einleitung

Unter Asthma verstehen wir „eine Erkrankung mit erhöhter Empfindlichkeit der Atemwege gegenüber verschiedenartigen Reizen und mit einer Behinderung der Atmung, die entweder spontan oder infolge Behandlung im Schweregrad variabel ist." Diese Definition der American Thoracic Society aus dem Jahre 1975 berücksichtigt die beiden Hauptmerkmale, nämlich die Hyperreagibilität der Atemwege und die anfallsweise Atemwegsobstruktion [1].

Epidemiologisch ist das Asthma weltweit im Zunehmen begriffen, insbesondere betroffen sind die Industrieländer, darunter mit deutlichem Schwergewicht der angloamerikanische Raum [39]. Prävalenzraten von 10% und mehr werden angegeben. Man nimmt an, daß 2% aller Asthmaerkrankungen auf beruflich bedingte Einwirkung zurückzuführen sind. Die Prävalenz des berufsbedingten Asthmas zeigt eine große Schwankungsbreite; sie ist in erster Linie erklärbar durch die unterschiedliche Aggression der einzelnen Antigene. Bis zum heutigen Tage sind ca. 200 verschiedene Substanzen als Inhalationsnoxen bekannt. Hinzu kommen weitere 2000 Substanzen, von denen irritative Auswirkungen auf die Schleimhäute der

**Tabelle 1.** Pathomechanismen bei berufsbedingtem Asthma bronchiale

| Pathomechanismus der Bronchokonstriktion | Antigen |
| --- | --- |
| IgE-vermittelt | Tierepithelien, -urinproteine<br>Mehlstaub<br>Enzyme<br>Isocyanate |
| Entzündlich-toxisch | Rauche, toxische Gase<br>Epoxi-Verbindungen<br>Isocyanate |
| Biochemisch-toxisch | Plicatsäure<br>(Komplementaktivierung)<br>Isocyanate<br>(Cholinesterase-Hemmung?) |
| Reflektorisch | Irritative Gase, Stäube,<br>Dämpfe |

Lunge und Arbeitswelt
Herausgegeben von N. Konietzko et al.
© Springer-Verlag Berlin Heidelberg 1990

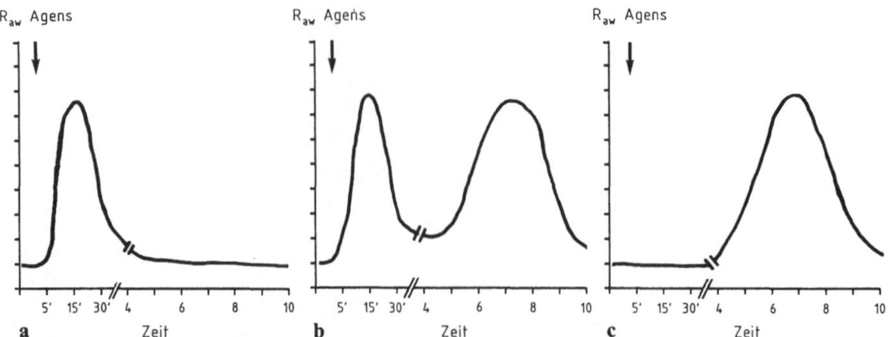


**Abb. 1a–c.** Grundmuster der Reaktionsdynamik bei durch Arbeitsstoffe induzierten Atemwegsobstruktionen im zeitlichen Ablauf nach kontrollierter Exposition (**a** sofort, **b** dual, **c** verzögert)

oberen und unteren Atemwege bekannt sind, deren Folgen unter chronischer Exposition jedoch nicht oder nicht ausreichend faßbar sind.

Das berufsbedingte Asthma wird einerseits eingegrenzt durch die berufsbedingte Exposition inhalierbarer Substanzen, erfährt andererseits in der Diskussion um weitere Auslösemechanismen eine Erweiterung. Neben den bekannten Pathomechanismen der IgE-vermittelten und der reflexbedingten Bronchokonstriktion werden noch die Möglichkeiten der inflammatorisch-vermittelten und der biochemisch-toxisch bedingten Bronchokonstriktion diskutiert (Tabelle 1).

Vier typische Reaktionsmuster lassen sich bei kontrollierter Exposition herausschälen: die Sofortreaktion, die verzögerte Sofortreaktion, die duale Reaktion und die rekurrierende Reaktion (Abb. 1). Unter Arbeitsplatzbedingungen mit unterschiedlichen Expositionszeiten und -konzentrationen bestehen fließende Übergänge zwischen den einzelnen Reaktionsmustern. Auch eine eindeutige Zuordnung einzelner Reaktionsmuster zu den beschriebenen Pathomechanismen ist nicht immer möglich.

## Unspezifische Hyperreagibilität

In letzter Zeit ist als Ursache für die erhöhte Empfindlichkeit des Bronchialsystems zunehmend die Entzündung in die Diskussion gerückt. Sie ist neben anderen pathogenetischen Faktoren, wie Veränderungen im Bereich des autonomen Nervensystems, der glatten Bronchialmuskulatur und der pharmakologischen Rezeptoren einer der Faktoren, die netzwerkartig in einer Fülle von Interaktionen zum klinischen Bild einer bronchialen Hyperreagibilität führen.

Als kausative Trigger sind Substanzen zu verstehen, die eine bronchiale Hyperreagibilität induzieren, während symptomatische Trigger lediglich bei einer bestehenden Hyperreagibilität eine Bronchokonstriktion auslösen, aber keinen Rückschluß auf die primäre Ursache der Überempfindlichkeit zulassen (Tabelle 2).

**Tabelle 2.** Causative und symptomatische Trigger zur Induktion oder Auslösung einer Hyperreagibilität in der Arbeitswelt. Sonstige relevante Trigger sind *in eckigen Klammern* angegeben

| Causative Trigger: Induktion einer Hyperreagibilität durch Entzündung | Symptomatische Trigger: Auslösen einer Bronchokonstriktion bei bestehender Hyperreagibilität |
| --- | --- |
| Allergene (Proteine) | Kaltluft |
| Niedermolekulare Antigene (Isocyanate, Amine) | Hyperventilation |
| | Zigarettenrauch |
| Irritative Gase, Rauche (Hohe Konzentration) | Irritative Gase, Rauche (Niedrige Konzentration) |
| [Virale Infekte] | [Pharmakologika] |

Die in den letzten Jahren gewonnenen Ergebnisse zeigen, daß praktisch alle Stimuli, die eine bronchiale Hyperreaktivität auslösen, auch eine akute Entzündungsreaktion der Bronchien verursachen. Unter arbeitsmedizinischen Gesichtspunkten zählen hierzu Arbeitsstoffe mit allergisierender und toxisch irritativer Wirkung.

Bei allergisierenden Arbeitsstoffen ist die isolierte verzögerte oder die duale Reaktion von entscheidender Bedeutung für die Induktion einer Entzündung, für die zelluläre Elemente verantwortlich sind. Die entscheidende Effektorzelle scheint der eosinophile Granulozyt zu sein. Die einmal durch die allergische Entzündung hervorgerufene Hyperreagibilität kann über Tage persistieren, selbst wenn eine weitere Exposition ausgeschlossen ist. Auch Substanzen, die biochemisch irritativ eine Entzündung verursachen, können den Verlauf einer nur langsam zurückgehenden Hyperreagibilität aufweisen. Im Gegensatz dazu scheint bei irritativen Substanzen, die primär über den Weg einer Bronchialepithellockerung die Irritantrezeptoren reizen, nach Ausschaltung der Noxe relativ schnell eine Normoreagibilität wieder einzutreten.


# Berufsnoxen und Reaktionsformen

Zwei große Gruppen sind zu unterscheiden, Antigene mit Proteinstruktur, wie wir sie als Allergologen aus der natürlichen Umgebung her kennen, mit einem Molekulargewicht von 5000 – 40000 D und die hochreaktive Gruppe der organischen oder anorganischen Substanzen mit einem Molekulargewicht von unter 2000 D, die in ihrer Ausgangsform zunächst als Haptene vorliegen und erst nach Koppelung mit einem Trägerprotein als Vollantigen anzusehen sind.

Die chemischen und physikalischen Unterschiede dieser beiden Gruppen schlagen sich auch in der Häufigkeit der Reaktionsformen nieder. Von wesentlicher Bedeutung sind hier die Sofortreaktion bei den Proteinen sowie verzögerte Reaktion bei den niedermolekularen Substanzen. Die duale Reaktion ist gleichsinnig verteilt (Tabelle 3).

**Tabelle 3.** Unterschiede nieder- und höhermolekularer Stoffe, die als Allergene wirksam sein können (IPT = inhalativer Provokationstest)

|  | Niedermolekular | Höhermolekular |
| --- | --- | --- |
| Molekulargewicht (Dalton) | < 1000 | 5000 – 40000 (100000) |
| Antigenität | Inkomplett (Hapten) | komplett (Allergen) |
| Chemische Struktur | Organische und anorganische Substanzen mit reaktiven Gruppen | Proteine, Glykoproteine (Polysaccharide) |
| Pathomechanismus | – IgE-vermittelt<br>– pharmakologisch<br>– irritativ | IgE-vermittelt |
| **Häufigkeit der Reaktionsformen nach IPT** |  |  |
| Sofortreaktion: | < 10% | ca. 50% |
| Dualreaktion | 40% – 50% | ca. 50% |
| Isoliert verzögerte Reaktion | 40% – 50% | < 5% |
| Beispielhaft für | Isocyanate | Organische Stäube |

Typisches Beispiel für eine *Sofortreaktion* ist das Bäckerasthma. Der Betroffene verspürt häufig Husten, Engegefühl und Atemnot, anfangs nur bei Arbeiten mit intensivem Mehlkontakt. Später treten erste Symptome 15 – 30 min nach Arbeitsbeginn ein. In arbeitsfreien Zeiten stellt sich mit Verzögerung Beschwerdefreiheit ein. Erst bei fortgeschrittener Sensibilisierung entwickelt sich eine chronische Atemwegsobstruktion, die keine Differenzierungen zum Auslösefaktor zuläßt.

Bei der *isolierten verzögerten Reaktion* ist eine direkte arbeitsplatzbezogene Symptomatik nicht mehr sicher gegeben, sondern die Beschwerden treten gehäuft außerhalb der Arbeitszeit auf. Ein Rückschluß auf die Art des Pathomechanismus ist bei den niedermolekularen Arbeitsstoffen nur über zusätzliche Untersuchungen wie Hautteste und RAST möglich, soweit sie zur Verfügung stehen.

Ein 33jähriger Patient ist als Chemiearbeiter in der Penicillinproduktion tätig; ca. 6 Monate nach Aufnahme der Tätigkeit klagte der Patient über Ruhe- und Belastungsdyspnoe bei der Arbeit, aber auch zu hause. Es erfolgte eine auswärtige Untersuchung unter stationären Bedingungen, dabei wurde ein 8stündiger Arbeitsversuch in einer Nachtschicht durchgeführt. Vor und unmittelbar nach Beendigung der Arbeit wurden ganzkörperplethysmographisch normale Atemwegswiderstände gemessen; 2 h nach Beendigung der Arbeit stieg der AW-Widerstand auf 6,3 mbar/l/s, um nach 2 weiteren Stunden spontan auf 4,1 mbar/l/s abzufallen (Abb. 2a). Diese Reaktion wurde damals auf das gleichzeitig im Verarbeitungsprozeß verwendete Aceton zurückgeführt. Tatsächlich handelte es sich jedoch um eine Sensibilisierung gegenüber einem Penicillinvorprodukt, wie Abb. 2b zeigt.

Zwei Schlüsse sind daraus zu ziehen:

1. Bei der arbeitsplatzbezogenen Provokation konnte eine verzögerte Reaktion nachgewiesen werden, die trotz antiobstruktiver Therapie am Vortage noch in einer relevanten Größe 24 h später nachweisbar war. Dieser erhöhte Wert erklärt, daß der Patient bei erneuter Exposition bereits während der normalen Arbeitszeit Beschwerden äußern kann.

2. Die arbeitsplatzbezogene inhalative Provokation entspricht nur annähernd den tatsächlichen Arbeitsplatzverhältnissen, weniger in der tatsächlichen Arbeitsplatzkonzentration als vielmehr in der Zeitdauer der Exposition. An diesem angegebenen Beispiel verschiebt sich der Beginn der Atemwegsobstruktion um 6 h.

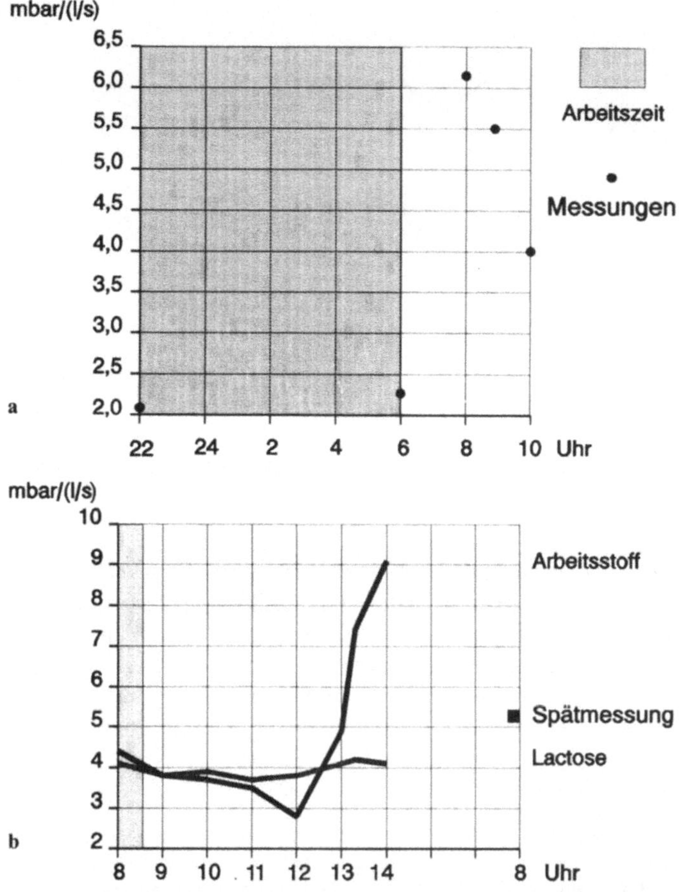


**Abb. 2. a** Atemwegswiderstände vor und nach 8stündiger Exposition mit 6-Aminopenicillansäure am Arbeitsplatz. **b** Atemwegswiderstandsverhältnisse vor, während und nach arbeitsplatzbezogener Provokation mit 6-Aminopenicillansäure als Hauptarbeitsstoff. ▨, Provokation über jeweils 30 min mit Lactose und dem Arbeitsstoff an 2 verschiedenen Tagen

Die *duale Reaktion* findet sich bei beiden Substanzklassen in gleichem Umfang, den niedermolekularen und höhermolekularen. Beim IgE-vermittelten Pathomechanismus ist sie häufiger nachzuweisen, wenn eine besonders ausgeprägte Sensibilisierung gegenüber Allergenen mit Proteincharakter vorliegt. Relativ häufig liegt sie auch bei den anderen Pathomechanismen vor, wenn es sich um niedermolekulare Substanzen wie Diisocyanate handelt:

Ein 35jähriger Möbelschreiner in einem Kleinbetrieb entwickelte nach 15jähriger beschwerdefreier Arbeit in unregelmäßigen Abständen tagsüber Atemnotphasen, die sich, nicht jedesmal, nach Arbeitsende gegen Abend wiederholten. Zunächst war kein eindeutiger Tätigkeitsbezug eruierbar, neue Arbeitsstoffe waren in der letzten Zeit nicht eingeführt. Erst eine ausgeprägte Atemnotsattacke nach Verarbeitung eines Zweikomponentenlackes, der eine gesonderte Zusammensetzung der Grundstoffe enthielt, ließ an ein Isocyanatasthma denken. Die inhalative Provokation mit TDI bestätigte die Vermutung (Abb. 3).

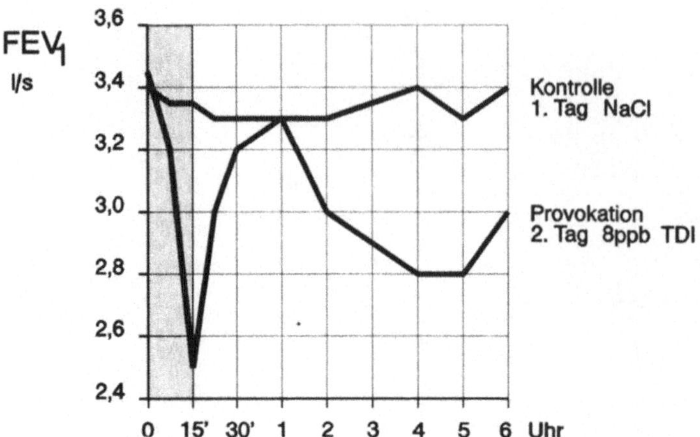


**Abb. 3.** Typischer zweimaliger Abfall (duale Reaktion) des Einsekundenwertes nach 20minütiger inhalativer Provokation mit Toluylen-diisocyanat (TDI). ▨, Provokationsdauer

Schon aus Tabelle 2 war ersichtlich, daß gerade die niedermolekularen Substanzen auch eine entzündlich-toxisch bedingte Hyperreagibilität induzieren können, die bei weiter bestehender Exposition in eine Atemwegsobstruktion übergehen kann. So liegt z. B. in der Gruppe der Diisocyanate bei ca. 80% der Atemwegsobstruktionen keine IgE-vermittelte Immunreaktion vor. Bei den meisten niedermolekularen Substanzen liegen nur entzündlich-toxisch bedingte Veränderungen vor. In den seltensten Fällen sind additive oder superadditive Effekte von zwei oder mehreren irritativen Substanzen bekannt.

Eine 49jährige Patientin klagte über zunehmenden Husten unter Exposition gegenüber Entwickler-, Bleich- und Fixierbad (Cibachrome II) nach 17jähriger beschwerdefreier Tätigkeit als Fotolaborantin. Unmittelbar davor war die Patientin eine Woche lang irritativen Substanzen einer stark erhitzten Elektronikplatine in der Entwicklermaschine ausgesetzt. Die Erstuntersuchung erfolgte nach einem 4wöchigen Urlaub.

Lungenfunktionsuntersuchungen einschließlich Carbacholtest waren unauffällig. Zwischenzeitlich war eine suffiziente Absauganlage in die Entwicklermaschine eingebaut. Eine 3wöchige Exposition am alten Arbeitsplatz führte erneut zu Hustenattacken, die zunächst nur arbeitsplatzbezogen auftraten. Peak-flow-Kontrollen wiesen einen zunehmenden Abfall im Verlauf der Arbeitswoche mit Wiederanstieg am Wochenende auf (Abb. 4a). Der Carbacholtest war hoch positiv (Abb. 4b). In der bronchoalveolären Lavage fiel eine leichte Neutrophilen- und Mastzellenvermehrung auf. Elektronenmikroskopisch zeigten die Bronchialschleimhautproben subepithelial eine stärkere ödematöse Auflockerung. Die Kombination von 2 verschiedenen Faktoren (Entwicklerbäder und Elektronikplatinendünste) mit zeitgleicher Exposition führte zu einer reversiblen Hyperreaktivität, die in der Folgezeit durch die Substanzgruppe der Entwicklerbäder erneut induziert wurde.

## Häufigkeit

Für die am häufigsten verwandten und leicht identifizierbaren Arbeitsstoffe liegen aus Querschnittsuntersuchungen Prävalenzraten vor (Tabelle 4), so insbesondere

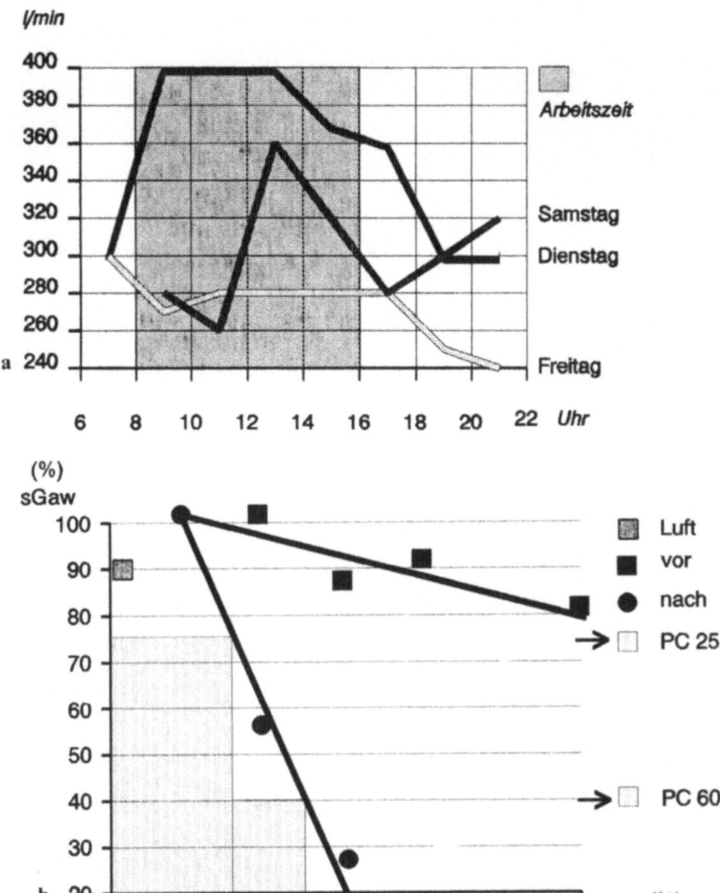


**Abb. 4. a** Peak-flow-Werte im Wochenverlauf. Zur besseren Übersichtlichkeit sind lediglich die relevanten Tage aufgezeichnet. **b** Carbachol-Dosis-Wirkungs-Kurve zur Bestimmung der Hyperreagibilität. Die rechnerisch ermittelte Dosis Carbachol, die einen 25%igen Abfall (PC25) der spezifischen Atemwegsleitfähigkeit (*sGaw*) verursacht, ist nach der Exposition um den Faktor 10 niedriger: vorher 0,03%, nachher 0,3%. Der 60%ige Abfall (PC60) ist vor Exposition bei Normoreagibilität nicht ermittelbar, danach bereits bei der 2. Konzentrationsstufe überschritten

für die Arbeitsstoffe mit Proteincharakter, die fast ausschließlich dem IgE-vermittelten Reaktionstyp zuzuordnen sind. Als prädisponierender Faktor ist der atopische Status anzusehen. Andere Verhältnisse liegen bei den niedermolekularen Substanzen vor; die Prävalenzraten liegen zwischen 15% und 57%. Für einzelne Substanzen werden verschiedene Pathomechanismen diskutiert, eine atopische Vorbelastung scheint keine Rolle zu spielen. Häufig bereitet es bei der niedermolekularen Gruppe Schwierigkeiten, den relevanten, für die Atemwegsobstruktion verantwortlichen Arbeitsstoff ausfindig zu machen, wenn die komplexen Arbeitsprozesse mit

**Tabelle 4.** Prävalenz- und Sensibilisierungsraten bekannter Arbeitsstoffe

|  | Prävalenz (%) | Sensibilisierung (%) |  |
|---|---|---|---|
| *Hochmolekulare Substanzen* | | | |
| A. Tiere | | | |
| 1. Labortiere | | | |
| – Kleintiere | 7,5 – 69 | 14 – 68 | [14, 22, 28, 42, 43] |
| – Ratte | 17 | 13 | [37] |
| 2. Haustiere | | | |
| – Nutztiere | 6 | 42 | [46] |
| – Landwirtschaft | 3 | 24 | [40] |
| B. Pflanzliche Produkte | | | |
| – Rhizinusstaub | 41 | | [20] |
| – Getreidestaub | 10 | | [20] |
| – Kraftfutterstaub | 15 | | [20] |
| – Strohstaub | 11 | | [20] |
| – Tabakstaub | 8 | | [20] |
| – Mehle | 11 – 28 | 15 – 52 | [3, 16, 36, 38] [13, 23, 27] |
| C. Biologische Enzyme | | | |
| – B. subtilis | 4,5 – 50 | 64 | [17, 32] |
| – Papain | | 34,5 | [7] |
| – Pilzamylase | | 2 – 4 | [6] |
| D. Sonstige | | | |
| – Kautschuk | 51 | | [18] |
| *Niedermolekulare Substanzen* | | | |
| A. Diisocyanate | | | |
| – TDI | 12, 5 – 38 | | [2, 5, 12] |
| B. Säureanhydride (Sa) | | | |
| – Trimellit-Sa | 29 – 36 | | [35, 47] |
| – Phthalsäure-Sa | 11 – 18 | | [8, 34] |
| C. Amine | | | |
| – p-Phenylendiamin | 30 – 57, 5 | | [15, 41] |
| D. Holzstaub | | | |
| – Mansonia | 27 | | [19] |
| E. Metallsalze | | | |
| – Platinsalze | 35 – 37 | | [26, 29] |
| – Vanadium | 33 | | [11] |

einer Vielzahl verschiedener Substanzen nicht im Detail bekannt sind. Viele dieser Substanzen verursachen in hohen Konzentrationen auch irritative Effekte am Bronchialbaum, die unmittelbar noch während oder kurz nach der Exposition reflektorisch über Bahnen des N. vagus zur Atemwegsobstruktion führen. Das Ausmaß der Atemwegsobstruktion folgt häufig dem Dosis-Wirkungs-Prinzip. Bei submaximalen Expositionswerten verliert dieses Prinzip an Gültigkeit, andere Störfaktoren wie Rauchen, Infekte und allgemeine Umweltirritanzien triggern das Ausmaß der Atemwegsobstruktion. Diese unterschiedlichen Faktoren erschweren er-

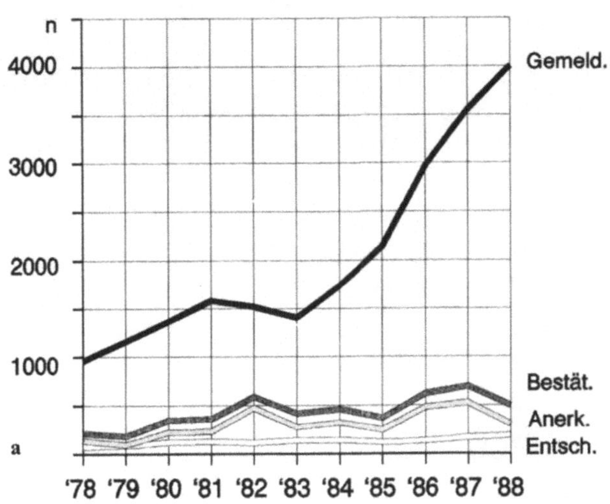


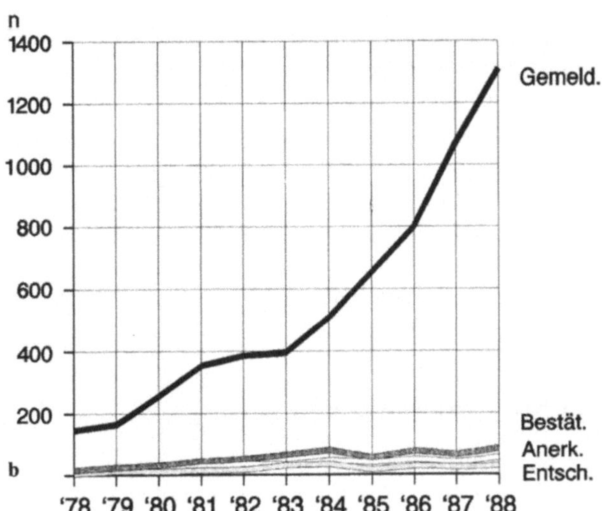


**Abb. 5a, b.** Zeitreihe obstruktiver Atemwegserkrankungen **a** durch allergisierende Arbeitsstoffe (BK Nr. 4301), **b** durch irritative Arbeitsstoffe (BK Nr. 4302) 1978–1988. (Nach [24])

heblich die Aussagefähigkeit über Prävalenzraten für verschiedene irritative Arbeitsstoffe.

Eine weitere Möglichkeit, über das Berufskrankheitengeschehen zusätzliche Angaben zu erhalten, bietet die Berufskrankheitendokumentation (BK-DOK) des Hauptverbandes der gewerblichen Berufsgenossenschaften.

Bei Betrachtung der beiden Zeitreihen der obstruktiven Atemwegserkrankungen allergischer und irritativer Ursache fällt zunächst eine dramatische Zunahme der Meldehäufigkeit obstruktiver Atemwegserkrankungen ab Mitte der 80er Jahre auf (Abb. 5a, b). Die Bestätigungsquote bei der BK Nr. 4301 nimmt mit gleichem Zeitpunkt zu, prozentual bleibt die Bestätigungsquote fast unverändert. Die Verhältnisse zwischen entschädigten und anerkannten Berufskrankheiten verschiebt

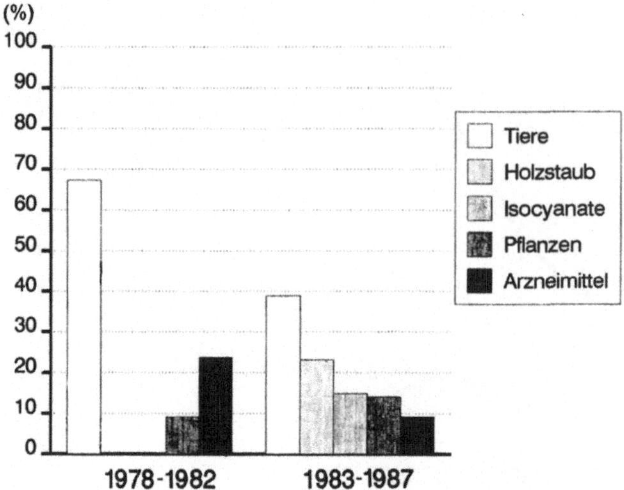


**Abb. 6.** Arbeitsstoffe anerkannter Berufskrankheiten, die nach dem Bäckerasthma am häufigsten festgestellt wurden. Die Zahlen entstammen aus der BK-DOK 4301 des Hauptverbandes der gewerblichen Berufsgenossenschaften [25]. Verglichen werden zwei Fünfjahresintervalle

sich zugunsten der anerkannten, was den Schluß zuläßt, daß in dem Beobachtungszeitraum ab 1985 offensichtlich immer mehr Berufserkrankungen im frühen Stadium erfaßt worden sind. Dieser Effekt ist in erster Linie dem Bäckerasthma zuzuschreiben, das unverändert mit knapp 80% an erster Stelle steht. Von den restlichen 20% sind erwähnenswert Tiere, Hölzer, Isocyanate und Arzneimittel. Beim Fünfjahresvergleich fällt auf, daß die niedermolekularen Substanzen an Boden gewinnen (Abb. 6).

## Zerealien (Getreidemehle) und Backverfeinerungsstoffe

Beim Bäckerasthma liegen die Sensibilisierungsraten unverändert bei 11% − 28% unter den Exponierten. Eine Änderung der Verhältnisse ist innerhalb der nächsten Zeit nicht abzusehen. Die Anerkennungsrate wird weiter ansteigen, nachdem seit dem 2. Quartal 1988 auch die allergische Rhinitis Einzug in die Berufskrankheitenverordnung gefunden hat. Auch andere in der Vergangenheit selten benutzte Mehle scheinen an Bedeutung zu gewinnen, wie z. B. Sojamehl. Als weiteres relevantes Allergen hat sich neben den Mehlen das aus dem Schimmelpilz Aspergillus orycae gewonnene Enzym $\alpha$-Amylase herausgestellt. Die Sensibilisierungsrate bei symptomatischen Bäckern wird von Baur mit ca. 20% angegeben, die wir nach unseren Erfahrungen bestätigen können [6].

## Labortiere

Beruflich intensiver Kontakt mit Labortieren führt gehäuft zur Sensibilisierung. Prävalenzraten von 11% − 30% werden angegeben (Tabelle 4).

**Tabelle 5.** Sensibilisierungsrate und Prävalenz bei Labortierexponierten mit und ohne atopische Belastung [37, 42]

| | | | | | | | |
|---|---|---|---|---|---|---|---|
| Atopie | Asthma | 12 | 17% | Keine Symptome | | | |
| | Rhinitis | 5 | 7% | | | | |
| | | 17 | 24% | 54 | 76% | 71 | |
| Keine Atopie | Asthma | 6 | 6% | Keine Symptome | | | |
| | Rhinitis | 8 | 7% | | | | |
| | | 14 | 13% | 94 | 87% | 108 | 179 |
| Symptomenträger | | 31 | | | | | |
| davon Atopiker | | 17/31 | 55% | | | | |
| Atopie | Asthma | 12 | 34% | Keine Symptome | | | |
| | Rhinitis | 8 | 23% | | | | |
| | | 20 | 57% | 15 | 43% | 35 | |
| Keine Atopie | Asthma | 3 | 3% | Keine Symptome | | | |
| | Rhinitis | 25 | 23% | | | | |
| | | 28 | 26% | 82 | 74% | 110 | 145 |
| Symptomenträger | | 48 | | | | | |
| davon Atopiker | | 20/48 | 42% | | | | |

Häufig bestehen Mehrfachsensibilisierungen. Unter den Nagetieren spielt die Ratte als Allergenträger die entscheidende Rolle, gefolgt von Kaninchen, Maus, Meerschweinchen und Hamster.

Atopiker entwickeln überdurchschnittlich häufiger ein Asthma im 1. Jahr nach Expositionsbeginn [9, 33]. Die Latenzzeit unabhängig vom atopischen Status liegt zwischen 2–4 Jahren [14, 28]. Der Großteil der Atopiker entwickelt keine Symptomatik. Urtikaria und Rhinitis überwiegen bei der nichtatopischen Gruppe [33]. Speziell IgG-Antikörper korrelieren mit dem Umfang der täglichen Exposition, nicht jedoch mit der Gesamtexposition in Jahren, Unterschiede in den Serum-IgG-Spiegeln zwischen Atopikern und Nichtatopikern finden sich im Gegensatz zu ubiquitären Umweltallergenen wie Pollen oder Hausstaubmilbe nicht [37]. Erste Ergebnisse deuten darauf hin, daß ein hoher spezieller IgG4-Titer gegenüber Rattenallergen einen protektiven Charakter hat [30].

Hautteste als Screeningmethode bieten keine sichere Gewähr für effektive prophylaktische Maßnahmen (Tabelle 5):
— der Prozentsatz der symptomfreien Atopiker ist relativ hoch. Unter prophylaktischen Gesichtspunkten werden in den beiden erwähnten Untersuchungen jeweils etwa die Hälfte der Symptomträger erfaßt [37, 42];
— weitere Querschnittsuntersuchungen haben gezeigt, daß besonders die Atopiker im 1. Jahr ihrer Exposition erste Symptome entwickeln, während im 2. und 3. Jahr ein fast ausgeglichenes Verhältnis beim Auftreten der ersten Symptome zwischen Atopiker und Nichtatopiker besteht [9].

Technische Maßnahmen und Änderung der Verhaltensmaßnahmen bei Tierkontakten sind am ehesten geeignet, die Sensibilisierungsrate zu senken [9, 21].

**Isocyanate**

Die Isocyanate als Monomere oder Präpolymere und die mehrwertigen Alkohole (Polyole) sind die beiden Hauptausgangsprodukte zur Herstellung von Kunststoffen. Unter den Isocyanaten spielt das Toluylendiisocyanat (TDI) arbeitsmedizinisch die wichtigste Rolle, in weit geringerem Maße auch das weniger reaktionsfreudige Diphenylmethan-4,4'-Diisocyanat (MDI).

Nichtraucher scheinen bei der Exposition gegenüber Isocyanaten empfänglicher für die Entwicklung eines berufsbedingten Asthmas zu sein als Raucher. Die Gruppe der Atopiker ist bei Patienten mit Isocyanatasthma nicht überdurchschnittlich häufiger vertreten als in der Negativgruppe. Für weitere niedermolekulare Agenzien gelten andere Wertigkeiten; so scheint Rauchen und atopische Belastung die Entwicklung eines Asthmas gegenüber dem Anhydrid der Tetrachlorphthalsäure zu begünstigen [45].

Die Ausgangsreaktivität vor Provokation mit Diisocyanaten beeinflußt nicht das Muster der asthmatischen Reaktion, sondern lediglich die Schwere der Reaktion [31]. Bei Nachuntersuchungen von Patienten mit Isocyanatasthma fällt auf, daß Patienten mit einer verzögerten Reaktion häufig über eine Persistenz der Beschwerdesymptomatik klagen, die im Durchschnitt um 3–4 Jahre nach Aufgabe des Arbeitsplatzes anhält. Der verzögerten Reaktion scheint damit eine prognostische Bedeutung zuzukommen. Diese Ansicht wird jedoch nicht durchweg geteilt.

Bei einzelnen Arbeitsstoffen ist ein Zusammenhang mit dem Umfang der Exposition und der Prävalenz des Asthmas augenfällig. So berichtet Brooks von einer deutlichen Zunahme der Atemwegsobstruktion, wenn aus der Arbeitsanamnese erhöhte akzidentelle Arbeitsplatzkonzentrationen von Isocyanaten (TDI) eruierbar sind [10].


# Nachweis einer Atemwegsobstruktion durch Arbeitsstoffe

Der erprobte Weg in der Allergologie, über die Stufendiagnostik Anamnese – Hautteste – Serologie – inhalative Provokationsteste zum Ziel zu kommen, kann nur dann erfolgversprechend angewandt werden, wenn diese Allergene auch außerhalb der Berufswelt eine Rolle spielen. Screeninguntersuchungen durch Bestimmung des Gesamt-IgE sind untauglich, die Rate der falsch-positiven wie falsch-negativen Befunde ist zu hoch. Haben sich aus der Stufendiagnostik keine eindeutigen Zusammenhänge zwischen Exposition und Auftreten der Beschwerden ergeben, ist die letzte diagnostische Maßnahme der *inhalative Provokationstest*. Voraussetzung für eine inhalative Provokation mit Allergenlösungen ist eine reversible Atemwegsobstruktion ohne medikamentösen Einfluß. Eine Expositionsprophylaxe einige Tage zuvor sollte gewährleistet sein.

Für das Bäckerasthma gilt dieses Vorgehen unverändert, soweit Weizen-, Roggen- oder andere Mehle als auslösendes Allergen Gegenstand der Abklärung sind.

Für alle anderen nicht-proteinhaltigen Substanzen verliert die Basisdiagnostik (Hautteste – Serologie) an Bedeutung in der Suche nach dem inhalativen Allergen, es sei denn, der atopische Status des Patienten ist ungeklärt. In den Vordergrund schieben sich die Analyse des Arbeitsplatzes mit Isolierung der Inhalationsnoxe.

Häufig mag ein Zusammenhang zwischen Arbeitsplatz und Atemwegsobstruktion vermutet werden, der Bezug zur Tätigkeit jedoch noch nicht eindeutig sein. Als Screeningmethode bei der *Exposition am Arbeitsplatz* bietet sich die Peakflow-Messung an (Abb. 4a). Ohne großen apparativen Aufwand ist eine Verlaufskontrolle über längere Zeit möglich. Voraussetzung ist allerdings eine gute Compliance des Patienten. Diese Methode ist dann vorzuziehen, wenn im Tagesverlauf auch die abendlichen und nächtlichen Atemnotphasen in der Arbeitswoche erfaßt werden sollen oder sich eine Symptomatik nur über Tage und Wochen entwickelt. Besonderes Augenmerk ist auf arbeitsfreie Tage oder das (in der Regel) arbeitsfreie Wochenende zu richten. Je nach Entwicklungscharakteristik der Symptome empfiehlt es sich, der Beobachtung unter Arbeitsbedingungen eine entsprechend lange Zeit als Ausgangsbestimmung („Leerwert") vorauszuschicken. Erst diese beiden Vergleichszeiträume lassen eine Beurteilung einer arbeitsplatzbedingten Atemwegsobstruktion zu.

Der Nachweis eines berufsbedingten Asthmas wird häufig durch *arbeitsplatzbezogene Provokationsteste* durchgeführt. Diese Art der Provokation kann häufig nicht den gegebenen Arbeitsplatzverhältnissen entsprechen. Aus der allergologischen Arbeit wissen wir, daß eine Provokationstestung über längere Zeit mit unterschwelligen Dosen eines Allergens häufiger zu einer verzögerten Reaktion führen als dies den Angaben von 5% entspricht (Tabelle 3).

Ähnliches läßt sich auch bei der Provokation mit den Isocyanaten nachweisen. Eine Exposition über die üblichen 15 min kann nicht immer zum Nachweis eines positiven Befundes ausreichen. In seltenen Fällen kann eine Exposition von 3 h bis zum positiven Ausfall notwendig sein [4]. Insgesamt konnte in weniger als der Hälfte der Fälle das gleiche Reaktionsmuster wie das am Arbeitsplatz reproduziert werden.

Ein negativer Ausfall mit einer definierten Substanz beim arbeitsplatzbezogenen inhalativen Provokationstest schließt häufig ein Asthma gegenüber diesem Agens weitgehend aus, widerlegt jedoch grundsätzlich nicht die Existenz eines berufsbedingten Asthmas. Um den tatsächlichen Expositionsverhältnissen gerecht zu werden, sollte man deshalb vor Provokationen am Arbeitsplatz nicht zurückschrecken — soweit sie organisatorisch möglich sind und der klinische Zustand des Patienten dies zuläßt.


## Therapie und Prävention


Antiobstruktive therapeutische Maßnahmen sind nur bei akut auftretenden Atemnotphasen sinnvoll und notwendig. Die Dauertherapie ohne Arbeitsplatzwechsel verbietet sich aus prognostischen Gründen und steht zudem im Widerspruch zur Berufskrankheitenverordnung. Selbst bei nicht gesichertem Nachweis einer Auslösung der Atemwegsobstruktion durch Arbeitsstoffe sollte immer der Versuch einer

Expositionsprophylaxe durch die allergisierenden und irritativen Substanzen erreicht werden, da unabhängig von der Pathogenese des Asthma bronchiale die Möglichkeit der Triggerung besteht. Bei den irritativen Substanzen besteht am ehesten durch technische Umbaumaßnahmen die Möglichkeit, die Schadstoffexposition in einem Maße zu reduzieren, welche die Auslöseschwelle unterschreitet. Arbeitsprozesse, bei denen Stoffe in die Umwelt abgegeben werden, die der Gefahrstoffverordnung unterliegen (MAK-Werte) und gleichzeitig allergisierenden Charakter haben, greifen hier nicht, da die Sensibilisierung des Exponierten ein individueller Vorgang ist, der schon bei kleinsten, kaum meßbaren Konzentrationen zu Beschwerden führen kann. Bei rein allergisierenden Substanzen bleibt einzig und allein der Arbeitsplatz- oder Berufswechsel.

## Literatur


1. ACCP-ATS Joint committee on pulmonary nomenclature (1975) Pulmonary terms and symbols. Chest 67:583−593
2. Avery SB, Stetson DM, Pan PM, Mathews KP (1969) Immunological investigation of individuals with toluene diisocyanat asthma. Clin Exp Immunol 4:585−596
3. Baagoe KH (1933) Mehlidiosynkrasie als Ursache vasomotorischer Rhinitis und Asthma. Acta Med Scand 80:310−322
4. Banks DE, Sastre J, Butcher BT et al. (1989) Role of inhalation challenge testing in the diagnosis of isocyanate-induced asthma. Chest 92:414−415
5. Baur X, Fruhmann G (1981) Specific IgE antibodies in patients with isocyanate asthma. Chest 80:73−76
6. Baur X, Weiß W (1988) Neue Entwicklungen in der Diagnostik des Berufsasthmas. Prax Klin Pneumol 42:6−16
7. Baur X, König G, Bencze K, Fruhmann G (1982) Clinical symptoms and results of skin test, RAST and bronchoprovocation test in 33 papain workers: evidence for strong immunogenic potency. Clin Allergy 12:9−17
8. Bernstein DI, Patterson R, Seiss CR (1982) Clinical and immunological evaluation of trimellitic anhydride- and phthalic anhydride-exposed workers using questionnaire with ... J Allergy Clin Immunol 69:311−318
9. Botham PA, Davies GE, Teasdale EL (1987) Allergy to laboratory animals: a prospective study of its incidence and of influence of atopy on its development. Br J Ind Med 44:627−632
10. Brooks SM (1982) The evaluation of occupational airways disease in the workplace. J Allergy Clin Immunol 70:56−66
11. Browne RC (1955) Vanadium poisoning from gas turbine. Br J Ind Med 12:57−59
12. Butcher BT, Salvaggio JE, Weill H, Ziskind MM (1976) Toluene diisocyanate (TDI) pulmonary disease: Immunologic and inhalation challenge studies. J Allergy Clin Immunol 58:89−100
13. Castberg T, Sorensen CM (1848) Allergic examination of bakers and millers. Acta Allergy (Copenh) 1:283−296
14. Cockcroft A, Edwards J, McCarthy P, Anderson N (1981) Allergy in laboratory animal workers. Lancet 827−830
15. Criegern V (1902) Über eine gewerbliche Vergiftung, beobachtet bei der Rauchwarenfärbung mit p-Phenylendiamin, welche unter dem Bild eines Bronchialasthmas verläuft. Verh Dtsch Ges Inn Med 20:457
16. Dishoeck HAE, van Roux DJ (1939) Sensizitation to flour and flour illness amongst flour workers. J Hyg 39:674−679

17. Flood DFS, Bloefeld RE, Bruce CF et al. (1985) Lung function, atopy, specific hypersensitivity, and smoking workers in the enzyme detergent industry over 11 years. Br J Ind Med 42:43–50
18. Fowler PBS (1952) Printer's asthma. Lancet 755–757
19. Gaffuri E, Bonino R (1968) Patologia da polveri di legno. Folia Med 51:569
20. Gheorghui T (1970) Die systematische epidemiologische Untersuchung in der Berufsallergie. In: Letterer E, Gronemeyer W (Hrsg) Verhandlungen der Deutschen Gesellschaft Allergie und Immunitätsforschung, Bd III. Schattauer, Stuttgart, S 61–71
21. Gick R, Klaschka F (1985) Arbeitsmedizinische Vorsorgeuntersuchungen zur Verringerung des Allergieproblems bei beruflichem Versuchstierkontakt. ASP 20:217–218
22. Gross NJ (1980) Allergy to laboratory animals: epidemiologic, clinical, and physiological aspects and a trial of cromolyn in its management. J Allergy Clin Immunol 66:158–165
23. Hartmann AL (1986) Berufsallergien bei Bäckern. Dustri, München
24. Hauptverband der gewerblichen Berufsgenossenschaften (1980–1990) Geschäfts- und Rechnungsergebnisse der Jahre 1980–1989. Hauptverband der gewerblichen Berufsgenossenschaften, St. Augustin
25. Hauptverband der gewerblichen Berufsgenossenschaften (1989) Berufs-Krankheiten-Dokumentation (BK-DOK) – Auszüge. Hauptverband der gewerblichen Berufsgenossenschaften, St. Augustin
26. Hébert R (1966) Affections provoquées par les composés du platine. Arch Mal Prof Med Trav 27:877–886
27. Herxheimer H (1973) The skin sensitivity to flour of bakers apprentices. A final report of a long term investigation. Acta Allergy 28:42–49
28. Hook WA, Powers K, Siraganian KP (1981) Skin tests, blood leukocytes, histamine release of patients with allergies to laboratory animals. J Allergy Clin Immunol 74:457–465
29. Hunter D, Milton R, Perry KMA (1945) Asthma caused by the complex salts of platinum. Br J Ind Med 2:92–98
30. Linko E (1947) On allergic rhinitis and bronchial asthma in bakers. Ann Med Intern Fenn 36:98–111
31. Mapp CE, Boschetto P, dal Vecchio L, Maestrelli P, Fabri LM (1988) Occupational asthma due to isocyanat. Eur Respir J 1:273–279
32. Mitchell CA, Gandevia B (1971) Respiratory symptoms and skin reactivity in workers exposed to proteolytic enzymes in the detergent industry. Am Rev Respir Dis 104:1–12
33. Newman-Taylor AL (1982) Laboratory animal allergy. Eur J Respir Dis 123:60–64
34. Nielsen J, Welinder H, Schütz A, Skerfving S (1988) Specific serum antibodies against phthalic anhydride in occupationally exposed subjects. J Allergy Clin Immunol 82:126–133
35. Patterson R, Zeiss CR, Rozansky JJ (1982) Immunology and Immunpathology of trimelliticanhydride pulmonary reactions. J Allergy Clin Immunol 70:19–23
36. Pestalozzi C, Schnyder UW (1955) Zur Frage der Bäckerrhinitis und des Bäckerasthmas. Schweiz Med Wochenschr 85:496–501
37. Platts-Mills TE, Longbottom J, Edwards J, Cockroft A, Wilkins S (1987) Occupational asthma and rhinitis related to laboratory rats: serum IgG and IgE antibodies to the rat urinary allergen. J Allergy Clin Immunol 79:505–515
38. Salén EB, Juhlin-Dannfelt C (1935) Über das Vorkommen von sog. latenter Allergie. Acta Med Scand 86:505–569
39. Schultze-Werninghaus G (1988) Prävalenz des Asthmas. In: Schultze-Werninghaus G, Debelic M (Hrsg) Asthma, Grundlagen, Diagnostik, Therapie. Springer, Berlin Heidelberg New York Tokyo, S 3–9
40. Schwarting HH (1986) Das berufsbedingte allergische Bronchialasthma in der Landwirtschaft und im Holzgewerbe. Allergologie 9:474–478
41. Silberman DE, Sorrell H (1959) Allergy in fur workers with special reference to paraphenylendiamin. J Allergy 30:11–18
42. Slovak AJM, Hill RN (1987) Does atopy have any predictive value for laboratory animal allergy? A comparison of different concepts of atopy. Br J Ind Med 44:129–132
43. Taylor G, Davies GE, Altounyan REC et al. (1976) Allergic reaction to laboratory animals. Nature 260:280

44. Vedal S, Enarson DA, Chan H, Ochnio J, Tse KS, Chan-Yeung M (1988) A longitudinal study of the occurrence of bronchial hyperresponsiveness in western red cedar workers. Am Rev Respir Dis 137:861–655
45. Venables KM, Topping MD, Howe W et al. (1985) Interaction of smoking and atopy in producing specific IgE antibody against a hapten protein conjugate. Br Med J 290:201–204
46. Wallenstein G, Rebohle E, Bergmann I (1977) Berufsbedingte allergische Atemtrakterkrankungen durch Tierhaare. Dtsch Gesundheitswes 32:554
47. Zeiss CR, Wolkonsky P, Chacon R et al. (1983) Syndromes in workers exposed to trimellitic anhydride. Ann Int Med 98:8–12

# Berufsbedingte exogen-allergische Alveolitis

U. Costabel

Seit der letzten Änderung der Berufskrankheitenverordnung ist die „exogen allergische Alveolitis" als eigenständige Berufskrankheit unter der Nr. 4201 in die Liste der Berufskrankheiten aufgenommen worden. Zuvor war von den zahlreichen Formen der allergischen Alveolitis lediglich die Farmerlunge als eigenständige Berufskrankheit registriert. In einer Vielzahl von beruflichen Tätigkeiten besteht jedoch die Möglichkeit der Exposition gegenüber Antigenen, welche zur Sensibilisierung und zum Krankheitsbild der exogen-allergischen Alveolitis (EAA) führen können [8, 41, 70, 85].

Die EAA ist eine interstitielle Lungenerkrankung, die durch wiederholte Inhalation organischer Stäube hervorgerufen wird. Als spezifische Antigene kommen v. a. Vogeleiweiß und mikrobielle Proteine in Frage. Die Antigene müssen alveolengängig, d. h. unter 5 µm groß sein. Tierexperimentell ließ sich zeigen, daß nur feste Partikel und keine löslichen Substanzen dieses Krankheitsbild hervorrufen können [76].

Die ätiologische Diagnostik und damit die Erkennung der Krankheitsursache ist gerade bei dieser Erkrankung von entscheidender Bedeutung, da bei konsequenter Allergenkarenz eine günstige Prognose zu erwarten ist. Bei Nichterkennung und deswegen andauernder Exposition sind jedoch progrediente, tödliche Verläufe beschrieben worden [1, 17, 24, 44].

## Pathogenese

Die Krankheit tritt nur bei besonders empfänglichen bzw. sensibilisierten Personen auf, wobei noch unklar ist, warum einige Exponierte zwar sensibilisiert werden, jedoch nicht manifest erkranken, andere im gleichen Ausmaß den entsprechenden Antigenen ausgesetzte Personen jedoch das Vollbild der interstitiellen Lungenparenchymerkrankung entwickeln. Auf einen genetischen Hintergrund deuten experimentelle Untersuchungen an verschiedenen Mäusestämmen hin, die in Abhängigkeit ihres genetischen Hintergrundes unterschiedlich stark mit der Entwicklung einer interstitiellen Lungenerkrankung nach entsprechender Sensibilisierung mit organischen Antigenen reagieren [74]. HLA-Bestimmungen an Patienten mit EAA führten allerdings zu widersprüchlichen Resultaten. Einige Autoren fanden eine erhöhte Genfrequenz für HLA-B8, HLA-DR3 und HLA-DRw6 [10, 38, 52, 72]. Dies wurde jedoch von anderen nicht bestätigt [39, 59, 73, 89].

Lunge und Arbeitswelt
Herausgegeben von N. Konietzko et al.
© Springer-Verlag Berlin Heidelberg 1990

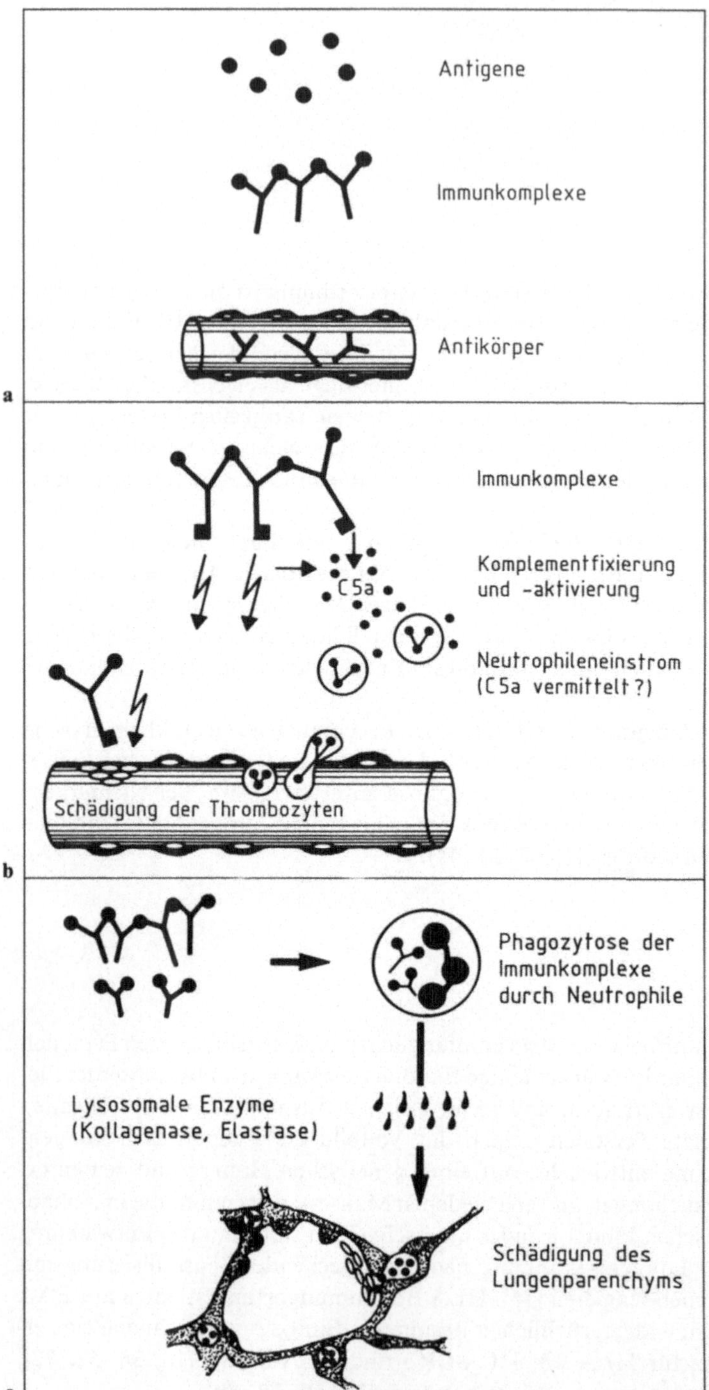


**Abb. 1a−c.** Pathogenese der immunkomplexvermittelten Typ-III-Reaktion

Die exogen allergische Alveolitis manifestiert sich, wie der Name bereits sagt, im Alveolargewebe. Von der allergischen Entzündung werden in 25% der Fälle auch die terminalen Bronchioli mitbetroffen.

Die allergische Reaktion wird durch Immunkomplexe hervorgerufen, die aus zirkulierenden IgG-Antikörpern (Präzipitinen) und dem inhalierten Antigen entstehen [13, 63] (Abb. 1a). An die Immunkomplexe, welche sich im dünnen alveolären Interstitium zwischen Lungenkapillaren und Alveolarepithel niederschlagen, lagern sich Komplementfaktoren an, die aktiviert werden [82–84] (Abb. 1b). Durch chemotaktische Faktoren werden neutrophile Granulozyten angelockt, welche die Immunkomplexe phagozytieren [98, 99]. Dadurch kommt es zur Freisetzung von Entzündungsmediatoren aus den Neutrophilen mit konsekutiver Permeabilitätsstörung der Lungenkapillaren, so daß ein zunehmendes Ödem der Alveolarwände entsteht (Abb. 1c). Diese werden durch weiter einströmende neutrophile Granulozyten zusätzlich verdickt. Der Höhepunkt dieser Reaktion ist 4–12 h nach Allergenkontakt erreicht. Die zeitliche Entwicklung entspricht auch dem Auftreten der Symptome bei der akuten Verlaufsform der EAA nach Allergenexposition. Immunologisch läßt sich diese akute Reaktion einer immunkomplexvermittelten Typ-III-Reaktion (Einteilung nach Gell u. Coombs [42]) zuordnen.

Allerdings passen nicht alle histologischen und immunologischen Befunde zur Typ-III-Reaktion, so daß auch eine zellvermittelte Typ-IV-Reaktion (allergische Spätreaktion vom Tuberkulintyp) angenommen werden muß (Abb. 2). Vor allem bei der chronischen Verlaufsform (häufig Wellensittichhalterlunge) dominiert die

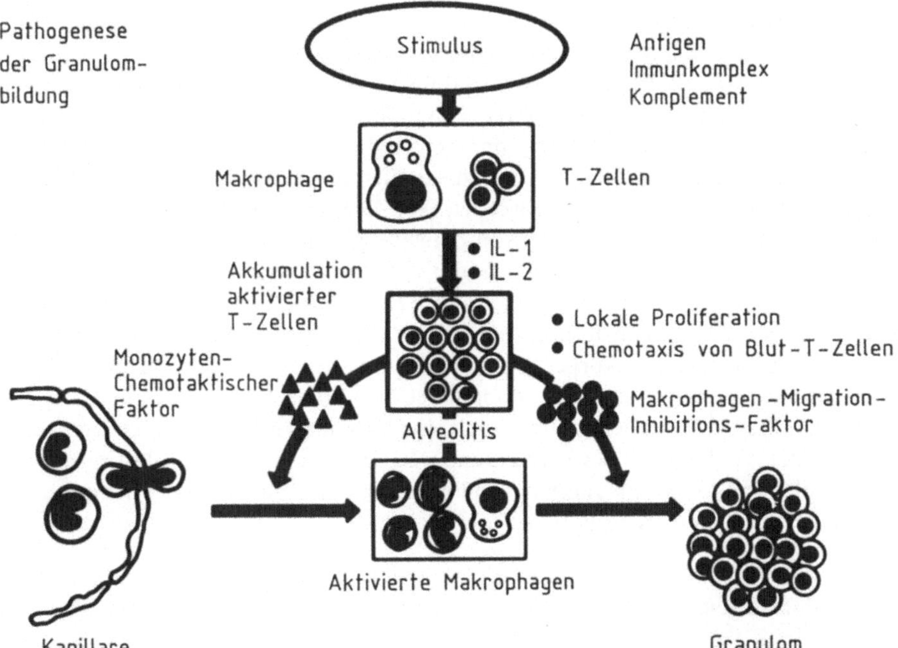


**Abb. 2.** Pathogenese der zellvermittelten Typ-IV-Reaktion. (Nach [48])

**Tabelle 1.** Immunmechanismen bei exogen-allergischer Alveolitis

| Typ-III-Reaktion immunkomplexvermittelt | Typ-IV-Reaktion zellvermittelt |
|---|---|
| – 4 – 12 h | – Wochen bis Monate |
| – Immunkomplexe, Präzipitine | – Sensibilisierte T-Zellen |
| – Komplementaktivierung | – Mediatorenfreisetzung |
| – Neutrophilenchemotaxis | – Makrophagenaktivierung |
| – Ödem, Vaskulitis | – Lymphohistiozytäre Infiltrate, Granulome |

Typ-IV-Reaktion, wobei es nach einigen Tagen zum Verschwinden der Granulozyteninfiltration der Alveolen und zur zunehmenden Infiltration durch sensibilisierte Lymphozyten kommt. Diese beherrschen dann über Tage und Wochen bis Monate das histologische Bild. Zusätzlich treten bei 2/3 der Patienten epitheloidzellige Granulome auf [69]. In Tabelle 1 sind die beiden Immunmechanismen der EAA einander gegenübergestellt.

## Typ-III-Reaktion

Für die humoral vermittelte Typ-III-Reaktion spricht die typische Latenzzeit zwischen Antigenexposition und Maximum der Beschwerden sowie das Auftreten von präzipitierenden Antikörpern im Serum von Sensibilisierten und Erkrankten. Zirkulierende Immunkomplexe sind nur unregelmäßig zu finden. Antigen-, Antikörper- und Komplementkomponenten sind im Lungengewebe nachgewiesen worden [4, 67, 97]. In der bronchoalveolären Lavage findet sich 24 – 48 h nach inhalativer Allergenprovokation ein Anstieg der neutrophilen Granulozyten [40, 75]. Die Komplementfaktoren C1q und C3 sind kürzlich in der BAL von EAA-Patienten signifikant erhöht nachgewiesen worden [86]. Dies spricht dafür, daß sowohl der klassische Komplementweg (C1q-Komponente) als auch der alternative Weg (C3) bei der immunkomplexvermittelten Reaktion der EAA eine Rolle spielen dürfte. In Übereinstimmung mit dem Konzept, daß spezifische Antikörper lokal in der Lunge reagieren, sind sowohl die Konzentrationen von IgG, IgM und IgA als auch spezifische präzipitierende Antikörper in der BAL von Patienten mit EAA erhöht [15, 62, 71]. In der Histologie allerdings dominieren Lymphozyten; neutrophile Granulozyten sind selten zu finden [4, 69]. Auch eine Vaskulitis gehört üblicherweise nicht zum histologischen Bild der Erkrankung. Nur in einigen wenigen, akut verlaufenden Fällen mit tödlichem Ausgang sind vaskulitische Veränderungen in der Histologie beschrieben worden [5, 43].

## Typ-IV-Reaktion

Für eine zellvermittelte Typ-IV-Reaktion, deren Ablauf in Abb. 2 skizziert ist, sprechen die üblicherweise erhobenen histologischen Befunde: Typisch sind Infiltrate aus schaumigen Makrophagen, lymphohistiozytären und einzelnen plasmazellulären Elementen im alveolären und interstitiellen Lungengewebe, häufig auch nicht verkäsende epitheloidzellige Granulome in den subakuten und chronischen Stadien [4, 69]. Weitere Hinweise ergeben sich aus tierexperimentellen Befunden und aus In-vitro-Untersuchungen von Lymphozyten des peripheren Blutes und der bronchoalveolären Lavage bei Patienten mit exogen allergischer Alveolitis. Es konnte gezeigt werden, daß sensibilisierte Lymphozyten einen Makrophagenmigration-Inhibitionsfaktor freisetzen [49, 76, 77]. Diese sensibilisierten Lymphozyten zeigen auch eine spezifische Proliferation nach In-vitro-Kontakt mit Taubenantigenen (positiver Lymphozytentransformationstest), wobei dies häufiger bei Patienten mit manifester Erkrankung als bei gesunden exponierten Personen beobachtet wird [57]. Eine spontane Interleukin-2-Freisetzung aus T-Lymphozyten wie für Sarkoidose nachgewiesen [66] wurde bei EAA bisher nicht beschrieben.

Auf eine zellulär vermittelte Immunreaktion vom Typ IV weist auch die starke Lymphozytenvermehrung in der BAL im subakuten und chronischen Stadium hin. Dabei herrscht ein relatives Überwiegen des CD8 + Phänotyps der T-Suppressor-/zytotoxischen Lymphozyten vor [26, 28, 53, 80, 98]. In-vitro-Untersuchungen ergaben, daß diesen CD8 + Lymphozyten funktionell sowohl Suppressoraktivität als auch zytotoxische Funktionen zuzuschreiben sind [80]. BAL-Lymphozyten gesunder, lediglich exponierter Personen zeigen hingegen nur eine Suppressoraktivität [80]. Schließlich konnte nachgewiesen werden, daß 3 verschiedene Arten von zytotoxischen Zellen aus der BAL von Patienten mit EAA gewonnen werden können, nämlich NK-Zellen, nicht-MHC-restringierte zytotoxische Lymphozyten und lymphokinaktivierte Killer (LAK-)Zellen [81].

Allerdings waren diese Zellen in vitro nicht in der Lage, vorsensibilisierte autologe Blutmonozyten zu lysieren [81], so daß noch unklar ist, gegen welche Zielzellen die zytotoxische Aktivität gerichtet ist. Möglicherweise handelt es sich um Makrophagen, die mit unlöslichem Antigen beladen sind und über Monate in der Lunge persistieren können. Spezifisches Antigen wurde in Makrophagen und Riesenzellen der Granulome bei EAA nachgewiesen [67, 69, 78].

Als Hinweis auf Aktivierung exprimieren die BAL-T-Lymphozyten vermehrt HLA-DR-Antigene [28], während andere Proliferationsmarker wie Interleukin-2-Rezeptoren oder Transferrinrezeptoren nicht vermehrt sind [32, 80]. Hinweise auf eine lokale T-Zell-Aktivierung ergeben sich auch aus Zellzyklusanalysen der BAL-Zellen [58].

Über die Rolle der Makrophagen in der Pathogenese der allergischen Alveolitis ist noch relativ wenig bekannt. HLA-DR-(Klasse-II)-Antigene, wichtig für eine optimale Makrophagen-T-Zell-Interaktion im Rahmen der Antigenpräsentation, werden bei EAA von fast allen Alveolarmakrophagen exprimiert. Dies trifft auch für die Makrophagen der BAL von Normalpersonen und anderen Patienten mit interstiellen Lungenerkrankungen zu [29]. Tierexperimentell wiesen Alveolarmakrophagen nach Sensibilisierung und Provokation mit M. faeni eine gesteigerte Phagozytose und antibakterielle Aktivität auf [88]. Kürzlich konnte als weiterer Hinweis auf eine gesteigerte Makrophagenaktivität eine vermehrte Phospholipidmethylierung der Zellmembran der Alveolarmakrophagen von Patienten mit EAA gefunden werden [61].

Eine entscheidende Rolle spielt der Alveolarmakrophage im Rahmen der bei fortgesetzter Antigenexposition entstehenden irreversiblen Lungenfibrose. Der Alveolarmakrophage setzt Fibroblastenwachstumsfaktoren frei wie Fibronektin, „platelet derived growth factor" (PDGF) und einen „insulin-like growth factor", welche die Fibroblasten zur Proliferation und Kollagensynthese anregen [11, 48, 56, 68]. Die Bildung von Kollagen läßt die Lunge vernarben und schrumpfen, was schließlich zur irreversiblen Lungenfibrose mit Umbau in eine Honigwabenlunge führen kann. In diesen Endstadien sind die histologischen Veränderungen unspezifisch. Falls ein Patient in diesem Stadium lungenbiopsiert wird, läßt sich aus dem histologischen Befund keine Ätiologie mehr ableiten, so daß vom Pathologen die Diagnose einer EAA nicht mehr gestellt werden kann. Der Kliniker ist jedoch um so mehr gefordert, durch Anamnese, serologische Untersuchungen und bronchoalveoläre Lavage auch in diesen Fällen die Erkrankung von der idiopathischen Lungenfibrose abzugrenzen.

## Diagnostik

### Anamnese und Symptome

Bei jeder interstitiellen und jeder allergischen Lungenerkrankung kommt der exakten Anamneseerhebung, am besten mittels eines standardisierten Fragebogens, eine besondere Bedeutung zu. Das Aufspüren inhalativer Noxen kann gelegentlich kriminalistischen Spürsinn erfordern. Eine exakte Befragung nach Umweltbedingungen und beruflichem Umfeld ist notwendig. Dabei ist genau auf die zeitlichen Zusammenhänge zwischen Symptomen und zuvor verrichteten Tätigkeiten oder Aufenthalten in bestimmter Umgebung zu achten. Bei der exogen allergischen Alveolitis muß v. a. nach Heufütterung, Vogelhaltung, Klimaanlage, Luftbefeuchter gefragt werden. Die Besserung der Beschwerden im Urlaub oder unter stationärer Beobachtung kann zur Diagnosefindung beitragen.

Die Symptome (Tabelle 2) hängen davon ab, ob es sich um die akute Verlaufsform oder die primär subakute bis chronische Verlaufsform handelt. Die akute

**Tabelle 2.** Häufigkeit der Symptome bei exogen-allergischer Alveolitis. (Nach Sennekamp [83] und Costabel u. Matthys [24])

| | |
|---|---|
| Belastungsdyspnoe | 98% |
| Trockener Husten | 80% |
| Fieber (häufig bei akuter Form) | 30% − 80% |
| Frösteln | 30% − 80% |
| Gewichtsabnahme | 40% − 70% |
| Abgeschlagenheit | 65% |
| Gliederschmerzen | 30% |
| Ruhedyspnoe | 20% |
| Hämoptysen | 2% − 5% |

Form tritt nach massiver, intermittierender Antigenzufuhr, z. B. nach Reinigung eines Taubenschlages oder nach Heufütterung, auf. Dabei klagen die Patienten 4 bis maximal 12 h nach Allergeninhalation über Atemnot, Husten, Fieber, Schüttelfrost, Glieder- und Kopfschmerzen. Diese Beschwerden werden vom Patienten als „Grippe" empfunden. Falls nun eine Röntgenthoraxaufnahme angefertigt wird und sich alveoläre Infiltrate zeigen, wird leicht die Fehldiagnose Pneumonie gestellt.

Schwieriger zu erkennen ist die chronische Verlaufsform der EAA, die einen schleichenden Verlauf nimmt und am häufigsten bei der Wellensittichhalterlunge beobachtet, aber auch bei Landwirten im Hochschwarzwald gesehen wird (Heu, Vieh und Menschen unter einem Dach, perenniale Allergenexposition!). Hier ist der Zusammenhang der Beschwerden mit der Allergenexposition dem Patienten selbst nie bewußt. Es kommt zum chronischen Krankheitsgefühl mit Appetitlosigkeit, Gewichtsabnahme und allgemeiner Abgeschlagenheit. Die pulmonalen Symptome sind uncharakteristisch und bestehen in trockenem Husten und zunehmender Belastungsdyspnoe. Bei dieser Verlaufsform wird am häufigsten die Fehldiagnose Bronchitis gestellt. Leider vergehen im Durchschnitt 2 Jahre, bis die richtige Diagnose nach Symptombeginn gestellt wird [24].

Nichtraucher erkranken signifikant häufiger an allergischer Alveolitis als Raucher [2, 34]. Warum dem so ist, bleibt bislang unklar.

## Körperlicher Untersuchungsbefund

Häufig sind feinblasige Rasselgeräusche (Knisterrasseln) über den basalen Lungenpartien zu hören, gelegentlich mit typischem Sklerophoniecharakter, d. h. endinspiratorischer Frequenzzunahme der Geräusche. Seltener finden sich bereits Uhrglasnägel, Trommelschlegelfinger oder eine Zyanose.

## Röntgen

Die Röntgenthoraxaufnahme zeigt nur in etwa 60% – 70% der Fälle ein gemischt azinäres/interstitielles Verschattungsmuster oder fibrotische Veränderungen. Sie ist weniger sensitiv als Lungenfunktion oder bronchoalveoläre Lavage. Ein unauffälliges Röntgenthoraxbild schließt eine EAA nicht aus! Auch längere Expositionskarenz kann im Verlauf zur Normalisierung des Röntgenthoraxbildes führen [24].

Diskrete bihiläre Lymphome können vorkommen und erlauben keine Abgrenzung zur Sarkoidose im Stadium II/III. In einer eigenen Untersuchungsserie wurde dies bei 3 von 14 Patienten beobachtet [24, 50].

## Lungenfunktion

Die klassische Konstellation in der Lungenfunktion ist die Kombination aus restriktiver Ventilationsstörung und Diffusionsstörung. Als sensitivster Parameter

**Tabelle 3.** Häufigkeit pathologischer Lungenfunktionswerte bei exogen-allergischer Alveolitis

| | |
|---|---|
| $p_aO_2$-Abfall unter Belastung > 10 mmHg | 93% |
| Vitalkapazität erniedrigt | 80% |
| Latente pulmonale Hypertonie | 70% |
| $p_aO_2$ in Ruhe erniedrigt | 50% |
| Diffusionskapazität (KCO) erniedrigt | 50% |

läßt sich ein pathologischer Abfall des arteriellen $pO_2$ unter Belastung als Hinweis auf die Diffusionsstörung feststellen [24, 85]. Danach folgt die Erniedrigung von Vitalkapazität und Totalkapazität als Hinweis auf die Restriktion. Seltener ist der $p_aO_2$ bereits in Ruhe erniedrigt (Tabelle 3). Auch eine geringgradige Obstruktion kann vorliegen als Ausdruck der begleitenden Bronchiolitis. Bis zu 50% der EAA-Patienten haben zudem ein hyperreagibles Bronchialsystem, nachgewiesen durch einen pathologischen Carbachol-/Acetylcholin-/Histamintest [85].

Die Lungenfunktionsstörungen korrelieren *nicht* mit dem Röntgenthoraxbefund oder den Symptomen.

Der inhalative Provokationstest gehört bei EAA im Gegensatz zur Typ-I-Allergie (Asthma bronchiale) zu den fakultativen Methoden. Die Indikation ist nur dann gegeben, wenn die Diagnose der EAA nicht anders abzusichern ist. Auch in diesen unklaren Fällen sollte nur provoziert werden, wenn die notwendige Allergenkarenz aufwendig wäre, z. B. bei Berufs- bzw. Tätigkeitswechsel oder beim Wohnungswechsel. Auch im Zusammenhang mit der Begutachtung einer exogen allergischen Alveolitis zwecks Anerkennung als Berufskrankheit ist der inhalative Provokationstest *nicht* als obligate Untersuchungsmethode zu verlangen, wenn die Diagnose aufgrund anderer Befunde hinreichend gesichert ist [9]. Im Gegensatz zur Typ-I-Allergie kann nämlich bei der Typ-III-Allergie der EAA nicht durch steigende Antigendosen eine Schwellendosis „titriert" werden. Die Reaktion läuft vielmehr nach dem Alles-oder-nichts-Gesetz ab. In wenigen Stunden kann sich eine schwere Hypoxämie entwickeln, die selbst zu intensivmedizinischen Maßnahmen Anlaß geben kann. Auch klingt die durch einen einmaligen Provokationstest ausgelöste Alveolitis nicht innerhalb weniger Minuten ab, sondern es kann Stunden bis Tage, sogar Wochen dauern, bis der Zustand vor Provokation wieder erreicht wurde.

## Histologiegewinnung

Die Histologiegewinnung ist ebenfalls nicht obligat, da die Sensitivität (Nachweis von Granulomen und anderen relativ spezifischen Veränderungen) nur 50% – 70% beträgt, abhängig vom Krankheitsstadium, in welchem biopsiert wurde (Tabelle 4). Vor allem in späteren Stadien finden sich die unspezifischen Befunde einer interstitiellen Lungenfibrose (Bild der „UIP"), die zur Ätiologie nichts mehr aussagen. In unklaren Fällen sollte jedoch zum sicheren Ausschluß anderer interstitieller Lungenerkrankungen (z. B. Lymphangiosis carcinomatosa, Vaskulitis usw.) eine transbronchiale Biopsie oder offene Lungenbiopsie angestrebt werden.

**Tabelle 4.** Histopathologie der akuten Farmerlunge bei 60 Patienten. (Nach [69])

| Befunde | Positiv [%] |
| --- | --- |
| Interstitielle Pneumonie | 100 |
| Granulome | 70 |
| Chronische Pneumonie | 65 |
| Fremdkörpermaterial | 60 |
| Fibrose | 65 |
| Schaumzellen | 65 |
| Intraalveoläres Ödem | 52 |
| Bronchiolitis obliterans | 50 |
| Vaskulitis | 0 |

## Laborwerte

Bei den Laborparametern nehmen die Präzipitine (spezifische IgG-Antikörper) eine herausragende Stellung ein. Am häufigsten werden sie mittels Präzipitationstechniken im Ouchterlony-Test oder in der Immunelektrophorese, in letzter Zeit auch mit ELISA-Technik nachgewiesen [85]. Bei 80% − 90% aller Erkrankten sind Präzipitine im Serum nachweisbar [6, 20, 83]. Daraus ergibt sich jedoch andererseits, daß bei negativen Präzipitinen auf keinen Fall eine EAA mit Sicherheit ausgeschlossen werden kann! Dies ist besonders häufig bei Wellensittichhaltern der Fall (sog. seronegative EAA). In diesen Fällen kann z. B. die Aktivierung des Komplementsystems ohne Präzipitinbildung über den alternativen Weg erfolgen. Möglicherweise ist das krankheitsverursachende Antigen bislang noch unbekannt geblieben. Gerade bei diesen seronegativen Formen der EAA ist die BAL besonders wertvoll, da sie als sensitivste Methode immer einen pathologischen Befund aufweist.

Im Zusammenhang mit den Präzipitinen ist darauf hinzuweisen, daß der Nachweis der antigenspezifischen IgG-Antikörper zunächst nur die stattgehabte Sensibilisierung beweist, nicht jedoch die manifeste Erkrankung. Auch gesunde Exponierte können Präzipitine aufweisen. Dieses ist besonders häufig bei Landwirten und Taubenzüchtern der Fall, während Wellensittichhalter bei positiven Präzipitinen in aller Regel auch als krank anzusehen sind. Die Krankheit EAA läßt sich erst dann diagnostizieren, wenn zusätzliche pathologische Befunde (Röntgenthorax, Lungenfunktion) hinzukommen.

Neben den Präzipitinen lassen sich unspezifische entzündliche Laborphänomene nachweisen, wie eine erhöhte Senkung in 40% − 70% der Fälle, Gammaglobulinvermehrungen in 70%, Leukozytosen jedoch nur während der akuten Phase 6 − 16 h nach Allergenkontakt, nicht jedoch im chronischen Stadium [51].

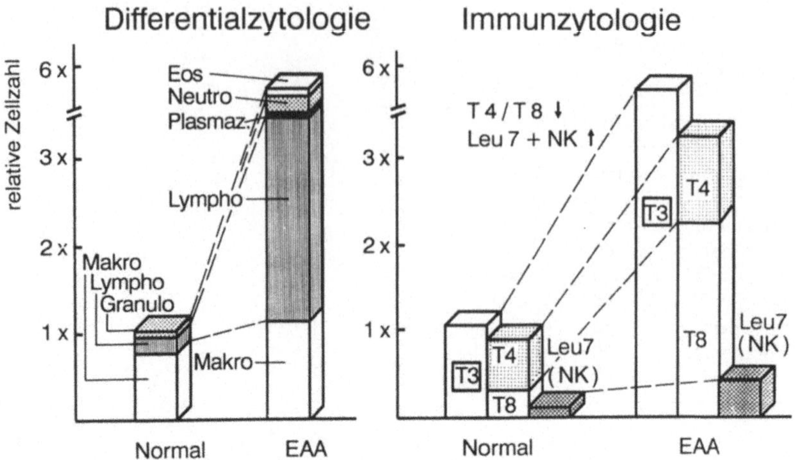


**Abb. 3.** Charakteristisches Profil der BAL-Befunde bei exogen-allergischer Alveolitis im Vergleich zum gesunden Nichtraucher

## Bronchoalveoläre Lavage

### Zytologische und immunzytologische Befunde

Die bronchoalveoläre Lavage (BAL) hat einen hohen Stellenwert in der Erstdiagnostik interstitieller Lungenparenchymerkrankungen gewonnen, so auch bei der EAA [33]. Das typische BAL-Profil ist in Abb. 3 wiedergegeben [90].

Bei stark erhöhter Gesamtzellzahl zeigt das Differentialzellbild der BAL von Patienten mit EAA eine ausgeprägte Erhöhung der Lymphozyten, in der Regel auf über 50% (Tabelle 5). Im Vergleich mit allen anderen interstitiellen Lungenerkrankungen findet sich bei EAA die stärkste Lymphozytenvermehrung, sowohl relativ (Mittelwert etwa 70% Lymphozyten) als auch absolut. Die Zunahme der Lymphozyten in der BAL tritt wenige Tage nach einer akuten Krankheitsepisode auf und stellt den auffallendsten BAL-Befund auch während des weiteren Krankheitsverlaufs dar. Neben Lymphozytenvermehrungen kommen auch geringgradige Neutrophilenvermehrung (Mittelwert etwa 7%) und gehäuft Mastzellen sowie vereinzelt Plasmazellen vor [21, 27, 45, 87]. Die Makrophagen sind meistens schaumig degeneriert.

Falls möglich, sollte auch immer eine immunzytologische Analyse der Lymphozytensubpopulationen vorgenommen werden. Hierbei zeigt sich, daß die CD8+Suppressor-/zytotoxischen T-Lymphozyten gegenüber den CD4+Helfer-T-Lymphozyten vermehrt sind [26, 28, 53, 80, 98]. Dies führt zu einem signifikant erniedrigten CD4/CD8-Quotienten, was besonders in der Differentialdiagnose zur Sarkoidose hilfreich sein kann, wo dieser Quotient erhöht ist [28, 47] (s. auch Tabelle 6). Ein weiterer wichtiger Marker ist ein Antigen, welches auf Natural-Killer-Zellen exprimiert wird und mit dem monoklonalen Antikörper Leu 7 reagiert. Bei etwa 2/3 der Patienten mit EAA findet sich eine Vermehrung der Leu 7+NK-

**Tabelle 5.** Basiszytologie und Immunzytologie der BAL bei EAA (n = 30) und gesunden nichtrauchenden Kontrollpersonen (n = 11)[a]

|  | EAA | Kontrollen |
|---|---|---|
| *Basiszytologie* |  |  |
| Gesamtzellzahl ($\times 10^6$) | 36 ± 21 | 8 ± 4 |
| Makrophagen (%) | 25 ± 14 | 91 ± 5 |
| Lymphozyten (%) | 68 ± 13 | 7 ± 3 |
| Granulozyten (%) | 7 ± 6 | 2 ± 1 |
| *Immunzytologie (% Lymphozyten)* |  |  |
| CD3 (Pan T) | 87 ± 6 | 73 ± 6 |
| CD4 (T-Helfer) | 39 ± 14 | 58 ± 10 |
| CD8 (T-Suppressor) | 51 ± 16 | 32 ± 7 |
| Leu-7 (NK) | 23 ± 10 | 8 ± 3 |
| HLA-DR (aktivierte T) | 21 ± 14 | 4 ± 2 |
| Tac (IL-2-Rezeptor) | 2 ± 3 | 3 ± 2 |

[a] Angegeben sind x̄ ± SD.

**Tabelle 6.** BAL-Profil bei 2 verschiedenen granulomatösen Lungenerkrankungen

|  | Exogen-allergische Alveolitis | Pulmonale Sarkoidose |
|---|---|---|
| T-Zellen | ↑↑↑ | ↑↑ |
| CD4 | ↓ | ↑ |
| CD8 | ↑ | ↓ |
| Leu7$^+$NK | ↑ | ↓ |
| Plasmazellen | + | − |
| Schaumige Makrophagen | + | − |

Zellen [25, 80]. Ferner ist der Prozentsatz an aktivierten T-Zellen, welche HLA-DR-Antigen exprimieren, deutlich erhöht [28]. Weitere proliferationsassoziierte Oberflächenmarker auf T-Lymphozyten wie Transferrinrezeptoren oder Interleukin-2-Rezeptoren werden nicht vermehrt exprimiert [32, 80].

## Sensitivität/Spezifität der BAL-Befunde

Die BAL-Lymphozytose kann als der empfindlichste Parameter einer Sensibilisierung mit Alveolitisantigenen angesehen werden und übertrifft diesbezüglich noch die Präzipitine. Nach eigenen Erfahrungen weisen alle Patienten mit EAA einen pathologischen BAL-Befund auf [21, 22, 25−28, 30, 31]. Dies steht im Einklang mit zahlreichen Publikationen [18, 40, 45, 53, 57, 71, 75, 79−81, 93−96].

Allerdings ist die lymphozytäre Alveolitis zunächst ein sehr unspezifischer Befund, da sie bei zahlreichen anderen interstitiellen Lungenerkrankungen beobachtet wird (Tabelle 7). Auch das Ausmaß der Lymphozytose kann im Einzelfall kein

**Tabelle 7.** Differentialzytologische Befunde in der bronchoalveolären Lavage bei verschiedenen interstitiellen Lungenerkrankungen. Angegeben sind $\bar{x} \pm SD$

|  | Zellzahl ($\times 10^6$) pro 100 ml Instillations-volumen | Makro-phagen [%] | Lympho-zyten [%] | Granulo-zyten [%] | Plasma-zellen[a] | Sensitivität[b] [%] |
|---|---|---|---|---|---|---|
| Kontrolle, Nicht-raucher (n = 11) | 7 ± 3 | 92 ± 4 | 7 ± 3 | 1 ± 1 | − |  |
| Kontrolle, Raucher (n = 12) | 23 ± 12 | 96 ± 3 | 3 ± 2 | 1 ± 1 | − |  |
| Sarkoidose (n = 126) | 16 ± 17 | 56 ± 21 | 41 ± 21 | 3 ± 5 | − | 90 |
| Exogen-allergische Alveolitis (n = 30) | 36 ± 21 | 25 ± 14 | 68 ± 13 | 7 ± 6 | + | 100 |
| Mischstaubpneu-mokoniose (n = 26) | 10 ± 11 | 86 ± 8 | 10 ± 8 | 4 ± 5 | − | 50 |
| Asbestose (n = 64) | 10 ± 10 | 82 ± 17 | 13 ± 10 | 5 ± 12 | − | 50 |
| Idiopathische Lungenfibrose (n = 18) | 27 ± 24 | 70 ± 20 | 9 ± 10 | 20 ± 12 | − | 90 |
| Bronchiolitis obli-terans mit organi-sierender Pneumo-nie (n = 5) | 19 ± 10 | 33 ± 10 | 47 ± 22 | 18 ± 15 | + | 100 |
| M. Wegener (n = 9) | 10 ± 4 | 55 ± 10 | 14 ± 10 | 31 ± 16 | − | 100 |

[a] Plasmazellen: + nachweisbar; − nicht nachweisbar.
[b] Die Sensitivität gibt die Häufigkeit an, mit der innerhalb einer Krankheitsgruppe ein pathologischer Befund in der BAL-Zytologie erhoben wurde.

**Tabelle 8.** Diskriminierung mit 1 Variablen EAA vs. Non-EAA

| Variable | Optimale Grenze | Sensitivität | Spezifität | Prädiktiver Wert | |
|---|---|---|---|---|---|
|  |  |  |  | Positiv | Negativ |
| Lymphozyten | ≥ 50% | 90,9 | 84,9 | 30,9 | 99,2 |
| Leu-7 | ≥ 17% | 79,3 | 82,3 | 27,1 | 98,0 |
| CD4/CD8 | ≤ 1,3% | 84,2 | 60,3 | 13,5 | 97,8 |

sicheres diagnostisches Kriterium sein, da der Überlappungsbereich z. B. mit den Lymphozytosen bei Sarkoidose groß ist. Dennoch zeigte eine Analyse des eigenen Patientengutes von 34 Patienten mit EAA im Vergleich mit 126 Sarkoidosepatienten und 327 Patienten mit anderen Lungenerkrankungen [31], daß der Lymphozytenprozentsatz der beste Einzelparameter zur Diskriminierung zwischen EAA und Nicht-EAA ist (Tabelle 8). Werden im Rahmen einer Diskriminanzanalyse 3 Variable (Lymphozytenprozentsatz, CD4/CD8-Quotient, Leu 7+NK-Zellen) einbezogen, so kann die Sensitivität auf 96% und die Spezifität auf 89% gesteigert werden, der positive prädiktive Wert steigt von 31% auf 41% an, der negative prädiktive Wert beträgt 99,7% [31]. Diese Analyse unterstreicht die Tatsache, daß eine EAA bei normaler BAL-Zytologie praktisch ausgeschlossen werden kann.

Die klassische BAL-Konstellation mit erhöhter Gesamtzellzahl, stark erhöhtem Lymphozytenprozentsatz mit erniedrigten CD4/CD8-Quotienten und vermehrtem Anteil an Leu 7+NK-Zellen, mit geringgradiger Granulozytenvermehrung, vereinzeltem Nachweis von Plasmazellen und schaumigen Makrophagen sollte bei einem Patienten mit unklarer interstitieller Lungenerkrankung unbedingt Anlaß sein, nochmals eine genaue Berufs- und Umweltanamnese zu erheben und ein breites Spektrum an Präzipitinen zu untersuchen, um so eine potentielle Allergenquelle aufzudecken und die Diagnose EAA zu sichern.

Während der klinische Wert zellulärer und immunzytologischer Befunde in der BAL bei EAA unumstritten ist, hat die Bestimmung von BAL-Proteinen in der klinischen Routine bislang keine Rolle gespielt. Allerdings könnte die Bestimmung der Prokollagen-III-Peptidspiegel in Zukunft eine klinische Wertigkeit erreichen. Es deutet sich an, daß durch erhöhte Prokollagen-III-Peptidspiegel möglicherweise die Differenzierung zwischen akuter und manifester Erkrankung (erhöhte Spiegel) und subklinischer Alveolitis (normale bzw. nicht meßbare Spiegel) gelingt [91, 92].


## Subklinische Alveolitis

Im Zusammenhang mit den BAL-Befunden bei EAA ist unbedingt auf das Phänomen der subklinischen Alveolitis hinzuweisen. Darunter versteht man einen pathologischen BAL-Befund bei symptomlosen, antigenexponierten Personen mit normalem Röntgenthoraxbild und normaler Lungenfunktion. Es handelt sich z. B. um Farmer- und Taubenzüchterlunge, auch Druckereiarbeiter mit Befeuchtern am Arbeitsplatz, teilweise auch mit positivem Präzipitinnachweis, die jedoch mit Ausnahme des pathologischen BAL-Befundes keinen Hinweis auf eine interstitielle Lungenparenchymerkrankung bieten [19, 91, 92]. Aus diesem Grund muß sich die Diagnose der allergischen Alveolitis auf zusätzliche Befunde stützen und kann nicht allein aus einer pathologischen BAL-Zytologie oder Immunzytologie gestellt werden. Die BAL ist zunächst nur ein Hinweis auf Sensibilisierung und in diesem Sinne im Rahmen der Diagnostik wie die Präzipitine zu interpretieren.


## BAL-Veränderungen im Krankheitsverlauf

Während der ganz frühen Phase nach akuter Allergenexposition, z. B. auch nach einem inhalativen Provokationstest, können in den ersten 24 – 48 h die neutrophilen Granulozyten überwiegen [40, 75].

Nach einigen Tagen bis mehreren Wochen findet sich dann die typische Konstellation mit der starken Lymphozytose und den entsprechenden Veränderungen der Lymphozytensubpopulation (Überwiegen der CD8+T-Zellen). Im weiteren Verlauf der Erkrankung kann nach Monaten ein überschießender Anstieg der Helfer-/Induktorzellen (CD4+) eintreten. Dies kann sogar zu einer leichten Erhöhung

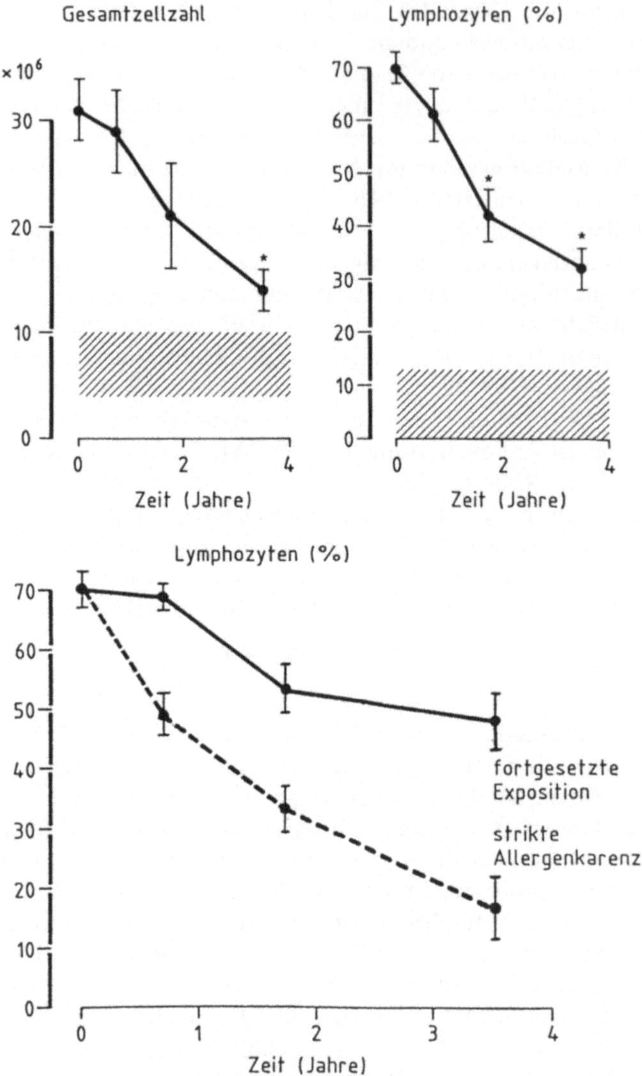



**Abb. 4.** Basisbefunde der BAL im Krankheitsverlauf der exogen allergischen Alveolitis (n = 18). *Oben* Gesamtzellzahl und Lymphozytenprozentsatz. Der Normbereich ist schraffiert; *unten* unterschiedliches Verhalten des Lymphozytenprozentsatzes bei Patienten mit fortgesetzter Antigenexposition (*durchgezogene Linie*) und solchen mit strikter Allergenkarenz (*gestrichelte Linie*)

des CD4/CD8-Quotienten führen, möglicherweise als Ausdruck einer lokalen Immunantwort im Sinne der klassischen Typ-IV-Reaktion [30, 93]. Aktivierte, HLA-DR+-T-Zellen, anfangs auch oft stark vermehrt, normalisieren sich relativ rasch innerhalb 6 Monaten nach Vermeidung weiterer Antigenexposition, wie eigene Untersuchungen zeigen konnten [30]. Die Lymphozytose persistiert am längsten, wobei sich ein deutlicher Unterschied zwischen Patienten mit fortgesetzter Antigenex-

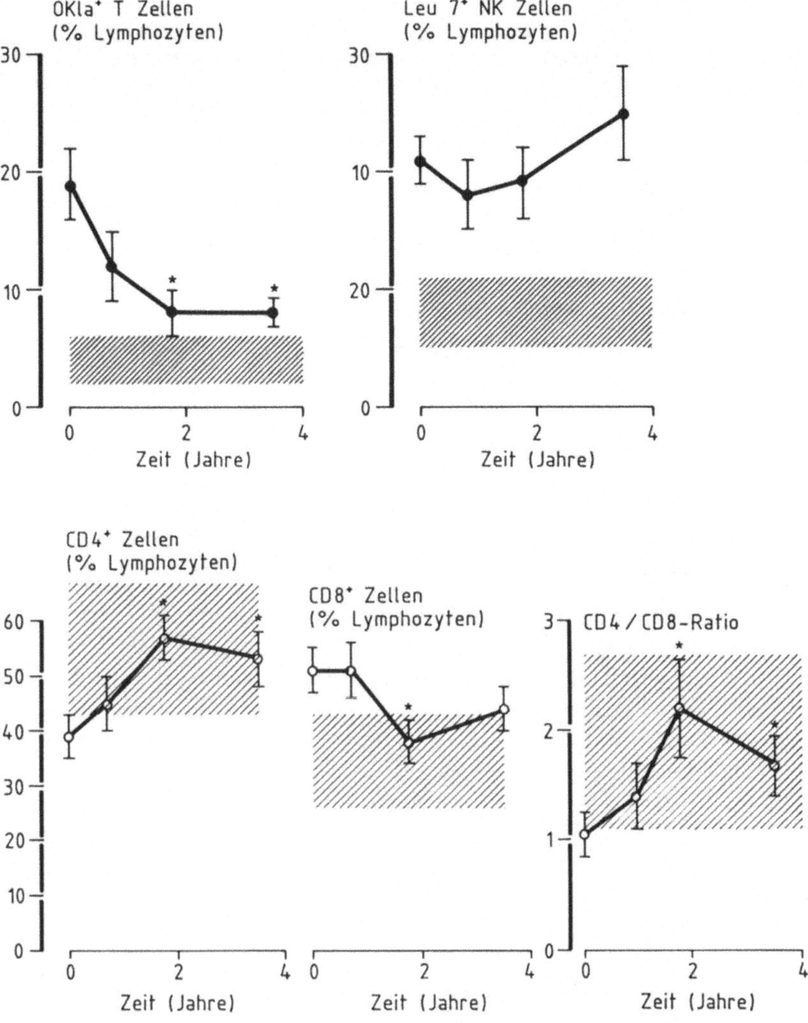



**Abb. 5.** Lymphozytensubpopulationen der BAL im Krankheitsverlauf der exogen allergischen Alveolitis. Der Normbereich ist schraffiert. *Oben* aktivierte, HLA-DR+(OKIa+)T-Zellen und Leu7+Natural-Killer-(NK-)Zellen; *unten* CD4+ und CD8+T-Zellen sowie CD4/CD8-Ratio

position und solchen mit strikter Allergenkarenz findet [33, 93]. Abbildungen 4 und 5 zeigen die BAL-Veränderungen im Krankheitsverlauf.

Bei ausbleibender Lungenfunktionsbesserung nach Diagnosestellung erscheint die BAL demzufolge zur Verlaufskontrolle und Überprüfung der konsequenten Allergenkarenz geeignet.

**Diagnosekriterien**

Die diagnostischen Verfahren und Befunde, die zur Diagnosesicherung bei EAA beitragen, sind

- gesicherte Exposition;
- zeitlicher Bezug der Symptome zur Exposition;
- Sensibilisierungsnachweis (Serum, BAL);
- Röntgenpathologie/Lungenfunktionsstörung;
- inhalativer Provokationstest ⎱ fakultativ.
- Histologie ⎰

Entscheidend für die Diagnosestellung ist die folgende Trias:

1. die nachgewiesene bzw. wahrscheinliche Exposition mit entsprechenden Symptomen, gelegentlich (in 20% – 30%) mit zeitlichem Bezug der Symptome zur Exposition;
2. Nachweis der Sensibilisierung durch Serumpräzipitine und/oder BAL-Lymphozytose;
3. die Befundkonstellation einer interstitiellen Lungenparenchymerkrankung (pathologischer Röntgenthoraxbefund, Lungenfunktionseinschränkung mit restriktiver Ventilationsstörung und/oder Diffusionsstörung).

Fakultativ kann auch ein inhalativer Provokationstest oder eine Histologiegewinnung erforderlich sein, obligat sind diese Verfahren bei EAA jedoch nicht.

Zusammengefaßt ergibt ein Vergleich der einzelnen Diagnoseverfahren, daß die BAL die sensitivste Methode zur Erfassung der Alveolitis ist, sensitiver als Röntgenthorax oder Lungenfunktion. Deswegen sollte auf diese Untersuchungsmethode nur in Ausnahmefällen verzichtet werden.


# Krankheitsbilder

### Farmerlunge

Die Farmerlunge ist am längsten bekannt [14, 16] und war bis 1988 als einzige Form der exogen allergischen Alveolitis in die Berufskrankheitenliste aufgenommmen. Allergenquellen sind thermophile Aktinomyzeten (Mikropolyspora faeni, Thermoactinomyces vulgaris) und Schimmelpilze, insbesondere Aspergilli. Die Pilze entstehen, wenn das Heu bei schlechter Witterung feucht eingefahren wird. Deswegen findet sich eine Häufung der Farmerlungen besonders in feuchten Gegenden wie in den Alpen, im Hochschwarzwald und in den niedersächsischen Küstengebieten. In feuchtem Klima erkranken 2% – 9% der exponierten Landwirte [65, 89]. Die Sporen werden zwar überwiegend bei der Tierfütterung in Millionen eingeatmet und führen deshalb meistens zur akuten Symptomatik, so daß dem Landwirt meistens der Zusammenhang mit der beruflichen Tätigkeit bewußt wird. Andererseits sind auch chronische Fälle bekannt geworden mit ständiger Exposition gegenüber Schimmelpilzen. Dies wurde besonders im eigenen Krankengut im

Hochschwarzwald beobachtet, wo Mensch, Vieh und Heulager sich unter einem Dach befinden. Das gesamte Schwarzwaldhaus kann mit Schimmelpilzsporen kontaminiert sein. In solchen Fällen bleibt als einzige lebensrettende Maßnahme die Aufgabe der Landwirtschaft und der Umzug in eine Neubauwohnung. In den meisten Fällen gelingt es jedoch mit Allergenkarenzmaßnahmen, den Landwirt im Beruf zu belassen. Auch eine Umstellung auf Silofütterung ist sehr zu empfehlen, da sich in den Silos keine Thermoaktinomyzeten bilden können. Atemschutzmasken oder Staubhelme können die Symptome verhüten [35, 60]. Manchmal reicht auch schon aus, wenn die Viehfütterung von einem anderen Familienmitglied als dem Erkrankten selbst vorgenommen wird.

## Vogelhalterlunge

In unseren Breiten ist sie die häufigste Form der exogen allergischen Alveolitis. Innerhalb dieser Gruppe steht die Wellensittichhalterlunge an erster Stelle [24, 46], gefolgt von Taubenzüchterlunge, Papageienzüchterlunge und anderen Vogelhalterlungen. Die Allergene sind Proteine aus Kot und Federn der Tiere. Bei Präzipitinbestimmungen kann es zu Kreuzreaktionen mit anderen Vogelarten kommen, gegenüber welchen der Patient nie exponiert war, da die Vogeleiweiße teilweise Antigengemeinschaft aufweisen. Auch Schimmelpilzsporen, z. B. Aspergilli, können im Vogelstaub als Antigen in Frage kommen.

Unter dem besonderen Aspekt der Berufskrankheit sind Hühner- und Vogelzüchter, Vogelhändler, Tierärzte, Zoowärter sowie Federnleser als Berufe mit erhöhtem Risiko anzuführen [85].

## Befeuchterlunge

Die Befeuchterlunge wird von Luftbefeuchtern, Klimaanlagen, Kaltverneblern, Kühlsystemen und anderen Geräten, welche Aerosole produzieren, verursacht [7, 64]. In den Wasserbehältern der Geräte bilden sich häufig Schimmelpilzsporen, Bakterien und Amöben, welche als Antigen in Frage kommen und in die Luft als Aerosol verteilt werden. Fast immer dominiert die akute Verlaufsform mit Fieber, Schüttelfrost und akuter Atemnot. Selten entstehen chronische, bleibende Veränderungen, auch das Röntgenthoraxbild normalisiert sich nach den akuten Alveolitisschüben in der Regel vollständig.

Da eine Vielzahl von Mikroorganismen im Befeuchterwasser gedeihen können, ist meistens das Befeuchterwasser oder ein Eluat aus einem verschimmelten Filter als Antigen im Ouchterlony-Test zum Antikörpernachweis im Patientenserum zu verwenden.

Beruflich sind insbesondere Druckereiarbeiter von der Befeuchterlunge betroffen [7].

**Weitere Krankheitsbilder**

Seltenere Krankheitsbilder und die entsprechenden beruflichen Tätigkeiten sind in Tabelle 9 angeführt.

**Tabelle 9.** Berufe und Krankheitsbilder der exogen-allergischen Alveolitis. (Nach Sennekamp [85])

| Beruf | Krankheit | Allergenquelle |
|---|---|---|
| Vogel- und Geflügelzüchter, Vogelhändler, Tierarzt, Zoowärter, Vogelphotograph, Federnleser | Vogelhalterlunge | Vogelstaub |
| Müller, Bäcker | Kornkäferlunge | Kornkäfer |
| Fischverarbeiter | Fischmehlalveolitis | Fischmehl |
| Schalentierverarbeiter | Schalentieralveolitis | Hummer, Krabbe und andere Schalentiere |
| Seidenzüchter u. -verarbeiter | Seidenwurmalveolitis | Seidenwurm, -spinner |
| Tierpfleger, Laborant | Rattenalveolitis, Schweinealveolitis, Pankreatinpulveralveolitis, Pyrethrumalveolitis, Paulis Reagenzalveolitis | Ratten- und Mäuseurin, Schweineproteine, Tierorganextrakte, Pyrethrum, Paulis Reagenz |
| Pilzzüchter | Pilzzüchterlunge | Pilzsporen, Bakterien und Schimmelpilze im Pilzkompost |
| Holzfäller, Sägewerkarbeiter, Schreiner, Papierfabrikarbeiter | Holzarbeiterlunge | Holzfasern, Bakterien, Schimmelpilze |
| Chemiearbeiter, Spritzlackierer, Kunststoffindustrie | Isocyanatalveolitis, Trimellithanhydridalveolitis, Phthalsäurealveolitis | Isocyanate, Trimellithanhydrid, Phthalsäureanhydrid |
| Landwirt, Gärtner | Farmerlunge, Tomatenzüchterlunge, Obstbauernlunge, Schimmelpilzalveolitis durch Blumenerde, Laub, Kompost | Schimmliges Heu, Stroh, Gemüse, Kompost, Tomaten- und Begonienblätter, Schimmel in Obstlagerhäuser |
| Zuckerrohrarbeiter | Bagassose | Schimmliges Zuckerrohrstroh (Bagasse) |
| Tätigkeiten in befeuchteten bzw. klimatisierten Räumen | Befeuchterlunge | Luftbefeuchter, Kühlsysteme, Klimaanlagen, Abwasserverregnung |
| Käsewascher | Käsewascherlunge | Schimmel auf Käselaibern |
| Korkarbeiter | Korkarbeiterlunge | Schimmelnder Kork |
| Malzarbeiter | Malzarbeiterlunge | Schimmelndes Malz (Herstellung von Bier, Whisky u.a.) |
| Tabakarbeiter | Tabakarbeiterlunge | Schimmlige Tabakblätter |
| Winzer | Winzerlunge | Trauben mit Edelfäule |
| Hartmetallschleifer | – | Schimmlige Sägespäne und schimmelndes Schleifwasser |
| Saxophonspieler[a] | Saxophonlunge | Mundstück mit Candidabefall |

[a] Lodha et al. [54].

# Therapie und Verlauf

Entscheidend für den Verlauf der Erkrankung ist die Allergenkarenz und das Ausmaß der bereits eingetretenen irreversiblen Fibrose. Bei Vogelhaltern, insbesondere den Wellensittichhaltern, ist darauf zu achten, daß der Vogel nicht nur aus dem Haushalt entfernt wird, sondern auch nicht zu Angehörigen in Pflege kommt. Als Beispiel sei eine Patientin genannt, bei der ein halbes Jahr nach Diagnosestellung nur eine sehr verzögerte Rückbildung der Funktionsstörung und der Beschwerden zu beobachten war. Eine gezielte Nachanamnese ergab dann, daß der Vogel zur Tochter gegeben wurde. Die Patientin selbst war dort nie zu Besuch. Die Tochter brachte jedoch regelmäßig ihre Wäsche ihrer Mutter zum Waschen mit. Diese geringe Exposition gegenüber Vogelantigenen in der Wäsche der Tochter war der Grund, daß die Erkrankung nicht restlos ausheilte. Bei einer anderen Patientin mit Wellensittichhalterlunge trat 3 Monate nach Entfernung des Vogels aus der Wohnung beim Abnehmen der Vorhänge nochmals ein akuter Schub der Erkrankung auf. Ein weiteres Beispiel ist eine Patientin mit Taubenzüchterlunge, die ein Jahr nach Abschaffung der Tauben plötzlich wieder die ihr gut bekannten Beschwerden bekam, und zwar wenige Stunden nach dem Besuch einer Tanzveranstaltung des örtlichen Taubenzüchtervereins. Man kann sich daraus ableiten, welch geringe Antigenmengen ausreichen, um bei einem entsprechend Sensibilisierten die Krankheit erneut hervorzurufen oder sozusagen „auf Sparflamme" bei ständiger Exposition weiterkochen zu lassen.

Anders kann die Situation beim Landwirt aussehen, welcher sich durch Atemschutzmasken oder durch Umstellung auf Silofütterung helfen kann [35, 60].

Neben der Allergenkarenz ist anfangs auch immer eine Therapie mit Kortikosteroiden zu empfehlen, z. B. 40−60 mg Prednison täglich initial, welches dann alle 4 Wochen um 10−20 mg reduziert wird und in einer Erhaltungsdosis von 10−15 mg täglich solange weitergegeben wird, bis sich die Lungenfunktion entweder vollständig normalisiert hat oder keine weitere Funktionsverbesserung zu beobachten ist [23]. Lungenfunktionsmessung heißt in diesem Fall Bestimmung der Lungenvolumina (Vitalkapazität, Totalkapazität) und Messung eines Diffusionsparameters (am besten Blutgase in Ruhe und unter Belastung, ggf. auch die Diffusionskapazität). Die regelmäßigen Therapiekontrollen sollten anfangs in monatlichen, später in 3- bis 6monatigen Abständen erfolgen.

Die Prognose ist bei konsequenter Allergenkarenz günstig. Allerdings kommen bei fortgesetzter Allergenkarenz, wenn z. B. die Krankheitsursache nicht erkannt wurde oder die Liebe zum Hausgenossen, Hobby oder Beruf zu groß war, auch tödliche Verläufe vor [1, 17, 24, 44]. Auch symptomatische Taubenzüchter sollten unbedingt dazu angehalten werden, auf ihr Hobby zu verzichten. In einer langjährigen Verlaufsbeobachtung von 1967−1985 wurden symptomatische mit asymptomatischen Taubenzüchtern verglichen [36]. Dabei zeigte sich, daß die mit zunehmendem Alter zu erwartende Abnahme der Lungenvolumina bei den symptomatischen Taubenzüchtern einen deutlich beschleunigten Abfall zeigte. Größenmäßig lag der Abfall 3- bis 4mal über der normalerweise zu erwartenden prozentualen Abnahme von Einsekundenvolumen und Vitalkapazität. Die Gruppe der symptomlosen Taubenzüchter hingegen unterschied sich nicht von einem gesunden Kontrollkollektiv.

Je kürzer die Symptomdauer, um so günstiger gestaltet sich der Verlauf. So beobachtete Allen et al. [1] bei Vogelzüchtern mit allergischer Alveolitis, daß sich alle Patienten mit einer Symptomdauer von weniger als 6 Monaten nach Allergenkarenz lungenfunktionell vollständig normalisierten.

Rezidivieren die Alveolitisschübe jedoch im Lauf der Jahre, so hat dies zur Folge, daß die EAA schließlich in das Endstadium aller fibrosierenden Lungenerkrankungen, die Wabenlunge, mündet. Cor pulmonale und Spontanpneumothorax sind mögliche Komplikationen, die zum Tod führen können.

Für die Farmerlunge wird eine Letalität von 9% – 17% angegeben [3, 12, 37]. Die durchschnittliche Erkrankungsdauer bis zum Tod beträgt hier 17 Jahre, als Todesursache wird meist ein Cor pulmonale genannt [12].

Bei der Taubenzüchterlunge ist die Letalität wesentlich geringer. Sie liegt hier während einer 5- bis 15jährigen Beobachtungszeit unter 1% [55].

## Literatur


1. Allen DH, Williams GV, Woolcock AJ (1976) Bird breeder's hypersensitivity pneumonitis: progress studies of lung function after cessation of exposure to the provoking antigen. Am Rev Respir Dis 114:555–566
2. Anderson K, Morrison SM, Bourke S, Boyd G (1988) Effect of cigarette smoking on the specific antibody response in pigeon fanciers. Thorax 43:798–800
3. Barbee RA, Callies Q, Dickie HA, Rankin J (1968) The long term prognosis in farmer's lung. Am Rev Respir Dis 97:223–231
4. Barrios R, Fortoul TI, Lupi-Herrera E (1986) Pigeon breeder's disease: immuno-fluorescence and ultrastructural observations. Lung 164:55–64
5. Barrowcliff DF, Arblaster PG (1968) Farmer's lung: a study of an early acute fatal case. Thorax 23:490–500
6. Bartmann K (1979) Immunologische Teste in der Diagnose und Verlaufskontrolle der Alveolitiden. Prax Pneumol 33:1–14
7. Baur X (1989) Befeuchterlunge und Befeuchterfieber. Dtsch Ärztebl 86:2140–2145
8. Baur X (1989) Exogen-allergische Alveolitis. Atemwegs Lungenkrankh 15:222–225
9. Bergmann KC, Costabel U, Knape H et al. (1990) Empfehlungen zur Diagnosestellung einer exogen allergischen Alveolitis. Allergologie 13:111–112
10. Berill WT, van Rood JJ (1977) HLA-Dw6 and avian hypersensitivity. Lancet II:248
11. Bitterman PB, Adelberg S, Crystal RG (1983) Mechanisms of pulmonary fibrosis. J Clin Invest 72:1801–1813
12. Braun RS, Do Pico GA, Tsiatis A, Horvath E, Dickie HA, Rankin J (1979) Farmer's lung disease: Long-term clinical and physiologic outcome. Am Rev Respir Dis 119:185–191
13. Burrell R, Rylander R (1981) A critical review of the role of precipitins in hypersensitivity pneumonitis. Eur J Respir Dis 62:332–343
14. Cadhan FT (1924) Asthma due to grain dusts. JAMA 82:27–35
15. Calvanico NJ, Ambegaonkar SP, Schlueter DP, Fink JN (1980) Immunoglobulin levels in bronchoalveolar lavage fluid from pigeon breeders. J Lab Clin Med 96:129–140
16. Campbell JM (1932) Acute symptoms following work with hay. Br Med J II:1142
17. Carl H (1978) Diagnose, Verlauf und Therapie der Vogelhalterlunge unter besonderer Berücksichtigung der Lungenbiopsie. In: Forschbach G (Hrsg) Fortbildung in Thoraxkrankheiten, Bd 8. Hippokrates, Stuttgart, S 211–215

18. Cordier G, Mornex JF, Brune J, Reviliard JP (1986) Flow cytometry assessment of local T-cell activation in hypersensitivity pneumonitis. Ann NY Acad Sci 465:362–369
19. Cormier Y, Bélanger J, Laviolette M (1986) Persistent bronchoalveolar lymphocytosis in asymptomatic farmers. Am Rev Respir Dis 133:843–847
20. Costabel U (1988) Fibrosierende Alveolitis – Lungenfibrose; Labormethoden und bronchoalveoläre Lavage. Atemwegs Lungenkrankh 14:185–190
21. Costabel U (1988) The alveolitis of hypersensitivity pneumonitis. Eur Respir J 1:5–9
22. Costabel U (1989) L'alvéolite dans les pneumopathies d'hypersensibilité. Rev Mal Respir 6:121–126
23. Costabel U, Matthys H (1980) Lungenfunktionelle Verlaufskontrollen bei Ziervögelhaltern mit exogen-allergischer Alveolitis nach Allergenkarenz. Verh Dtsch Ges Inn Med 86:1173–1176
24. Costabel U, Matthys H (1981) Exogen-allergische Aveolitis: Diagnose und Verlauf. Therapiewoche 31:688–693
25. Costabel U, Bross KJ, Matthys H (1983) Augmentation of natural killer cells in the bronchoalveolar lavage fluid of hypersensitivity pneumonitis compared to pulmonary sarcoidosis (abstr). Am Rev Respir Dis [Suppl] 127:68
26. Costabel U, Bross KJ, Marxen J, Matthys H (1984) T-lymphocytosis in bronchoalveolar lavage fluid of hypersensitivity pneumonitis. Chest 85:514–518
27. Costabel U, Bross KJ, Guzman J, Matthys H (1985) Plasmazellen und Lymphozytensubpopulationen in der bronchoalveolären Lavage bei exogen-allergischer Alveolitis. Prax Klin Pneumol 39:925–926
28. Costabel U, Bross KJ, Rühle KH, Löhr GW, Matthys H (1985) Ia-like antigens on T-cells and their subpopulations in pulmonary sarcoidosis and in hypersensitivity pneumonitis: analysis of bronchoalveolar and blood lymphocytes. Am Rev Respir Dis 131:337–342
29. Costabel U, Bross KJ, Andreesen R, Matthys H (1986) HLA-DR antigens on human macrophages from bronchoalveolar lavage fluid. Thorax 41:261–265
30. Costabel U, Guzman J, Seyboth S, Rühle KH, Matthys H (1987) Serial analysis of lung lymphocytes and T-cell subsets during the course of hypersensitivity pneumonitis. Am Rev Respir Dis 135:A373
31. Costabel U, Zaiss A, Rühle KH, Matthys H (1988) Diagnostic usefulness of bronchoalveolar lavage cell populations in hypersensitivity pneumonitis: Results of a discriminant analysis. Am Rev Respir Dis 137:A344
32. Costabel U, Andreesen R, Bross KJ, Kroegel C, Teschler H, Walter M (1989) Role of cells and mediators for granuloma formation in pulmonary sarcoidosis. In: Yoshida T, Torisu M (eds) Basis Mechanisms of Granulomatous Inflammation. Elsevier, Amsterdam, pp 319–340
33. Costabel U, Teschler H, Bauer PC (1989) Stellenwert der bronchoalveolären Lavage bei exogen-allergischer Alveolitis. Atemwegs Lungenkrankh 15:598–604
34. Depierre A, Dalphin JC, Pernet D, Dubiez A, Faucompre C, Breton JL (1988) Epidemiological study of farmer's lung in five districts of the French Doubs province. Thorax 43:429–435
35. Dohrn R (1986) Zur Prophylaxe der Farmerlunge. Prax Klin Pneumol 40:343–345
36. DuWayne Schmidt C, Jensen RL, Christensen LT, Crapo RO, Davis JJ (1988) Longitudinal pulmonary function changes in pigeon breeder's. Chest 93:359–363
37. Emanuel DA, Wenzel FJ, Bowerman CJ, Lawton BR (1964) Farmer's lung. Am J Med 37:392–397
38. Flaherty DK, Iha T, Chinelik F, Dickie H, Reed C (1975) HLA-8 and farmer's lung disease. Lancet II:507
39. Flaherty DK, Braun SR, Marx JJ, Blank JL, Emanuel DA, Rankin J (1980) Serologically detectable HLA-A, B and C loci antigens in farmer's lung disease. Am Rev Respir Dis 122:437–443
40. Fournier E, Tonnel AB, Gosset P, Wallaert B, Ameisen JC, Voisin C (1985) Early neutrophil alveolitis after antigen inhalation in hypersensitivity pneumonitis. Chest 88:563–566
41. Fruhmann G (1988) Pneumokoniosen durch organisches Material. Dtsch Ärztebl 85:2228–2231
42. Gell PGH, Coombs RRA (1975) Classification of allergic reactions responsible for clinical hypersensitivity and disease. In: Gell PGH, Coombs RRA, Lachmann PJ (eds) Clinical aspects of immunology. Blackwell, Oxford, pp 761–781

43. Ghose T, Landrigan P, Killeen R, Dill J (1974) Immunopathological studies in patients with farmer's lung. Clin Allergy 4:119–129
44. Hapke E, Seal R, Thomas G, Hayes M, Meek J (1968) Farmer's lung: A clinical, radiographic, functional, and serological correlation of acute and chronic stages. Thorax 23:451–468
45. Haslam PL, Dewar A, Butchers P, Primett ZS, Newman-Taylor A, Turner-Warwick M (1987) Mast cells, atypical lymphocytes and neutrophils in bronchoalveolar lavage in extrinsic allergic alveolitis. Am Rev Respir Dis 135:35–47
46. Hendrick DJ, Faux JA, Marshall R (1978) Budgerigar-fancier's lung: the commonest variety of allergic alveolitis in Britain. Br Med J II:81–84
47. Hunninghake GW, Crystal RG (1981) Pulmonary sarcoidosis: a disorder mediated by excess helper T-lymphocyte activity at sites of disease activity. N Engl J Med 305:429–434
48. Hunninghake GW, Garrett KC, Richerson HB et al. (1984) Pathogenesis of the granulomatous lung diseases. Am Rev Respir Dis 130:476–496
49. Kawai T, Salvaggio J, Harris O, Arquembourg P (1973) Alveolar macrophage migration inhibition in animals immunized with thermophilic actinomycete antigen. Clin Exp Immunol 15:123–130
50. König G, Baur X, Fruhmann G (1981) Sarcoidosis or extrinsic allergic alveolitis? Respiration 42:150–154
51. König G, Baur X, Albrecht J, Fateh-Moghadam A, Rienmüller R, Fruhmann G (1985) Exogen-allergische Alveolitis: Symptome und Befundkonstellation von Farmer-, Befeuchter- und Vogelhalterlunge im Frühstadium. Prax Klin Pneumol 39:79–84
52. Kusber M (1985) HLA-A, B, C und DR Antigene bei exogen allergischer Alveolitis – Assoziation mit HLA-Drw6. Prax Klin Pneumol 39:356–359
53. Leatherman JW, Micheal AF, Schwartz BA, Hoidal JR (1984) Lung T cells in hypersensitivity pneumonitis. Ann Intern Med 100:390–392
54. Lodha S, Maria S, Sharma OP (1988) Hypersensitivity pneumonitis in a saxophone player. Chest 93:1322
55. Maesen FPR, Berrens L (1983) The prognosis of pigeon breeder's lung. Societas Europaea Pneumologica, Edinburgh (Societas Europaea Pneumologica, 2nd convention, abstr, vol 113)
56. Martinet Y, Rom WN, Grotendorst GR, Martin GR, Crystal RG (1987) Exaggerated spontaneous release of platelet-derived growth factor by alveolar macrophages from patients with idiopathic pulmonary fibrosis. N Engl J Med 317:202–209
57. Moore VL, Pedersen GM, Hauser WC, Fink JN (1980) A study of lung lavage materials in patients with hypersensitivity pneumonitis: in vitro response to mitogen and antigen in pigeon breeder's disease. J Allergy Clin Immunol 65:365–370
58. Mornex JF, Cordier G, Pages J et al. (1984) Activated lung lymphocytes in hypersensitivity pneumonitis. J Allergy Clin Immunol 74:719–727
59. Muers MF, Faux JA, Ting A, Morris PJ (1982) HLA-A, B, C and HLA-DR antigens in extrinsic allergic alveolitis (budgerigar fancier's disease). Clin Allergy 12:47–53
60. Müller-Wening D, Repp H (1989) Investigation on the protective value of breathing masks in farmer's lung using an inhalation provocation test. Chest 95:100–105
61. Pacheco Y, Fonlupt P, Rey C et al. (1986) Alveolar macrophage membrane phospholipid methylation in sarcoidosis and hypersensitivity pneumonitis. Bull Eur Physiopathol Respir 22:565–572
62. Patterson R, Wang FLF, Fink JN, Calvanico JN, Roberts M (1979) IgA and IgG antibody activities of serum and bronchoalveolar fluids from symptomatic and asymptomatic pigeon breeders. Am Rev Respir Dis 120:1113–1118
63. Pepys J, Riddell RW, Citron KM, Clayton YM (1962) Precipitins against extracts of hay and moulds in the serum of patients with farmer's lung, aspergillosis, asthma and sarcoidosis. Thorax 17:366–374
64. Pestalozzi C (1959) Febrile Gruppenerkrankungen in einer Modellschreinerei durch Inhalation von mit Schimmelpilzen kontaminiertem Befeuchterwasser („Befeuchterfieber"). Schweiz Med Wochenschr 89:710–713
65. Pether JVS, Greatorex FB (1976) Farmer's lung in Somerset. Br J Ind Med 33:265–268
66. Pinkston P, Bitterman PB, Crystal RG (1983) Spontaneous release of interleukin-2 by lung T-lymphocytes in active pulmonary sarcoidosis. N Engl J Med 308:793–800

67. Reijula K, Sutinen S (1985) Detection of antigens in lung biopsies by immunoperoxidase staining in extrinsic allergic bronchioloalveolitis (EABA). Acta Histochem 76:121−125
68. Rennard SI, Crystal RG (1981) Fibronectin in human bronchopulmonary lavage fluid. J Clin Invest 69:113−122
69. Reyes CN, Wenzel FJ, Lawton BR, Emanuel DA (1982) The pulmonary pathology of farmer's lung disease. Chest 81:142−146
70. Reynolds HY (1988) Hypersensitivity pneumonitis: Correlation of cellular and immunologic changes with clinical phases of disease. Lung 166:189−208
71. Reynolds HY, Fulmer JD, Kazmierowski JA, Roberts WC, Frank MM, Crystal RG (1977) Analysis of cellular and protein content of bronchoalveolar lavage fluid from patients with idiopathic pulmonary fibrosis and chronic hypersensitivity pneumonitis. J Clin Invest 59:165−175
72. Rittner C, Sennekamp J, Vogel F (1975) HLA-B8 in pigeon fancier's lung. Lancet II:1303
73. Rodey CF, Fink J, Koethe S et al. (1979) A study of HLA-A, B, C and DR specificities in pigeon breeder's disease. Am Rev Respir Dis 119:755−759
74. Rossi GA, Szapiel S, Ferrans VJ, Crystal RG (1987) Susceptibility to experimental interstitial lung disease is modified by immune and non-immune related genes. Am Rev Respir Dis 135:448−455
75. Rust M, Schultze-Werninghaus G, Meier-Sydow J (1986) Bronchoalveolar lavage as a tool to assess an inhalative provocation in extrinsic allergic alveolitis. Prax Klin Pneumol 40:229−232
76. Salvaggio J, Phanuphak P, Stanford R, Bice D, Claman H (1975) Experimental production of granulomatous pneumonitis. J Allergy Clin Immunol 56:364−380
77. Schuyler MR, Thigpen TP, Salvaggio JE (1978) Local pulmonary immunity in pigeon breeder's disease − a case study. Ann Intern Med 88:355−358
78. Schuyler MR, Schmitt D (1985) Alveolar macrophage catabolism of micropolyspora faeni. J Allergy Clin Immunol 76:614−622
79. Semenzato G, Chilosi M, Ossi E et al. (1985) Bronchoalveolar lavage and lung histology: Comparative analysis of inflammatory and immunocompetent cells in patients with sarcoidosis and hypersensitivity pneumonitis. Am Rev Respir Dis 132:400−404
80. Semenzato G, Agostini C, Zambello R et al. (1986) Lung T cells in hypersensitivity pneumonitis: phenotypic and functional analyses. J Immunol 137:1164−1172
81. Semenzato G, Trentin L, Zambello R, Agostini C, Cipriani A, Marcer G (1988) Different types of cytotoxic lymphocytes recovered from the lungs of patients with hypersensitivity pneumonitis. Am Rev Respir Dis 137:70−74
82. Sennekamp J (1975) Lungenprozesse im Gefolge von Immunkomplex-Reaktionen (Typ III). Atemwegs Lungenkrankh 2:81−85
83. Sennekamp J (1984) Exogen allergische Alveolitis und allergische bronchopulmonale Mykosen. Thieme, Stuttgart New York (Bücherei des Pneumologen, Bd 10)
84. Sennekamp J (1986) Die inhalative Allergie vom Typ III. Internist (Berlin) 27:353−361
85. Sennekamp J (1989) Exogen allergische Alveolitis. In: Konietzko J, Dupuis N (Hrsg) Handbuch der Arbeitsmedizin, ecomed, Landsberg München Zürich, IV-5.3.2
86. Soda K, Ando M, Sakata T, Sugimoto M, Nakashima H, Araki S (1988) C1q and C3 in bronchoalveolar lavage fluid from patients with summer-type hypersensitivity pneumonitis. Chest 93:76−80
87. Soler P, Nioche S, Valeyre D et al. (1987) Role of mast cells in the pathogenesis of hypersensitivity pneumonitis. Thorax 42:565−572
88. Stankus RP, Cashner FM, Salvaggio JE (1978) Bronchopulmonary macrophage activation in the pathogenesis of hypersensitivity pneumonitis. J Immunol 120:685−688
89. Terho EO, Heinonen OP, Lammi S (1982) Incidence of clinically established farmer's lung in Finland. Eur J Respir Dis [Suppl 124] 63:37
90. Teschler H, Costabel U (1990) Lungenparenchymerkrankungen: Differenzierung mittels bronchoalveolärer Lavage. In: Konietzko N, Costabel U, Müller KM (Hrsg) Generalisierte Lungenparenchymerkrankungen. Steinkopff, Darmstadt
91. Teschler H, Zwang B, Schmidt B, Augustin M, Konietzko N, Costabel U (1989) Extrinsic allergic alveolitis: correlation of procollagen-III-peptide (PIII) levels in BAL fluid with clinical disease stages. Eur Respir J [Suppl 5] 2:411s

92. Teschler H, Schmidt B, Zwang B, Ziesche R, Matthys H, Konietzko N, Costabel U (1989) Pro-collagen-III-peptide levels in BAL fluid of patients with hypersensitivity pneumonitis. Am Rev Respir Dis 139:A189
93. Trentin L et al. (1988) Longitudinal study of alveolitis in hypersensitivity pneumonitis patients: an immunologic evaluation. J Allergy Clin Immunol 82:577–585
94. Van den Bosch JMM, Heye C, Wagenaar SS, van Velzen-Blad HCW (1986) Bronchoalveolar lavage in extrinsic allergic alveolitis. Respiration 49:45–51
95. Voisin C, Tonnel AB, Aerts C, Lafitte JJ, Ramon P (1977) Les populations cellulaires des éspaces aeriens broncho-alvéolaires dans la sarcoidose, les alvéolitis allergiques extrinsiques et les cancers bronchiques. Nouv Presse Med 6:2685
96. Voisin C, Tonnel AB, Lahoute C, Robin H, Lebas J, Aerts C (1981) Bird fancier's lung: studies of broncho-alveolar lavage and correlations with inhalation provocation tests. Lung 159:17–22
97. Wenzel FJ, Emanuel DA, Gray RL (1971) Immunofluorescent studies in patients with farmer's lung. J Allergy Clin Immunol 48:224–229
98. Yoshizawa Y, Ohdama S, Tanoue M, Tanaka M, Ohtsuka M, Uetake K, Hasegawa S (1986) Analysis of bronchoalveolar lavage cells and fluids in patients with hypersensitivity pneumonitis: possible role of chemotactic factors in the pathogenesis of disease. Int Arch Allergy Appl Immunol 80:376–382
99. Yoshizawa Y, Nomura A, Ohdama S, Tanaka M, Morinari H, Hasegawa S (1988) The significance of complement activation in the pathogenesis of hypersensitivity pneumonitis: sequential changes of complement components and chemotactic activities in bronchoalveolar lavage fluids. Int Arch Allergy Appl Immunol 87:417–423

# Nachweis von Arbeitsstoffen im Lungengewebe

K. Morgenroth und S. Philippou

## Einleitung

Trotz der außerordentlich großen Vielzahl der Zusammensetzung der am Arbeitsplatz vorkommenden Stäube, die mit der Atemluft in die Lunge aufgenommen werden, und trotz der Vielfalt der dabei vorkommenden Kombinationen kann die durch die Staubinkorporation ausgelöste gewebliche Reaktion in der Lunge nur wenig modifiziert werden. Es ist also nur selten möglich, aus den histomorphologisch faßbaren Veränderungen im Lungengewebe eine Zuordnung zu einer bestimmten Staubexposition zu vollziehen. Die diagnostische Aussage wird in der Regel außerdem durch die lange Latenzzeit zwischen Staubaufnahme und durch die in der Messung der Lungenfunktion und röntgenologisch nachweisbaren Veränderungen erschwert. Die Patienten sind nur selten in der Lage, detaillierte Aussagen über die Staubbelastung am Arbeitsplatz zu machen. Sie sind häufig über eine mögliche Exposition nicht informiert.

Systematische experimentelle Untersuchungen haben gezeigt [2], daß die gewebliche Reaktion auf die Staubeinlagerungen in die Alveolarstruktur der Lunge einem formal pathogenetischen Grundprinzip folgt, bei dem die Interaktion zwischen Makrophagen und Fibroblasten für die dabei auftretende Form der entzündlichen Reaktion verantwortlich zu machen ist. Die Ausdehnung und Progredienz des Prozesses wird dabei wahrscheinlich durch die zytotoxische Wirkung der Stäube an den Makrophagen bestimmt. Die bei der Phagozytose und Makrophagennekrose freigesetzten Enzyme, v. a. Proteasen, werden für eine Fibroblastenaktivierung verantwortlich gemacht [1], die zu einer Vernarbung im Bereich der Staubablagerungen führt.

Die Zytotoxizität des Staubes ist von der Größe, der Form und der chemischen Zusammensetzung der einzelnen Staubteilchen abhängig. Es hat sich gezeigt, daß bei der geweblichen Reaktion bestimmte Kombinationen verschiedener Stäube, die häufig beim gleichen Arbeitsgang entstehen können, für die Entwicklung der Veränderungen besonders ungünstig sind. Bei der diagnostischen, v. a. aber auch bei der prognostischen Beurteilung der durch Staub ausgelösten Lungenveränderungen, den Pneumokoniosen, kommt deshalb der Kenntnis der äußeren Form und der chemischen Zusammensetzung der im Lungengewebe angeordneten Staubablagerungen eine besondere Bedeutung zu. Sie müssen mit der Form und Ausdehnung der geweblichen Reaktion bei der histomorphologischen Untersuchung in Beziehung gesetzt werden.

Lunge und Arbeitswelt
Herausgegeben von N. Konietzko et al.
© Springer-Verlag Berlin Heidelberg 1990

## Untersuchungstechnik

Die Anwendung der analytischen Elektronenmikroskopie bei der histomorphologischen Untersuchung von Autopsie- und Biopsiematerial ermöglicht die Darstellung der Histomorphologie der geweblichen Reaktion, die durch die Staubinhalation ausgelöst wurde und gleichzeitig eine physikochemische Analyse der einzelnen Staubteilchen, ohne daß das Gewebe zerstört wird [7]. Eine Kombination von Transmissions- oder Rasterelektronenmikroskop mit der energiedispersiven Röntgenmikroanalyse ist dabei möglich.

Nach einer eingehenden lichtmikroskopischen Beurteilung zur Form und Ausdehnung der durch den Staub im Lungengewebe ausgelösten entzündlichen Reaktion wird eine ergänzende elektronenmikroskopische Untersuchung am gleichen Material durchgeführt. Die Untersuchung ist an ungefärbten histologischen Schnitten im Rasterelektronenmikroskop mit energiedispersiver Röntgenmikroanalyse möglich [5, 8]. Diese Methode hat sich deshalb besonders bewährt, weil das üblicherweise für die histologische Untersuchung gewonnene Material für die analytische Untersuchung verwandt werden kann. Das in Formalin fixierte und in Paraplast eingebettete Material wird wie üblich für die histologische Untersuchung geschnitten. Die Schnitte werden auf eine 1 mm dicke Polyvinylchloridfolie, die in der Größe der üblichen Glasobjektträger zugeschnitten sind, aufgezogen. Die Schnitte werden entparaffiniert und erlauben eine lichtmikroskopische Vororientierung im Wechsel mit gefärbten Schnitten aus größeren Schnittserien. Dabei können die Bereiche mit Staubablagerungen, an denen eine Analyse durchgeführt werden soll, auf der Folie markiert werden. Die Schnitte werden anschließend mit elektrisch leitender Kohle beschichtet.

Im Rasterelektronenmikroskop kann die Oberflächenstruktur der histologischen Schnitte dargestellt werden und erlaubt eine Orientierung an der Struktur der Alveolen, der Bronchien und der Gefäße (Abb. 1). Die bei der lichtmikroskopischen Untersuchung angebrachte Markierungen werden sichtbar. In der Alveolarlichtung und interstitiell angeordneten Makrophagen, die in einem Gerüstwerk aus Kollagenfasern liegen, können beobachtet werden. Die im Zytoplasma, in Phagolysosomen, eingeschlossenen Staubteilchen werden durch den Anschnitt freigelegt und deshalb sichtbar und für die Analyse zugänglich (Abb. 2).

Für die Analyse steht das energiedispersive Röntgensystem 7000 der Firma Kevex mit einem hochempfindlichen Quantumdetektor zur Verfügung.

Für die Untersuchung im Transmissionselektronenmikroskop mit gleichzeitiger Anwendung der energiedispersiven Röntgenmikroanalyse muß das Material in Epon 812 eingebettet werden. Dieses besondere Präparationsverfahren macht es notwendig, daß die Fragestellung von vorneherein bekannt ist und frisch fixiertes Material zur Verfügung steht.

Bei der systematischen Untersuchung des Materials werden die einzelnen Staubdepots und danach die einzelnen Staubteilchen aufgesucht. Der Strahl wird bei einer Vergrößerung bis zu 50000fach auf die einzelnen Partikel gesetzt, so daß eine Analyse der elementaren Zusammensetzung der einzelnen Teilchen in einem sehr geringen Durchmesser möglich ist. Dabei ist eine fortlaufende Analyse möglich, so daß aus der systematischen Durchmusterung die Verteilung der Staubteil-

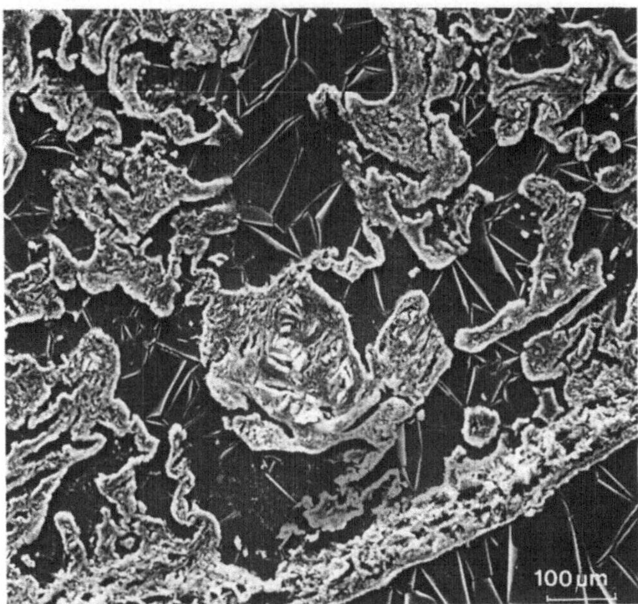

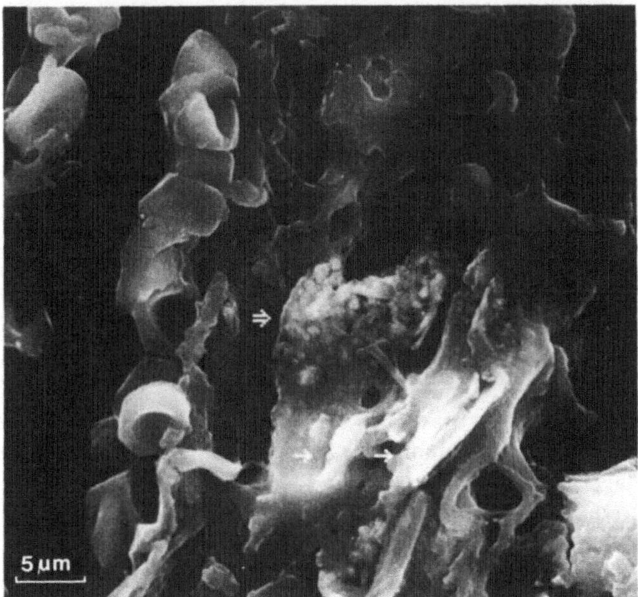

**Abb. 1.** Oberflächenstruktur eines ungefärbten histologischen Schnittes einer Lungenbiopsie im Rasterelektronenmikroskop. Das Ausmaß und die Verteilung der interstitiellen Fibrose ist erkennbar. Intraalveolär angeordnete Gruppen von Alveolarmakrophagen; Vergr. 100:1

**Abb. 2.** Zwischen Kollagenfasern angeordneter Makrophage (*Pfeil*). Im Zytoplasma durch den Anschnitt freigelegte Phagolysosomen mit unterschiedlich großen Staubpartikeln; Vergr. 2000:1

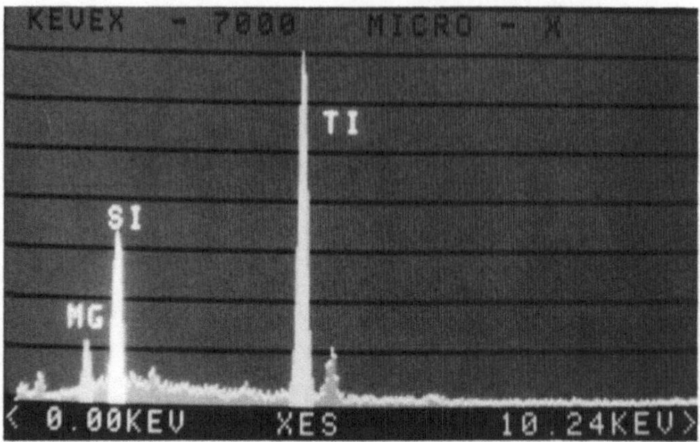



**Abb. 3.** Energiedispersives Röntgenspektrum. Für die einzelnen Elemente werden im Vielkanal-analysator Peaks ausgeschrieben. Aus der Bestimmung des Flächeninhaltes der Peaks sind semi-quantitative Aussagen über die Zusammensetzung der einzelnen Staubteilchen, die in das Zyto-plasma der Makrophagen eingeschlossen sind, möglich

chen erkennbar wird. Es wird versucht, mindestens 50 Einzelanalysen durchzuführen und zu dokumentieren. Aus dem Integral der im Vielkanalanalysator erzeugten Peaks ist eine semiquantitative Aussage über die Zusammensetzung der Staubteilchen möglich (Abb. 3). Die analysierten Areale werden photographisch dokumentiert.

Die Darstellung der Oberflächenstruktur des histologischen Schnittes erlaubt eine Aussage über die Histomorphologie der durch die Staubablagerungen ausgelösten, umgebenden geweblichen Reaktion. Art und Ausmaß einer interstitiellen Fibrose, das Verhalten des Alveolarepithels kann bis in hohe Vergrößerungen erfaßt werden und mit den lichtmikroskopisch faßbaren Veränderungen an den gefärbten Schnitten verglichen werden. Die gutachterliche Bewertung des Untersuchungsergebnisses kann nur aus der Zusammenstellung aller Befunde erfolgen, bei der die Ermittlung der elementaren Zusammensetzung der Staubteilchen lediglich ein Kriterium bilden kann.

Der Vorteil der Methode liegt darin, daß Untersuchungen auch an kleinsten Biopsien und an Zellsuspensionen vorgenommen werden können. Die Topographie zwischen den Staubablagerungen und der umgebenden entzündlichen Reaktion bleibt dabei erhalten, so daß die direkte pathogenetische Beziehung zwischen der Staubablagerung und der fibrosierenden Entzündung festgelegt werden kann.


## Untersuchungsergebnisse


Trotz der Vielfalt der möglichen Expositionen können durch die histologische Untersuchung und die gleichzeitige Anwendung der energiedispersiven Röntgenmikroanalyse an histologischen Schnitten für bestimmte Berufe typische Ablagerungsmuster und Zusammensetzungen von Staubablagerungen ermittelt werden, von denen einige beispielhaft dargestellt werden sollen. Die Aussage wird dann besonders sicher, wenn die Zusammensetzung der im Lungengewebe angeordneten Staubteilchen mit Staubpartikeln verglichen werden kann, die direkt vom Arbeitsplatz stammen.


**Hartmetallunge**


Nach den bisher vorliegenden Untersuchungen werden durch Hartmetallstäube ausgelöste Pneuomokoniosen als seltene Erkrankungen aufgefaßt, die überwiegend bei der Herstellung von Metallegierungen vorkommen. Es hat sich jedoch an systematisch durchgeführten Untersuchungen bei Patienten, die in der metallverarbeitenden Industrie tätig sind, gezeigt, daß bei dem Schleifen und Polieren von Metallstücken eine Staubexposition vorkommen kann, die zu einer Pneumokoniose führt [3, 10, 11].

Es stand Untersuchungsmaterial von Patienten mit unterschiedlich stark ausgeprägter Einschränkung der Lungenfunktion zur Verfügung, das transbronchial gewonnen wurde. Es war bei der lichtmikroskopischen Untersuchung ein unterschiedlicher Grad von interstitiellen Fibrosen nachweisbar, die entweder in diffuser oder in mehr nodulärer Form vorlagen. Die Staubteilchen sind in Makrophagen in einem Gerüstwerk aus Kollagenfasern angeordnet. Sie können in dichten Staubdepots konzentriert sein oder in diffuser Verteilung vorkommen.

Bei allen Fällen kommen in den einzelnen Makrophagen keine reinen Metallstaubeinschlüsse vor. Es besteht eine Mischung von aluminiumhaltigen Silikaten und Teilchen, die aus Hartmetallen bestehen. Dabei kann die Konzentration der einzelnen Bestandteile in den einzelnen Makrophagen stark wechseln. Als Metall sind Eisen, Titan, Chrom, Kobalt, Wolfram, Tantal, Kupfer, Gold und Mangan nachzuweisen (Abb. 4). Dabei war bei einzelnen Fällen eine vergleichende Untersuchung von am Arbeitsplatz gewonnenem Staubmaterial möglich. Es zeigte sich dabei, daß die im Lungengewebe nachweisbaren Staubablagerungen in der elementaren Zusammensetzung denen vom Arbeitsplatz entsprachen.

Die Patienten waren in der Regel mit Schleif- und Polierarbeiten beschäftigt. Es muß angenommen werden, daß die aluminiumhaltigen Silikate von den Schleifmitteln, wie Schleifsteinen und Polierpasten, stammen, die gleichzeitig mit Abrieb aus den bearbeiteten Metallstücken inhaliert werden. Eine entsprechende Konstellation war bei einer Gruppe von Zahntechnikern zu ermitteln, bei denen eine unterschiedlich stark ausgeprägte Pneumokoniose bestand [11].

Bei 15 Fällen des zur Verfügung stehenden Untersuchungsgutes waren in ungewöhnlich hohen Konzentrationen Anteile an Aluminium nachweisbar. Die einzelnen Staubteilchen in den Makrophagen kommen in unterschiedlich großen Aggregaten aus einzelnen Teilchen mit einem Durchmesser von etwa 2 µm vor. Neben Staubpartikeln, die ausschließlich aus Aluminium bestehen, waren in wechselnden Konzentrationen in den Ablagerungen Anteile an Silizium, Titan und Eisen nachweisbar (Abb. 5).

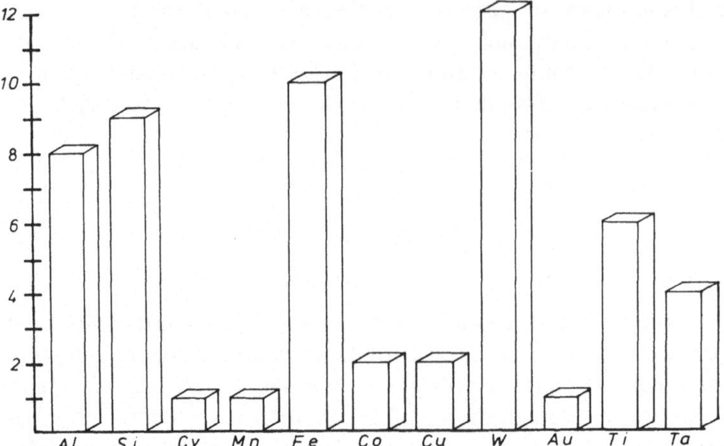


**Abb. 4.** Säulendiagramm über die Verteilung der Elemente in Lungenbiopsien einer Gruppe von 12 Arbeitern aus der metallverarbeitenden Industrie. Neben den Metallpartikeln sind regelmäßig Anteile an Aluminium und Silizium nachzuweisen. Die Silikate stammen wahrscheinlich von Schleifmitteln und die Metallteilchen von den bearbeiteten Werkstücken ab

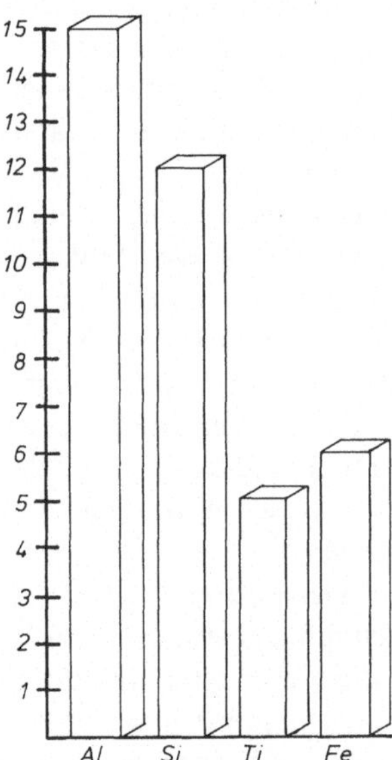


**Abb. 5.** Säulendiagramm über die Häufigkeit der nachgewiesenen Elemente bei 15 Patienten mit besonders ausgeprägten Aluminiumablagerungen. Neben den aluminiumhaltigen Teilchen sind die Elemente Silizium, Titan und Eisen relativ häufig nachweisbar

In einzelnen Fällen bestand eine ausgedehnte konfluierende interstitielle Vernarbung, die in einem Fall bei einer 63jährigen Patientin zu der Entwicklung eines größeren Rundherdes führte. Unter dem Verdacht eines Tumors wurde eine offene Lungenbiopsie durchgeführt. Bei dieser Patientin konnte aufgrund der nachgewiesenen Staubablagerungen nachträglich aus der Anamnese ermittelt werden, daß sie während des Krieges in der Flugzeugindustrie mit dem Beschleifen größerer Flächen von Aluminiumblechen beschäftigt war.

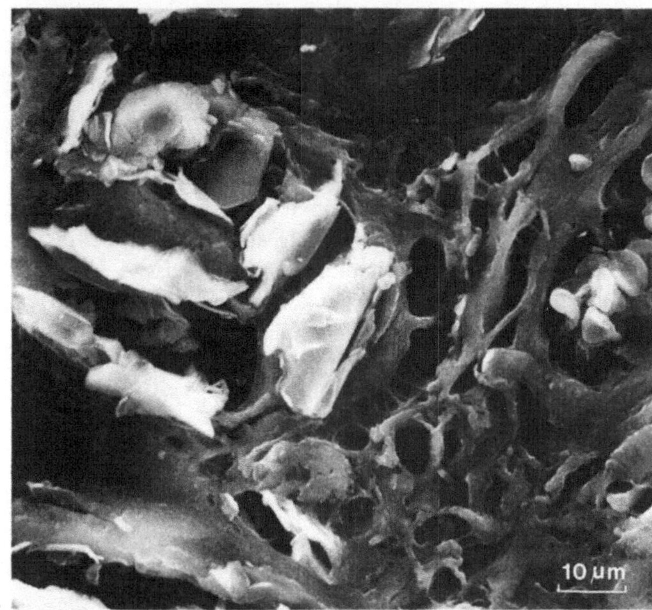


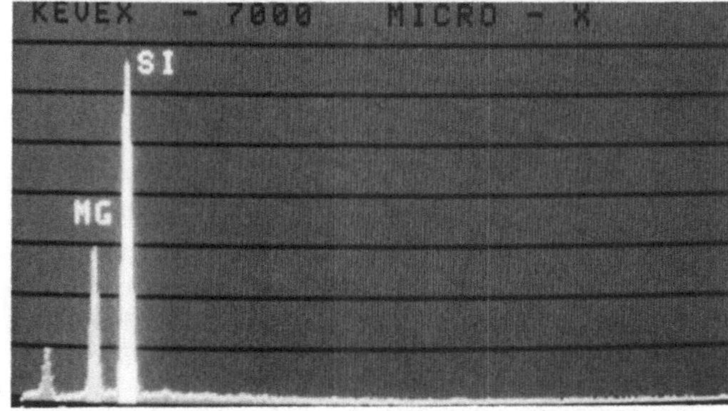


**Abb. 6.** Kristalline Einschlüsse in Phagolysosomen im Zytoplasma eines Makrophagen. Die scharfkantige äußere Form der Einschlüsse ist deutlich erkennbar. In der Umgebung des Makrophagen eine grobe Struktur aus Kollagenfasern; Vergr. 1000:1

**Abb. 7.** Typisches energiedispersives Röntgenspektrum bei Talkumablagerungen. Analyse der Partikel aus der Abbildung 6. Nachweis eines hohen Siliziumgehaltes neben einer mittleren Konzentration an Magnesium

## Talkose

Die Inhalation von kristallinem Pudermaterial kann zur Entwicklung einer Pneumokoniose führen [3]. Eine entsprechende Pneumokoniose wird v. a. bei Arbeitern aus der Reifenindustrie beobachtet. Für die vergleichende licht- und elektronenmikroskopisch-analytische Untersuchung standen 4 Proben zur Verfügung, bei denen kristalline Ablagerungen untersucht werden konnten. Lichtmikroskopisch konnte bei den Patienten eine herdförmig angeordnete Fibrose nachgewiesen werden, in denen in einzelnen Abschnitten eine granulomähnliche Aggregation von Makrophagen bestand (Abb. 6). In den Granulomen waren in den einzelnen Makrophagen kristalline Einschlüsse nachzuweisen, die in hohen Konzentrationen Silizium und in mittleren Konzentrationen Anteile an Magnesium aufwiesen (Abb. 7). Daneben waren als Beimengungen geringe Konzentrationen an Kalium und Kalzium nachzuweisen. Bei 2 Patienten aus dieser Gruppe konnte an dem gleichzeitig zur Verfügung gestellten Pudermaterial vom Arbeitsplatz eine analytische Untersuchung durchgeführt werden. Aus einem Vergleich der elementaren Zusammensetzung erfolgte eine exakte Zuordnung zu der beruflichen Exposition. Bei den Patienten handelte es sich um einen Masseur und um eine Friseuse, die bei der kosmetischen Behandlung in größeren Mengen Puder anwandte.

### Schweißerlunge

Klinische und histomorphologisch vergleichende Untersuchungen haben gezeigt, daß die Inhalation der beim Elektroschweißen auftretenden Stäube zu einer progredienten Pneumokoniose führen kann. Durch offene Lungenbiopsie gewonnenes Material von 10 Patienten konnte lichtmikroskopisch und vergleichend elektronenmikroskopisch mit der energiedispersiven Röntgenmikroanalyse untersucht werden. In allen Fällen waren die Elemente Aluminium, Silizium und Kalium neben hohen Anteilen an Eisen nachzuweisen. Daneben enthielten die Staubteilchen in unterschiedlich hohen Konzentrationen Anteile an Phosphor und Schwefel. In 3 Fällen konnten wechselnde Konzentrationen an Titan nachgewiesen werden.

Bei einer vergleichenden Untersuchung an Stäuben, die aus Absauganlagen am Arbeitsplatz von Schweißern gewonnen wurden, konnten die gleichen Elemente in ähnlicher Konzentration nachgewiesen werden. Phosphoranteile waren jedoch an diesen Teilchen nicht enthalten [9]. Der an den Staubteilchen konzentrierte Phosphoranteil stammt wahrscheinlich aus einem Surfactantanteil in den Phagolysosomen. Die Staubteilchen werden vor der Phagozytose in den Alveolen in Surfactant eingehüllt. Diese Umhüllung bleibt wahrscheinlich in den Phagolysosomen erhalten. Der Phosphoranteil der Phospholipide wird mit der energiedispersiven Röntgenmikroanalyse erfaßt.

Bei einer systematischen in vitro durchgeführten Prüfung der Zytotoxizität, bei der beim Schweißen auftretender Staub an Makrophagenkulturen zugesetzt wurde, hat sich eine nur relativ geringe Nekroserate an den Makrophagen ermitteln lassen [4]. Diese Untersuchungsergebnisse stimmen mit der klinischen Beobachtung überein, bei der deutlich wird, daß die durch Schweißrauche ausgelöste Pneumokoniose in der Regel eine individuell sehr variable und häufig geringe Progredienz aufweist.

### Asbestose

Bei dem Versuch, Asbestbestandteile in transbronchial gewonnenem Biopsiematerial nachzuweisen, ist die Wahrscheinlichkeit, daß typisch ausgebildete Asbestkör-

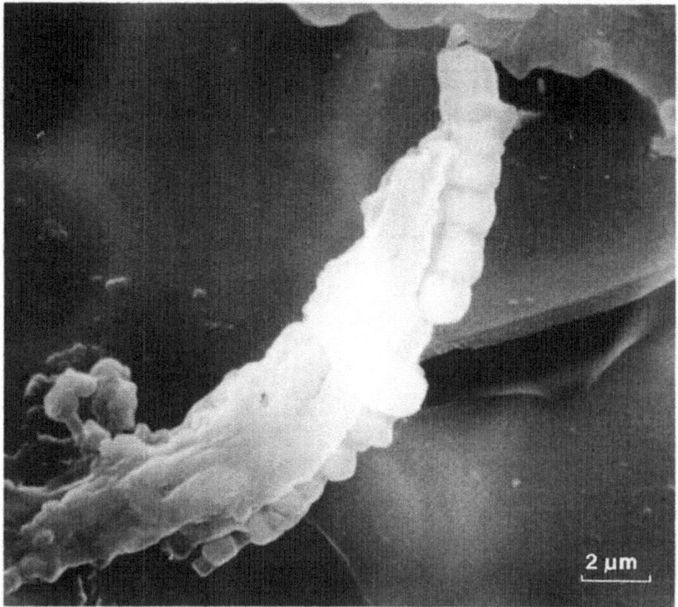

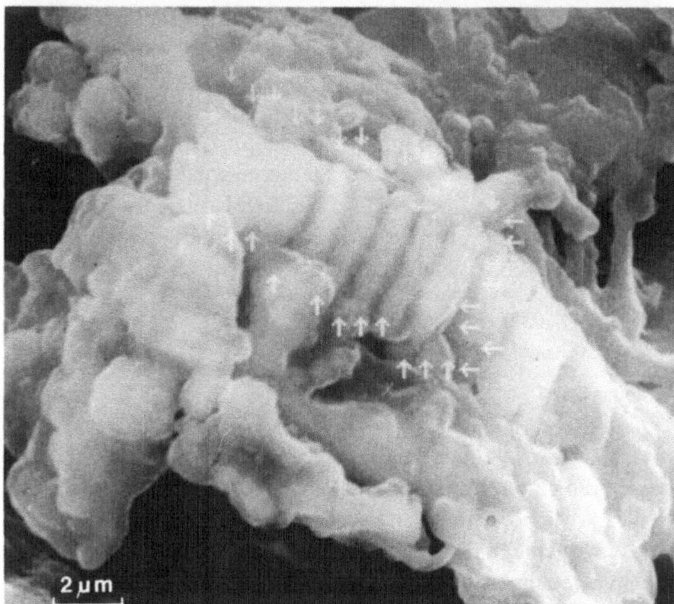

**Abb. 8.** Typisches Asbestkörperchen an einem Ausläufer eines Makrophagen in einer transbronchialen Lungenbiopsie. Typisch ausgebildete segmentierte äußere Hüllzone. Am Ende des Partikels liegt der zentral angeordnete Asbestfaden frei und ist für die Analyse zugänglich; Vergr. 5000:1

**Abb. 9.** Intrazytoplasmatische Asbesteinlagerungen (*Pfeile*). Die runden, bis ovalen Partikel enthalten in der Außenzone einen hohen Eisengehalt. Die Einschlüsse sind vollständig von dem Zytoplasma eines Makrophagen umgeben. Sie sind durch den Anschnitt auf der Oberfläche freigelegt. Die einzelnen Teilchen haben einen Durchmesser von ca. 2 µm; Vergr. 5000:1

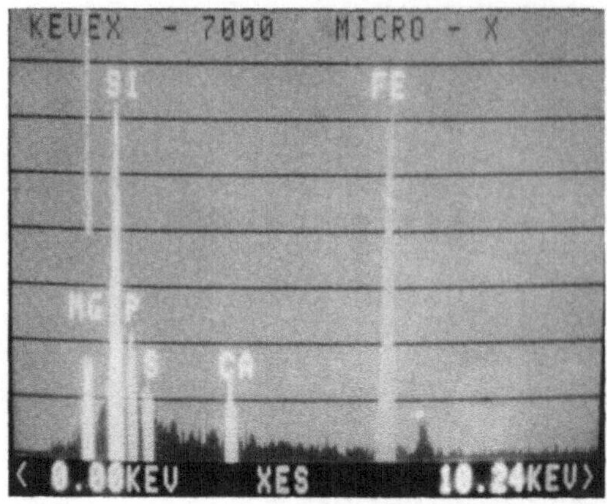



**Abb. 10.** Typisches energiedispersives Röntgenspektrum der Asbesteinschlüsse. Neben hohen Anteilen an Silizium, einer mittleren Konzentration an Magnesium sind ein hoher Eisengehalt sowie in mittleren bis geringen Konzentrationen Anteile an Phosphor, Schwefel und Kalzium nachzuweisen

per getroffen werden, relativ gering (Abb. 8). Da sowohl im Interstitium wie intraalveolär angeordnete Makrophagen Asbestfragmente auch unter einem Durchmesser von 1 µm enthalten können, kann eine Untersuchung derartiger Präparate mit der analytischen Elektronenmikroskopie positive Ergebnisse erbringen (Abb. 9). Derartige Asbestfragmente können an Anschnitten von Makrophagen durch die fortlaufende Analyse identifiziert werden. Sie sind als gelegentlich runde bis ovale auch stäbchenförmige Gebilde im Zytoplasma der Makrophagen eingeschlossen. Die Hüllzone der Phagolysosomen enthält auch bei den intrazytoplasmatisch angeordneten Einschlüssen einen hohen Eisengehalt (Abb. 10). Daneben sind die für die Identifikation als Asbest typischen Elemente wie Magnesium, Silizium, Kalium, gelegentlich Natrium und in z. T. sehr hohen Konzentrationen Anteile an Eisen nachzuweisen. Auch hier findet sich wahrscheinlich durch eine Einhüllung der einzelnen Staubteilchen in Surfactant ein wechselnder insgesamt relativ geringer Anteil an Phosphor.

### Fibrose durch Glasfaserstaub

Glasfasern werden in der Industrie zunehmend als Ersatz für Asbestfasern angewandt. Bei der Untersuchung von transbronchial gewonnenem Biopsiematerial von 2 Arbeitern, die 16 bzw. 14 Jahre in einer Fabrik tätig waren, in der Glaswolle hergestellt wird und bei denen eine in 5 Jahren zunehmende Belastungsluftnot auftrat, konnte eine gering ausgedehnte, kleinnoduläre Fibrosierung im Lungeninterstitium nachgewiesen werden. In die Fibroseherde waren Makrophagen eingeschlossen, die stäbchenförmige und z. T. granuläre Einschlüsse aufwiesen. Sie können bei der rasterelektronenmikroskopischen Untersuchung als 2–2,5 µm große, scharfkantige Gebilde identifiziert werden. Die in die Makrophagen eingeschlossenen Teilchen enthalten in hohen Konzentrationen Silizium, in mittleren Konzentrationen Aluminium sowie geringe Anteile an Natrium. Eine vergleichende Untersuchung an Glasfaserfragmenten ergab eine identische elementare Zusammensetzung. Es kann also aus der direkten topographischen Beziehung zwischen Ablagerungen der Glasfaserfragmente und der umgebenden Fibrose geschlossen werden, daß die inkorporierten Teilchen für die Fibrose verantwortlich zu machen sind.

## Zusammenfassung

Die bei verschiedenen Pneumokoniosen beispielhaft durch die Anwendung der analytischen Elektronenmikroskopie wiedergegebenen Befunde zeigen, daß eine bessere differentialdiagnostische Zuordnung der histomorphologischen Veränderungen durch die Ermittlung der elementaren Zusammensetzung der im Lungengewebe abgelagerten Staubteilchen am Biopsiematerial möglich ist. Die Darstellung der topographischen Beziehung zwischen der durch den Staub ausgelösten Makrophagenreaktion in den Alveolarsepten und der daraus resultierenden Vernarbung bietet exakte Aussagen für die ätiologische Deutung derartiger geweblicher Reaktionen. Die systematische Untersuchung einer großen Zahl von Biopsien hat gezeigt, daß die Aussagefähigkeit der Nachweismethode auch am transbronchialen Biopsiematerial zu aussagefähigen Ergebnissen führen kann. Die in der Biopsie erfaßbare Form und Ausdehnung der Reaktion zeigt, daß in jedem Fall einer Staubaufnahme in das Interstitium eine Makrophagenreaktion auftritt. Die Ausdehnung und die Progredienz der Fibrosierung ist wahrscheinlich von der Zytotoxizität der einzelnen Stäube abhängig. Dabei können bestimmte Staubkombinationen, wie die Mischung von Silikaten und Hartmetallanteilen, die Progredienz der Fibrosierung ungünstig beeinflussen. Es ist nur selten eine Exposition gegenüber einer aus bestimmten Elementen bestehenden Staubart zu ermitteln. In der Regel ist eine sehr intensive Durchmischung mit Stäuben sehr unterschiedlicher Zusammensetzung zu beobachten.

Aufgrund der Untersuchung einer großen Zahl von Biopsiepräparaten konnte – wie in den Untersuchungsergebnissen dargestellt – anhand der ermittelten elementaren Zusammensetzung der Staubablagerungen eine relativ exakte Zuordnung zu einer bestimmten beruflichen Exposition erfolgen. Dabei sind aber eine Vielzahl von Fällen zu ermitteln, bei denen eine derartige Zuordnung nicht möglich ist.

Die gutachterliche Bewertung der Befunde kann im Einzelfall nur mit einer entsprechenden Abstimmung mit den klinischen Daten, mit den anamnestischen Angaben, den Ergebnissen der Messung der Lungenfunktion und den röntgenologisch faßbaren Veränderungen erfolgen. Im Rahmen des diagnostischen Weges kann die exakte bis in niedrige Konzentrationen mögliche Ermittlung der elementaren Zusammensetzung der im Lungengewebe abgelagerten Stäube nur als ein Schritt gewertet werden. Quantitative Aussagen über die Ausdehnung der Staubinkorporation sind aufgrund der technischen Gegebenheiten des analytischen Verfahrens nicht möglich. Sie ermöglichen lediglich eine semiquantitative Aussage über die elementare Zusammensetzung der einzelnen Staubpartikel.

# Literatur


1. Heppleston AG, Styles IA (1967) Activity of a macrophage factor in collagen formation by silica. Nature 214:521–523
2. Kißler W (1979) Experimentelle Lungenfibrose. Vergleichende enzymhistochemische und elektronenmikroskopische Untersuchungen an 9 Fibrosemodellen der Lunge. Med Habilitationsschrift, Universität Bochum
3. Könn G, Schejbal V, Oellig W-P (1983) Pneumokoniosen. In: Doerr W, Seifert G, Vehlinger E (Hrsg) Pathologie der Lunge II. Springer, Berlin Heidelberg New York Tokyo, 647–807
4. Meyer-Kahrweg F (1988) Licht- und rasterelektronenmikroskopische Untersuchungen an Alveolarmakrophagen nach Phagozytose von Feinstaub-Schweißrauchen unter Zuhilfenahme der energiedispersiven Röntgenmikroanalyse. Med Dissertation, Universität Bochum
5. Morgenroth K (1979) Elementanalyse am histologischen Schnitt. Prax Pneumol 33:615–618
6. Morgenroth K (1985) Hartmetall-Lunge. Atemwegs Lungenkrankh 6:260–264
7. Morgenroth K (1986) Elektronenoptische Auswertung im pneumologischen Biopsiematerial. Atemwegs Lungenkrankh 4:135–137
8. Morgenroth K, Marquardt B (1979) Rasterelektronenmikroskopische und energiedispersive Röntgenmikroanalyse am histologischen Schnitt bei der Diagnostik fibrosierender Lungenerkrankungen. Leitz-Mitt Wiss Tech 7:144
9. Morgenroth K, Verhagen-Schröter G (1984) Licht- und elektronenmikroskopische Untersuchungen und energiedispersive Röntgenmikroanalyse an Biopsiematerial zur Pathogenese der Schweißerlunge. Atemwegs Lungenkrankh 9:451–456
10. Morgenroth K, Kronenberger H, Tuengerthal S et al. (1981) Histologische Lungenbefunde bei Pneumokoniosen von Zahntechnikern. Prax Pneumol 35:670–673
11. Morgenroth K, Kronenberger H, Michalke G, Schnabel R (1985) Morphology and pathogenesis of pneumoconiosis in dental technicians. Pathol Res Pract 179:528–536

# Asbestbedingte gutartige Erkrankungen von Lunge und Pleura

N. Konietzko

## Einleitung

Der Name Asbest leitet sich aus dem Griechischen ab (von $\sigma\beta\acute{\varepsilon}\nu\upsilon\mu\alpha\iota$ = ich lösche aus) und bedeutet „unauslöschlich". Erste Zeugnisse über die Verwendung von Asbest durch den Menschen kommen aus dem bosnischen Raum. Ein Fischer- und Jägervolk setzte vor etwa 5000 Jahren dort Anthophyllitasbest dem Ton zu, um es bruchsicher und feuerfest zu machen. Diese 3 Eigenschaften, die Hitzestabilität, die Korrosionsfestigkeit und die Erhöhung der Dehnungsfestigkeit des Werkstoffes brachten dem Asbest im Altertum den Ruf eines „Zauberminerals" ein. Damals wurde Asbest auf Euböa und Zypern gewonnen und zu Asbesttextilien versponnen. Bei den dort arbeitenden Sklaven wird über eine Häufung von bösartigen Tumoren der Brustorgane berichtet, wahrscheinlich die erste Beschreibung einer „Berufskrankheit". Herodot berichtet, daß die Dochte für die ewigen Lampen in den Tempeln der Vestalinnen aus Asbest bestanden. Sie verkohlten nicht und waren damit wartungsfrei. Laut Dörpfeld bestanden die Leichentücher vornehmer Griechen aus Asbestgewebe. Das kostbare Material war damals Luxus und stand nur Reichen und Mächtigen zu. Die Römer trieben die Förderung von Asbest und ihre Verarbeitung voran. Im Mittelalter geriet das Mineral ein wenig in Vergessenheit; Marco Polo berichtet, er habe in Ostsibirien, am Hof des Großkhan, ein den Flammen widerstehendes wundersames Gewebe gesehen. Er wußte wohl, daß es sich nicht um einen Zauber handelte. Von Karl V. wird berichtet, er habe vor fremden Gästen das schmutzige Tischzeug aus Asbesttuch ins Feuer werfen lassen, um es anschließend sauber wieder vor deren staunenden Augen herauszuziehen [9, 15, 90].

Für die moderne Industrie wurde der Luxusartikel der Alten zum Rohstoff der tausend Möglichkeiten. Der Siegeszug des Asbests begann, als nach Erfindung der Dampfmaschine säure- und hitzebeständige Dichtungen gebraucht wurden. Mit dem Aufbau der großen Kriegsflotten vor dem 1. Weltkrieg wurde Asbest als Isolier- und Feuerschutzmittel täglich in Tonnenmengen verarbeitet.

## Mineralogie

Asbest bezeichnet kein spezielles Mineral, sondern eine Familie von Silikaten. Man unterscheidet 2 Formen, nämlich die Serpentine und die Amphibole. Alle weisen sie den Charakter einer Mineralfaser auf, d. h. das Verhältnis von Länge zu Dicke

Lunge und Arbeitswelt
Herausgegeben von N. Konietzko et al.
© Springer-Verlag Berlin Heidelberg 1990

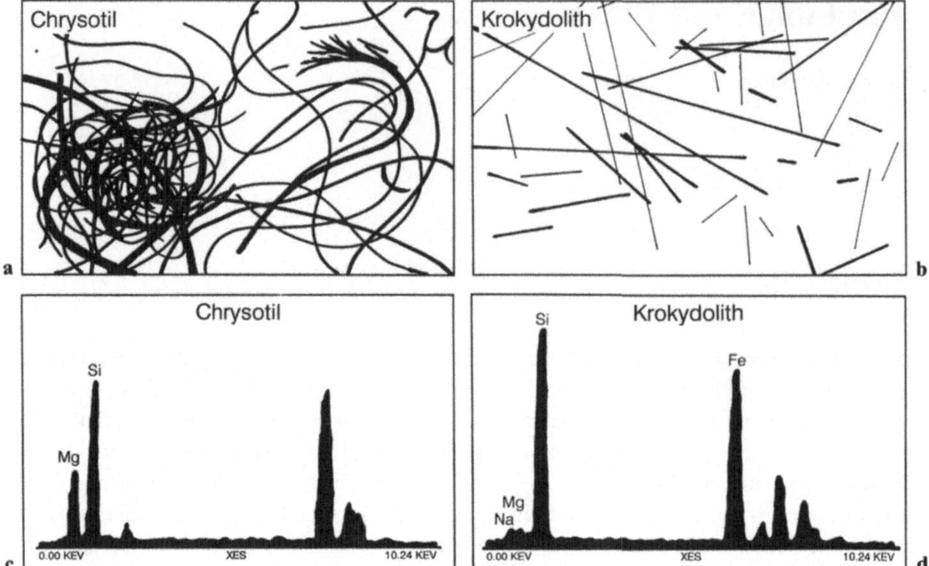


**Abb. 1a–d.** Elektronenmikroskopische Darstellung von Chrysotil als Vertreter der Serpentine (**a**) und von Krokydolith als Vertreter der Amphibole (**b**). Dazugehörig die energiedispersen Röntgenstrahlspektren (**c, d**)

ist größer als 3 : 1. Das einzige Serpentin von kommerzieller Bedeutung ist das Chrysotil, die wichtigsten Vertreter der Amphibole sind das Krokydolith, das Anthophyllit und das Amosit. Amphibole haben charakteristischerweise stäbchenförmige Fasern, die aus Doppelketten bestehen und sich chemisch, spektrometrisch und elektronenmikroskopisch eindeutig von den Serpentinen abgrenzen lassen (Abb. 1). Serpentine haben dünnere, gebogene bis aufgerollte Faserelemente [9, 20, 23]. Diese Unterschiede sind biologisch bedeutsam [15, 22, 123]. Es ist aber wesentlich, festzuhalten, daß verschiedene Fasertypen innerhalb eines kommerziellen Asbestproduktes vorkommen können [16, 24].

## Produktion

Drei Eigenschaften sind es, die Asbest für die moderne Industriewelt so attraktiv machen und seine weltweite Produktanwendung erklären. Zum einen ist Asbest hitzestabil, zum anderen resistent gegenüber Korrosion, darüber hinaus erhöht es die Dehnungsfestigkeit des Produktes, dem es zugesetzt wird. Hinzu kommt, daß es leicht weiterzuverarbeiten ist. Diese „magischen" Eigenschaften erklären den fast unstillbaren Hunger der Industrie nach diesem Werkstoff: so wird es verständlich, daß die Weltproduktion von knapp 100000 t um die Jahrhundertwende bis Mitte der 70er Jahre auf 4000000 t anstieg. In Deutschland war während des

2. Weltkriegs sehr wenig Asbest verfügbar, es wurde hauptsächlich in die Kriegs-schiffindustrie gesteckt. Danach stieg der Jahresverbrauch an Rohasbest rasant an und erreichte 1975 in der Bundesrepublik Deutschland mit 164000 t das Maximum. Dabei überwog eindeutig mit 105000 t die Nutzung für Asbestzement. Die wichtigsten Produktionsstätten von Asbest liegen in Kanada, Südafrika, den USA, der Sowjetunion und Rotchina. Das mit Abstand am häufigsten gewonnene und weiterverarbeitete Asbest ist das Chrysotil („Weißasbest"). Das biologisch gefährlichere Krokydolith („Blauasbest", „cape blue") wird heute kaum noch gewonnen und weiterverarbeitet [9, 20, 75].

## Exposition

Die Zahl der Exponierten setzt sich aus 3 Gruppen zusammen: die in der Asbestproduktion Tätigen, die in der Fertigung Beschäftigten und die Anwender (s. Tabelle 1). Für die Bundesrepublik Deutschland spielt die Schürfung und Produktion praktisch keine Rolle. Für die Fertigung, insbesondere von Isolierprodukten und Asbestzement ist eine auf 30000 zu messende, gut überwachte Personenzahl zu schätzen. Dagegen ist die Zahl der Anwender und nicht beruflich Exponierter nur zu raten. Bei derzeit über 3000 asbesthaltigen Produkten auf dem Markt dürften 1,5 bis 2 Mio. Arbeitnehmer, zumeist geringfügig, exponiert sein. Hinzu kommen die nicht berufsbedingten Kontakte mit Asbest, etwa bei Hobbyarbeiten [26, 119].

### Arbeitsgefährdung

Der mit Abstand wichtigste Bereich ist die *Zementindustrie*: etwa 25% des heute verarbeiteten Asbests geht in die Produktion von Zement (Fassadenisolierung, Dachziegel, Wasserleitung, Lüftung). Die Isolierung von Stahlstrukturen, Lüftungsrohren und ähnlichem mit Asbestsuspensionen war bis 1976 noch verbindlich vorgeschrieben. Solche „schwach gebundenen Asbestfasern" stellen heute die größte nichtberufliche Kontaminationsquelle überhaupt dar [3, 15].

In der *Automobilindustrie* kommt man auch heute nicht ganz ohne Asbest aus, insbesondere bei Brems- und Kupplungsbelägen, auch wenn zunehmend Asbestsubstitute zur Anwendung kommen. Kraftfahrzeugmechaniker sind insbesondere gefährdet beim Ausblasen von Bremstrommeln [118].

Um *Textilmaterialien* gegen Feuer und Korrosion resistenter zu machen, werden ihnen in unterschiedlichem Ausmaß Asbest zugesetzt. Produkte dieser Art sind etwa Bodenfliesen, Kleidungsstücke, Füllmaterial, Seile, Matten etc. [90, 95].

Die Fülle *asbesthaltiger Produkte der Industrie* ist kaum zu überblicken. Kennzeichnungspflicht besteht erst seit Ende der 70er Jahre. Vielfach ist die Anwesenheit von Asbest dem Verbraucher nicht bekannt. Vernachlässigt wurde in der Vergangenheit auch das Problem der Asbestbelastung bei „bystanders", also in der Umgebung von Arbeitsplätzen, die primär nicht mit Asbestverarbeitung zu tun haben. Auch die *indirekte Umweltbelastung* durch Arbeitsstoffe, z. B. bei Hausfrau-

**Tabelle 1.** Arbeiten, die mit dem Risiko einer Asbestexposition einhergehen (nach [9])

| Arbeitsprozeß | Arbeitsprodukt | Arbeitsplatz |
| --- | --- | --- |
| Produktion | Rohasbest | Abbauarbeiten, Beladung, Lastwagenfahrer |
| Asbestmalen | Asbestfasern | Asbestmühle |
| Asbestvertrieb | Rohasbest | Transportarbeiter, beim Auspacken der Jutesäcke |
| Asbestisolierung | Asbestfasern (vermischt mit Öl) | Isolierer (Versprühen von Asbest im Hochbau und im Schiffsbau) |
| Herstellung von Textilien | Kleider, Vorhänge, Schutzanzüge, Rolltreppen, Schutzbekleidung, Polsterung | Mischen, Weben, Spinnen, Drehen, Flechten, Formen, Trocknen, Schichten von Asbest |
| Asbestzement | Tücher, Rohre, Dachplatten, Dachrinnen, Ventilatorschächte, Blumenkisten | Mischen, Wiegen, Rollen, Pressen, Schneiden |
| Papierprodukte mit Asbest | Asbestpappe, Asbestfilz | Arbeiter in der Fertigung |
| Abriebfestes Material | Automobilprodukte: Brems- und Kupplungsbeläge, Dichtungen | Arbeiter in der Fertigung |
| Isolierungsprodukte | Röhren- und Kesselisolierung, Schottenverkleidung bei Schiffen | Arbeiter in der Fertigung, Schweißer |
| Konstruktionen | Dachpappe, Dachziegeln, Dichtungen, Filter, Zementprodukte (Röhren), Schindeln, Isoliermaterial | Dachdecker, Maler, Lagerarbeiter, Isolierer, Fliesenleger, indirekt auch alle Arbeiter, die an Bauten, bei denen mit Asbest gearbeitet wird, tätig sind (bystanders) |
| Abbrucharbeiten | Alle möglichen Asbestprodukte | Arbeiter, insbesondere wenn „trocken" abgebrochen wird |
| Schiffswerftindustrie | Isolationsmaterial für Maschinen, Schiffsrumpf, Röhren für Ventilation und Wasser, Kabel | Direkt und indirekt alle Arbeiter, welche auf der Schiffswerft in diesem Bereich zu tun haben |
| Schiffsreparatur | Isoliermaterial wie bei Konstruktionen | Alle direkt und indirekt mit diesen Arbeiten Befaßte wie oben |
| Automobilfertigung | Bremsbeläge, Unterbodenschutz, Dichtungen | Installationen dieser Teile, Schweißer |
| Autoreparatur | Bremsbeläge, Unterbodenschutz, Dichtungen | Automechaniker, die mit diesen Tätigkeiten befaßt sind |

en, welche asbesthaltige Kleidung ihrer Ehemänner ausschütteln, ist erst in den letzten Jahren evident geworden. Kleine Epidemien mit asbestinduzierten Erkrankungen sind in der Nähe asbestemittierender Firmen und Fertigungshallen beschrieben worden. Bei der bekannten Latenz zwischen Asbestexposition und Manifestation der Erkrankung muß der arbeitsmedizinisch tätige Arzt bei einer umfassenden Berufsanamnese auch eine einigermaßen realistische Vorstellung von den

Möglichkeiten und dem Ausmaß der Gefährdung in zurückliegenden Zeiten bekommen [10, 25].

Besondere öffentliche Aufmerksamkeit hat in den letzten Jahren die Frage der *Gefährdung der Allgemeinbevölkerung durch Asbest* erhalten, also die Frage, ob nichtberufliche Asbestexposition mit einem erhöhten Krebsrisiko verbunden ist. Die Faserkonzentrationen, die z. B. in asbestkontaminierten Gebäuden in der Luft gemessen wurden, liegen um 3 – 4 Zehnerpotenzen unter denen der oben beschriebenen Arbeitsplätze. Epidemiologische Untersuchungen über die Entstehung von Krebs bei derartig niedrigen Asbestkonzentrationen existieren nicht. Man hat deswegen den Versuch unternommen, durch Extrapolation von unterschiedlichen Asbestfaserkonzentrationen an verschiedenen Arbeitsplätzen, bei denen die Krebsrate bekannt war, auf die Gefährdung der Allgemeinbevölkerung mit ihren sehr viel niedrigeren Asbestkonzentrationen zurückzurechnen. Im allgemeinen bediente man sich dabei einer linearen Dosis-Wirkungs-Kurve. Unterstellt, daß eine solche auch in niedrigen Konzentrationen anwendbar ist, kommt man bei Faserkonzentrationen in der Größenordnung von 1000 respirablen Fasern pro 1 m$^3$ Luft (wie sie derzeit als oberster Richtwert vom Bundesgesundheitsamt propagiert werden [117]) auf eine jährliche Rate von 0,005 bis 0.09 Krebstoten (Mesotheliom und Bronchialkarzinom zusammengenommen) pro 1 Mio. Einwohner. Vergleichbare Risikofaktoren für andere Lebensbedingungen überwiegen dieses Risiko bei weitem, wie Peto et al. zeigen konnten: so ist, wieder bezogen auf 1 Mio., das Risiko, pro Jahr an einer Überschwemmung zu sterben 2, das bei einem Flugzeugabsturz umzukommen 6, zu ertrinken 27, einen häuslichen Unfall zu erleiden 60, und an Lungenkrebs zu sterben, wenn man 20 Jahre Zigaretten geraucht hat, 1200 [20, 38, 75]. Ob man aufgrund dieser rechnerischen Daten, die die Richtigkeit verschiedener Annahmen voraussetzen, das Risiko vernachlässigen kann oder nicht, ist letztlich eine politische Entscheidung. Ob es gerechtfertigt ist, Milliarden Dollar weltweit alljährlich für die Asbestentsorgung von öffentlichen und privaten Gebäuden zu investieren, ist sehr fraglich, zumal durch den Prozeß der Asbestentsorgung häufig über viele Monate höhere Asbestkonzentrationen gemessen wurden als vorher. Das Sanierungsgeschäft blüht jedenfalls, und es gehört zu den Paradoxa unserer Zeit, daß die Marktführer bei der Entsorgung häufig die gleichen sind, die noch vor wenigen Jahren unsere Häuser mit Asbest ausgespritzt haben [75, 101, 123].

## Schicksal der Asbestfaser

Die *Retention* von Asbestfasern in der Lunge ist das Resultat zweier entgegengesetzter Vorgänge, der Deposition und der Elimination.

Die *Deposition* von Partikeln im Respirationstrakt hängt ab von den physikalischen Eigenschaften des Partikels, der Anatomie des Atemtrakts und den individuellen Atemmustern. Der entscheidende physikalische Parameter für die Deposition von Fasern in der Lunge ist der Durchmesser der Faser. Die Länge ist von untergeordneter Bedeutung, und zwar deswegen, weil sich Fasern parallel zur Atemstromachse ausrichten können und so bis in die Peripherie der Lunge und die Alveolen vordringen. Besonders im Bereich von Bifurkationen kann es zur Penetration von

Fasern durch die Wand kommen. Hier zeigen sich auch die größten Faserkonzentrationen und die stärksten bindegewebigen Reaktionen. Bei gegebenem Durchmesser ist für Partikel die Deposition ausgeprägter, wenn das Atemzugvolumen besonders groß, die Atemstromstärke niedrig und die Atemanhaltezeit bis zum Beginn der Expiration lange ist. Mit zunehmender Atemwegsobstruktion wird die Deposition lungengängiger Partikel in der Peripherie immer geringer und konzentriert sich auf die zentralen Atemwege [9, 33].

Die *Elimination* von im Tracheobronchialtrakt deponierten Fasern erfolgt über 2 Mechanismen, und zwar auf der Höhe der Atemwege durch das *mukoziliare Klärsystem* und auf der Ebene der Alveolen durch die dort sitzenden *Makrophagen*. Funktioniert das mukoziliare Transportsystem, werden etwa zwei Drittel der inhalierten Fasern oralwärts abtransportiert. Die Halbwertszeit bemißt sich auf Stunden. Das restliche Drittel gelangt in die Alveolen und wird dort phagozytiert. Erreicht die Freßzelle das mukoziliare Klärband, wird sie durch dieses hochgeflimmert und eliminiert. Die andere Möglichkeit des Abtransports erfolgt über das Interstitium und die regionalen Lymphknoten. Die Halbwertszeit dieser Alveolarclearence bemißt sich in Wochen [20, 90, 102]. Besonders lange Fasern können zwar, wenn sie sich im Atemstrom parallel ausrichten, bis in die Alveolen vordringen; bei Umkehrung der Strömung während der Exspiration bleiben sie jedoch zwangsläufig in den Alveolen hängen und werden dort phagozytiert („Aalreuseneffekt"). Die im Alveolarbereich „hängengebliebenen" Asbestfasern werden von Alveolarmakrophagen attackiert. Sind sie klein, können sie phagozytiert, wenn auch nicht abgebaut werden. Sind sie groß, d. h. übersteigt ihre Länge den Durchmesser des Alveolarmakrophagen, kann der Abbau der Faser natürlich noch viel weniger gelingen; im Gegenteil: der Makrophage geht zugrunde [20, 104].


**Pathogenität von Asbest**


Dem *Alveolarmakrophagen* kommt bei der Pathogenese der Lungenasbestose eine Schlüsselrolle zu: indem er sich die Faser einverleibt, wird er einerseits aktiviert, andererseits aber auch geschädigt. Durch die Verletzung der Membran werden *zytotoxische* Substanzen freigesetzt (Proteasen, Oxydantien, lysosomale Enzyme), die ihrerseits wiederum andere Zellen schädigen. Darüber hinaus wird der Alveolarmakrophage beim „Freßvorgang" aktiviert und setzt *Mediatoren* frei. Diese wiederum führen zur Ansammlung von Entzündungszellen in der Lunge und letztlich zur Fibrosierung. Dieser ständig neu anlaufende Vorgang kann deswegen nicht beendet werden, weil das auslösende Agens, die Asbestfaser, biologisch nicht abbaubar ist. Eine Generation von Alveolarmakrophagen nach der anderen versucht sich vergeblich an dieser unlösbaren Aufgabe. Im Gefolge dieses Prozesses kommt es zu 2 schwerwiegenden Auswirkungen: zu einer *fibrogenen*, d. h. bindegewebsinduzierenden und zu einer *onkogenen*, d. h. tumorerzeugenden. Die krankmachende Wirkung der Faser hängt im wesentlichen ab von/vom

1. *Typ* des Materials (das „Blauasbest" Krokydolith ist gefährlicher als das „Weißasbest" Chrysotil);

2. der *Länge* der Faser (kritische Länge >15 µm);
3. der *Anzahl* der Fasern und
4. der *Dauer der Exposition* [15, 93].

Die fibrogene Wirkung der Asbestfaser folgt einer Dosis-Wirkungs-Kurve. Ein Schwellenwert für die onkogene Wirkung besteht theoretisch nicht. Beide Effekte, die fibrogene und die onkogene Wirkung, sind wahrscheinlich unabhängig voneinander wirksam [3, 32, 106].

Ein bisher ungeklärtes biologisches Phänomen ist die Bevorzugung der Pleura, die sog. *Pleuradrift* der Asbestfaser. Diese kommt zum Ausdruck in der bevorzugten subpleuralen Manifestation der Lungenasbestose und in der Entstehung von Pleuraplaques, Pleuramesotheliom, diffuser Pleurafibrose und Asbestpleuritis. Ob der zentrifugale Transport von der Lunge in die parietale Pleura, wo Plaques bevorzugt sitzen, passiv geschieht, etwa durch die Atembewegung, oder aktiv, etwa auf dem Lymphwege, ist ebenfalls ungeklärt. Auffallend ist auch die Diskrepanz zwischen ausgeprägter Reaktion der parietalen Pleura und minimaler Asbestfaserkonzentration [90, 113] (s. dazu Beitrag Woitowitz, S. 1–8).

Die folgenden *benignen asbestbedingten Erkrankungen* beim Menschen sind gesichert: Asbestwarzen, Lungenasbestose, Pleuraplaques, diffuse Pleurafibrose, Asbestpleuritis. Bei den *malignen Erkrankungen* durch Asbest sind anerkannt das Pleuramesotheliom, das Peritonealmesotheliom sowie das gehäufte Vorkommen von Bronchialkarzinomen bei Lungen- und/oder Pleuraasbestose [2, 3, 9, 16, 20, 63, 94, 125, 126, 130].

## Lungenasbestose

### Definition

Unter Lungenasbestose wird eine generalisierte Fibrosierung der Lunge verstanden, verursacht durch Asbest.

### Epidemiologie

Während die Lungenasbestose seit den 50er Jahren in den meisten Industrieländern mit zunehmender Häufigkeit beobachtet wurde, um nach dem Gipfel Mitte der 70er Jahre wieder zurückzugehen, verzeichnet die Statistik der Berufsgenossenschaften in der Bundesrepublik Deutschland immer noch eine steigende Tendenz (Abb. 2). Diese zeitliche Verschiebung hat u. a. auch damit zu tun, daß der deutschen Industrie während der Kriegsjahre praktisch kein Asbest zur Verfügung stand, der „Asbestboom" erst zu Beginn der 50er Jahre einsetzte und seinen Höhepunkt Mitte der 70er Jahre erlebte. Bei der langen Latenz zwischen Exposition und Manifestation (im Mittel 17 Jahre) ist auch für die Bundesrepublik Deutschland in den 90er Jahren ein Rückgang der Häufigkeit zu erwarten. Die Zunahme der Lungenasbestosen hat zu tun mit der stetig zunehmenden industriellen Nutzung

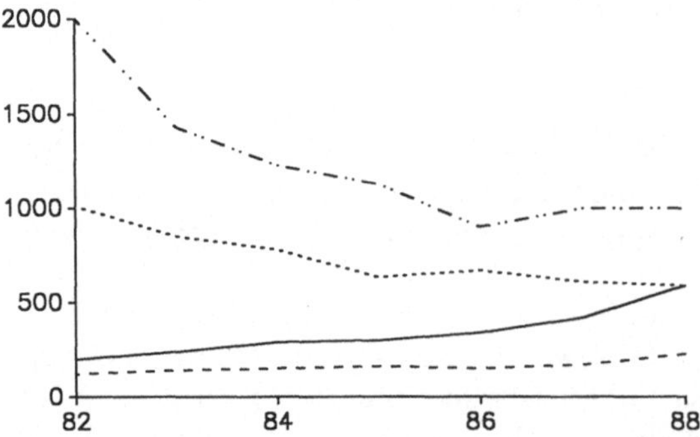



**Abb. 2.** Häufigkeit einiger wichtiger, erstmals entschädigter Berufskrankheiten in der Bundesrepublik Deutschland in der Zeit von 1982 bis 1988 („Inzidenz"). Die Zahl aller asbestinduzierten pleuropulmonalen Erkrankungen (BK 4103, 4104 und 4105) erreichte 1988 erstmals die Zahl der entschädigten Silikosen (BK 4101). (Die Zahlen verdanke ich Herrn Dr. Koch, BG der chemischen Industrie, Köln-Braunsfeld). — · — BK 2301: Lärm; --- BK 4101: Silikose; ——— BK 4103 + 4104 + 4105; — — — BK 4103: Asbestose

von Asbest, insbesondere in der Kriegsrüstung und der Schiffsindustrie und der Zahl der asbestexponierten Arbeiter. Andererseits sind die Überwachungsmaßnahmen seit Ende der 60er Jahre intensiver und die Diagnostik in den letzten Jahren besser geworden. Den verbesserten Arbeitsbedingungen ist es zuzuschreiben, daß in den letzten Jahren diagnostizierte Fälle von Lungenasbestosen relativ leichtgradig sind. Es ist zu hoffen, daß auch die Progredienz dieser Lungenasbestosen geringer und langsamer ist als die prognostisch ungünstigen Verläufe bei Patienten, die eine massive Exposition in den 50er und 60er Jahren hatten [9, 63, 78, 95].

In der BRD sind die meisten berufsgenossenschaftlich entschädigten Lungenasbestosen in der Asbestzementindustrie, Spinnereien und Webereien, Isolier- und Dichtungsbetrieben, Bauhandwerk, Schiffsbau und in der Eisenindustrie zu suchen. *Berufe*, die am meisten betroffen waren, sind mit absteigender Häufigkeit Isolierer, Chemiewerker, Schlosser, Spinner, Spuler, Mineralaufarbeiter, Schneider, Näher, Maurer, Dachdecker, Weber und Flechter. Auffällig bei den Berufskrankheitsverfahren ist die große Differenz zwischen „gemeldeten" und „abgelehnten" Fällen. Die Erklärung für die fast 50%igen Ablehnungsquote ist zum einen in der Schwierigkeit der Diagnostik bei Frühformen der Lungenasbestose zu sehen, zum anderen aber auch in den gesetzlich geltenden Auflagen, bereits den Verdacht auf das Vorliegen einer Berufskrankheit zu melden [127].

Die *Latenzzeit* zwischen Beginn der Asbestexposition und Manifestation der Lungenasbestose liegt zwischen 10 und 40 Jahren, im Mittel bei 17 Jahren. Die Dauer der Asbestexposition liegt selten unter 10 Jahren. Zwischen Asbestbelastung der Lunge und Schweregrad der Asbestose besteht eine lineare Beziehung. Dies geht aus epidemiologischen Untersuchungen hervor, bestätigt durch die Bestimmung des Asbestfasergehaltes im Lungengewebe (s. oben). Bei gleicher Asbestbeladung kann es an verschiedenen Arbeitsplätzen jedoch zu unterschiedlicher Ausprägung der Lungenasbestose kommen. Auch finden sich bei 10% aller Asbestarbeiter trotz hoher Faserkonzentrationen keine Zeichen der Lungenasbestose. Über disponierende Faktoren für die Lungenasbestose ist wenig bekannt, ein Risikofaktor ist das Zigarettenrauchen. Auch Fasertyp und Faserlänge spielen für die Ausprägung der Lungenasbestose eine wichtige Rolle: so wirken lange Fasern stärker fibrogen als kurze, und Krokydolith ist stärker pathogen als Amosit, Anthophyllit oder Chrysotil. Allerdings sind die Zusammenhänge hier nicht so eindeutig wie bei der Mesotheliomentstehung [11, 95].

## Pathologie

Bei der *makroskopischen* Betrachtung erscheint die Lunge in ausgeprägten Fällen klein. Die Hauptveränderungen sind immer an der Basis zu finden. Beim Aufschneiden finden sich zahllose kleine, grau gefärbte Knötchen, bestehend aus Bindegewebe, subpleural angeordnet. Relativ frühzeitig sieht man umschriebene Bezirke mit *„Honigwaben"*, also Areale mit zystischem Umbau im Bereich der Bronchioli terminales [9, 88, 95]. Diese nehmen im Spätstadium zu und können den ganzen Lungenlappen einnehmen. Auffällig auch die Verstärkung der Fibrose im Bereich der Pleura viszeralis und der Interlobien (*„Pleuradrift"*). Selten finden sich pleurale Verklebungen oder Mitreaktion der Lymphknoten. Schwielenbildung ist die Ausnahme und läßt an eine Mischstaubexposition (Quarz, Talk: „Silikoasbestose") denken. Gelegentlich finden sich nekrobiotische Knötchen in Verbindung mit einer rheumatoiden Arthritis, vergleichbar dem Caplan-Syndrom bei Silikotikern [9, 63, 95].

Im Frühstadium der Asbestexposition findet sich *mikroskopisch* das Bild der *„desquamativen interstitiellen Pneumonie"* (DIP nach Liebow), bestehend hauptsächlich aus den die Alveolen ausfüllenden Alveolarmakrophagen mit reichlich Asbestfasern und Asbestkörperchen. Das anschließende Stadium der Fibrosierung kann peribroncheolär besonders ausgeprägt sein, ist aber immer diffus. Für gewöhnlich kommt es basisbetont zu einer bindegewebigen Durchsetzung des Interstitiums und letztlich zum kompletten Ersatz des Lungenparenchyms durch kollagenes Bindegewebe. Finden sich in irgendeinem Stadium der Erkrankung keine Asbestkörperchen, muß man an der Diagnose ernsthaft zweifeln [20, 130].

## Pathogenese

Dem *Alveolarmakrophagen* kommt in der Pathogenese der Lungenasbestose eine zentrale Rolle zu: durch die Phagozytose der Faser wird er einerseits aktiviert, andererseits aber auch geschädigt. Dabei werden zum einen zytotoxische Substanzen, wie Proteasen und Oxydantien, frei, die ihrerseits wieder andere Zellen schädigen, zum anderen setzt er Mediatoren frei, welche die Ansammlung und Aktivierung weiterer Zellen zur Folge haben und die Fibrosierung einleiten. Entscheidend für die chronische Schädigung der Lunge ist letztendlich, daß es dem Alveolarmakrophagen nicht gelingt, die Asbestfaser, die er sich einverleibt hat, abzubauen. Überschreitet gar die Länge der ingestierten Faser den Durchmesser des Makrophagen, geht er zugrunde. Mit Sicherheit tut er dies bei Faserlängen über 25 μm, mit Wahrscheinlichkeit bei einer Faserlänge von 10–25 μm. Der ersten Generation der Alveolarmakrophagen folgt alsbald die zweite, auch sie scheitert, und so fort. Der Zyklus startet wieder und wieder, die Folgen werden immer deletärer: durch Proteasen und Oxydantien aus herbeigerufenen *Granulozyten* werden weitere Zellstrukturen zerstört. Kontinuierlich werden immunkompetente Zellen stimuliert (Amplifikation!). Wichtige Interaktionen laufen dabei ab zwischen dem zentral koordinierenden Alveolarmakrophagen, dem *Lymphozyten* und den Fibroblasten. Durch Sekretion von Interleukin 1 werden T-Helferlymphozyten und durch Wachstumsfaktoren *Fibroblasten* aktiviert und stimuliert. Letztere deponieren Präkollagen in der extrazellulären Matrix. Durch Vernetzung entstehen Kollagenfibrillen. Mindestens 2 Typen (Typ I und Typ III) sind in der Lunge identifiziert worden. Dabei scheint in der Frühphase der Prozeß noch reversibel, zumindest gilt dies für die Typ-III-*Kollagenbildung*. Das Erscheinen von Vorläufern, etwa in Form von *Prokollagen-III-Peptid* im Blut oder der bronchoalveolären Lavage, kann Hinweise auf die Aktivität des Prozesses geben. Da das auslösende Agens weder aus der Tiefe der Lunge mobilisierbar, noch von den Makrophagen biologisch abbaubar ist, hält der Stimulus über Jahre und Jahrzehnte an. Dies erklärt die lange Latenz zwischen Exposition und Manifestation bei der Lungenasbestose und auch die Tatsache, daß lange nach Beendigung der Exposition der Prozeß fortschreiten kann [20, 120].

Neben diesen lokalen Immunreaktionen werden eine Reihe *systemischer Immunphänomene* bei Asbestexponierten und bei Asbestkranken beobachtet: so findet man regelmäßig eine Erhöhung der Serumimmunglobulinwerte (IgG, IgM, IgA), antinukleäre Faktoren werden in bis zu 28% ohne entsprechende Symptome einer Kollagenose beobachtet, und die im Blut zirkulierenden T-Lymphozyten weisen eine verminderte Aktivität auf [83].

## Klinik

Die Diagnose „Lungenasbestose" beruht bei meist massiver beruflicher Asbestexposition auf der Trias Belastungsdyspnose, Knisterrasseln über der Lungenbasis und Fibrosierung im Röntgenbild [2, 8, 15] (Tabelle 2). Im Gegensatz zu den asbestinduzierten pleuralen Manifestationen, die schon durch eine geringe Asbestmenge ausgelöst werden und bei denen die Anamnese schwierig sein kann, sind die

**Tabelle 2.** Lungenasbestose (Symptomatik): Die häufigsten subjektiven Beschwerden und objektiven Befunde (nach [15, 31, 63])

| *Beschwerden* | *Befunde* |
|---|---|
| – Atemnot (78% – 95%) | – Feinblasige RG (78% – 95%) |
| – Husten (56% – 72%) | – Uhrglasnägel (4% – 35%) |
| – Auswurf (37% – 67%) | |
| – Sonstige (< 25%): Leistungsschwäche, Nachtschweiß, Brustschmerzen, Schwindel | |

Verhältnisse bei der Lungenasbestose meist klar: der Betroffene gehört einer Risikopopulation an, die Exposition ist meist langjährig, nie unter 10 Jahren, i. allg. 20 Jahre. Die Dyspnoe in Ruhe und/oder Belastung ist bei 4/5 aller Patienten eruierbar. Nur etwa die Hälfte gibt Husten an, der in einem Drittel produktiv ist. Grad der Dyspnoe, Lungenfunktionsstörung und Röntgenveränderung sind statistisch nur sehr locker miteinander korreliert. Andere Symptome, wie Brustschmerzen, Leistungsschwäche oder Nachtschweiß sind vage und deuten auf die besondere seelische Belastung von Asbestkranken hin [7, 44, 50, 63].

Bei der *Untersuchung* ist das „Knisterrasseln", ein feinblasiges, ohrnahes und endinspiratorisch betontes Rasselgeräusch, das früheste und häufigst zu findende physikalische Zeichen. Man hört dieses Knisterrasseln immer zuerst und am besten im Bereich der Lungenbasen, die Prädilektionsstelle ist beim aufrecht Sitzenden oder in stehender Position laterobasal in der Axillarlinie, in der Höhe des 7. ICR. Das *Knisterrasseln* ist praktisch immer bilateral, kann aber einseitig betont sein [84]. Es entsteht durch abruptes Öffnen der kleinen Atemwege bei Überschreiten eines kritischen transpulmonalen Druckes am Ende der Inspiration. Es darf nicht mit dem jenseits des 50. Lebensjahres physiologischen „Entfaltungsknistern" verwechselt werden. Letzteres verschwindet im Gegensatz zum asbestbedingten Knisterrasseln nach mehreren vertieften Atemzügen völlig. „Knisterrasseln" ist ein völlig unspezifisches Symptom und wird auch bei anderen fibrosierenden Lungenerkrankungen gefunden, mit 90–100% ein erstaunlich sensitives. *Uhrglasnägel* und/oder *Trommelschlegelfinger* werden unterschiedlich häufig gesehen, die Zahlen schwanken zwischen 5 und 43%. Eine Korrelation zwischen Schwere der Lungenasbestose und Auftreten dieses Zeichens ist nicht vorhanden, allerdings signalisiert es eine schlechtere Prognose. Bei abruptem Auftreten von Uhrglasnägeln ist auch an die Entwicklung eines Bronchialkarzinoms zu denken [31].

*Asbestwarzen* werden heute nicht mehr beobachtet. Sie entstehen als Reaktion auf sich in die Haut einspießende Asbestnadeln, zeigen keine Wachstumstendenz und werden nicht maligne. Sie setzen einen massiven Kontakt mit Asbest in nativem Zustand voraus.

*Das Röntgenbild des Thorax* in Hartstrahltechnik (p.a.), links seitlich und schräg dorsale Projektion!) zeigt bevorzugt den Unterlappen und die basalen Anteile von Mittellappen und Lingula befallen (Abb. 3). Im Gegensatz zur Silikose, bei der rundliche Schatten vorherrschen, stehen bei der Lungenasbestose die kleinen unregelmäßigen, streifigen Strukturen im Vordergrund. Es ist zu unterscheiden zwischen *septalen Linien*, entsprechend den Kerley-A-Linien, 2–4 cm lang und parallel zu Gefäßen und Bronchien hiluswärts verlaufen, und die Kerley-B-Linien, die in der Peripherie der unteren Lungenzonen, 1–2 cm lang, beobachtet werden. Daneben die *Honigwaben* – das sind kleine, zystische Hohlräume mit ausgedehnter Fibrose; im Frühstadium tauchen Honigwaben in umschriebenen Arealen des Unterlappens auf, im Spätstadium durchsetzen sie diesen völlig. Auch *runde*, wenn auch *unregelmäßig geformte Schatten* kommen gelegentlich vor: ihre Größe variiert von Stecknadelkopfgröße bis zu 4 mm Durchmesser; sie sind bedingt durch peribronchiale Fibrosierung. Diese Veränderungen sind bei Rauchern vermehrt zu finden, auch ohne Asbestexposition. Größere Schatten werden bei reiner Lungenasbestose nicht gesehen und sind als Hinweise auf eine zusätzliche Quarzbelastung

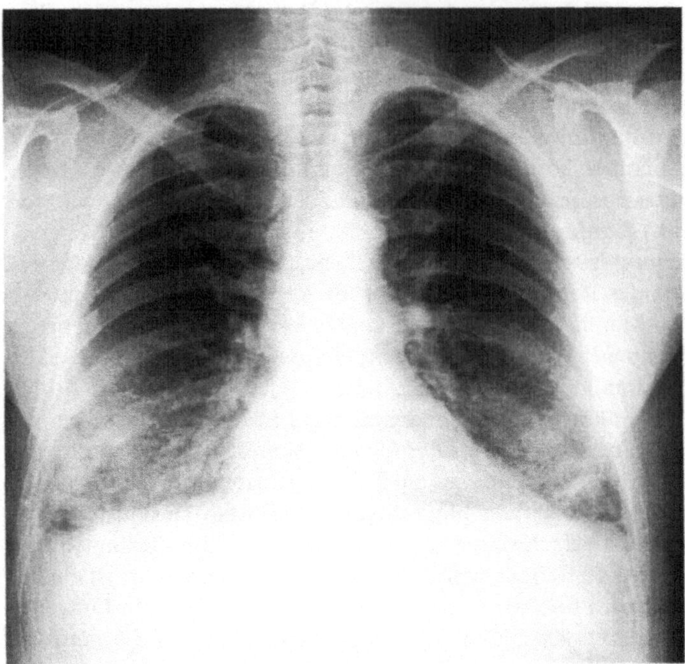

**Abb. 3.** Röntgen-Thorax bei einem 46jährigen Patienten mit fortgeschrittener Lungenasbestose (ILO s/t 2/3)

(Asbestzement) oder ein Caplan-Syndrom zu werten [2, 9, 15, 17, 20, 63, 71, 88, 129]. Häufig ist die *Pleura* — in Form von *Plaques* oder diffuser *Pleurafibrose* — mitbeteiligt, — ein wichtiger diagnostischer Fingerzeig.

Für Begutachtung und arbeitsmedizinische Vorsorgeuntersuchungen ist die Staublungenklassifikation des Internationalen Arbeitsamtes (ILO) in der Fassung von 1980 bindend. Die Benutzung von Standardfilmen ist zu empfehlen, auch wenn deren Qualität nicht berauschend ist. Für die Beurteilung klinischer Fragen ist die ILO-Klassifikation nicht geeignet und zwar aus folgenden Gründen:

1. Sie ist rein deskriptiv, willkürlich und durch Konsens erzielt. Einen Vergleich mit morphologischen Kriterien gibt es nicht.
2. Sie ignoriert klinische und lungenfunktionsanalytische Daten.
3. Sowohl „Intraobserver" als auch „Interobserver"-variabilität sind groß.
4. Technische Faktoren beeinflussen die Befundung erheblich.
5. Die Beurteilung ist limitiert auf die Befundung eines p. a.-Röntgenbildes des Thorax, seitliche Aufnahme sowie schräg dorsal und Durchleuchtung werden nicht hinzugezogen.

All diese Kritikpunkte erklären, daß Standardröntgenaufnahmen des Thorax, wie sie für die ILO-Klassifikation herangezogen werden, die Inzidenz der Lungenasbestose in den frühen Stadien erheblich unterschätzen; dies gilt übrigens auch

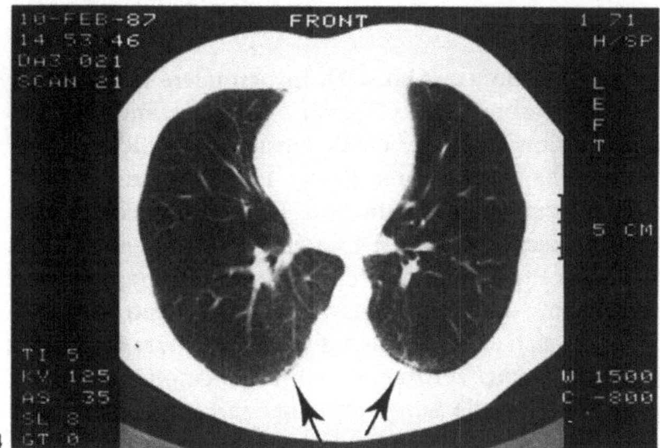

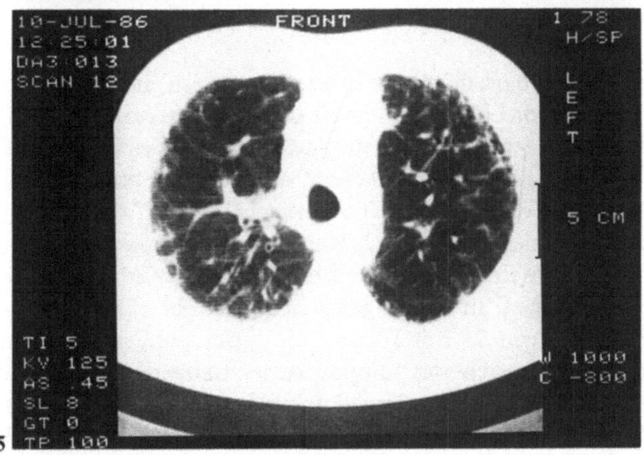

**Abb. 4.** CT des Thorax (Lungenfenster) bei einem 50jährigen Patienten mit beginnender Lungenasbestose. Die typischen subpleuralen Verdichtungszonen (*Pfeile!*), die bei Bauchlage nicht verschwinden, sind recht sensitiv und spezifisch für Lungenasbestose. (Einzelheiten s. Text)

**Abb. 5.** CT des Thorax bei einem 66jährigen Patienten mit fortgeschrittener Lungenasbestose; man erkennt in verschiedenen Bereichen die subpleuralen Linien mit Übergang in Honigwabenbildung, septale Streifen und Parenchymverdickungen (Einzelheiten s. Text)

für andere generalisierte Lungenparenchymerkrankungen: so wiesen Epler et al. [42] bereits 1978 darauf hin, daß Patienten mit diffusen Lungenfibrosen in fast 10% ein normales Röntgenbild des Thorax haben können, während sie in der Biopsie eindeutige Veränderungen aufweisen. Bei 58 dieser 458 untersuchten Patienten hatte die Lungenbiopsie eine Lungenasbestose ergeben, 10% der Patienten zeigten keinerlei Röntgenveränderungen in der p. a.-Aufnahme. 1985 berichteten Lindemann et al. [72] über ein unauffälliges Röntgenbild des Thorax bei eindeutiger lungenbioptischer Sicherung in 2 von 35 Fällen. Zu noch geringerer Sensitivität des Röntgenstandardbildes des Thorax in der Entdeckung von Lungenasbestosen kommt man in Frühstadien der Lungenasbestose mit bis zu 30% falsch-negativen Befunden [42, 68, 72].

Die *Computertomographie* des Thorax (Abb. 4, 5), insbesondere in Form der „high resolution computed tomography" (HRCT) mit Schnitten von 1 – 2 mm Dicke und spezieller Bildkonstruktion mit hoher Ortsauflösung (sog. „Knochenalgorithmus") haben eine wesentliche Verbesserung in der Erkennung asbestinduzierter pleurapulmonaler Erkrankungen gebracht. Im Lungenparenchym sieht man dabei die folgenden pathologischen Befunde: 1) *subpleurale Linien* mit streifigen Verdichtungen, 1 cm von der Pleura entfernt und zu ihr parallel laufend und – dies ist wichtig – bei Umlagerung des Patienten nicht verschwindend; 2) streifige interstitielle Verdichtungen, die sich entweder als *septale Linien* oder verzweigte Strukturen darstellen; 3) lange *Parenchymstreifen* mit Pleurakontakt, zumeist 2 – 8 cm von der Pleura ausgehend und die Lunge durchlaufend, nicht parallel zu den Blutgefäßen; 4) *Honigwaben*, wie bereits beschrieben, die allerdings im CT weit besser und früher entdeckt werden als mit der Standardröntgentechnik [13, 61, 68, 96, 110, 133].

Nimmt man die bessere Erkennbarkeit pleuraler Veränderungen, insbesondere von hyalinen Pleuraplaques durch das CT hinzu, so ist das Computertomogramm spezifischer und sensitiver als das Standardröntgen. Auch korreliert es besser mit der Lungenfunktion. Gamsu et al. konnten nachweisen, daß bei 100 Patienten mit Lungenasbestose – 600 Asbestexponierte wurden untersucht – die Zahl der pathologischen Befunde mit HRCT doppelt so hoch war wie mit Standardröntgentechnik. Die hochauflösende Dünnschichtcomputertomographie erwies sich dabei dem Standard-CT als leicht überlegen. In einer eigenen Serie wurden 123 asbestexponierte Patienten untersucht, davon 93 mit Pleura- und/oder Lungenasbestose und 15 Patienten mit histologisch gesicherter idiopathischer Lungenfibrose ohne Asbestexposition sowie 15 nicht asbestexponierte Lungengesunde. Dabei erwies sich das Computertomogramm der Standardröntgenaufnahme überlegen, sowohl hinsichtlich *Sensitivität* als auch *Spezifität*, insbesondere im Frühstadium der Lungenasbestose: in 32% lag eine „röntgeninvisible Lungenasbestose" vor (Kategorie 0 nach ILO). Im CT waren hier in zwei Drittel der Fälle eindeutig pulmonale asbestinduzierte Veränderungen nachweisbar. Die Korrelation zwischen CT und Lungenfunktion war im statistischen Mittel gut, allerdings mit großen Schwankungen. Die simultane Bestimmung der *Lungendichte* als einem objektiven Parameter ist aus methodischen Gründen problematisch und trägt nur bei exakter Standardisierung zur Verbesserung der Diagnose und des Schweregrades bei [128].

Weitere bildgebende Verfahren, wie *Kernspintomographie, Ultraschall* oder *nuklearmedizinische* Verfahren haben keine klinische Bedeutung erlangt. Dagegen ist die *Magnetopneumographie* eine hochsensitive, nichtinvasive Methode zum In-vivo-Nachweis von in der Lunge deponierten ferromagnetischen Partikeln, zu denen auch Asbest gehört. Sie gestattet eine recht gute Abschätzung der Asbestbeladung der Lunge, eine Korrelation mit dem Asbestfasergehalt im Gewebe ist jedoch aus methodischen Gründen nicht möglich [17 a].

Die *Lungenfunktion* hat einen hohen Stellenwert bei der Lungenasbestose: sie ist sensitiver als die Röntgenaufnahme (Frühdiagnostik!) und zur objektiven Bestimmung der kardiopulmonalen Funktionsstörung unerläßlich, denn Lungen-

**Tabelle 3.** Lungenasbestose: Spirometrische Daten bei 35 Patienten mit Lungenasbestose ($\bar{x}$ Mittelwert, $s$ Standardabweichung, $t$ Student-t-Test, $p$ Irrtumswahrscheinlichkeit)

| Parameter | Sollwert $\bar{x} \pm s$ | Istwert $\bar{x} \pm s$ | Statistik $t$ | $p<$ |
|---|---|---|---|---|
| Vitalkapazität (IVC) | $4,88 \pm 0,77$ | $2,98 \pm 0,76$ | 14,9 | 0,001 |
| Totalkapazität | $6,80 \pm 0,92$ | $5,35 \pm 1,40$ | 6,5 | 0,001 |
| Funktionelle Residualkapazität | $3,65 \pm 0,46$ | $3,28 \pm 0,95$ | 2,3 | 0,05 |
| Residualvolumen | $1,95 \pm 0,25$ | $2,39 \pm 0,97$ | 2,9 | 0,01 |
| Atemstoß ($FEV_1$) | $3,52 \pm 0,46$ | $2,11 \pm 0,57$ | 15,3 | 0,001 |

**Tabelle 4.** Lungenasbestose: Compliance-Messung bei 29 Patienten ($C_L$ quasistatische Lungen-Compliance, $C_L/FRC$ volumische Lungen-Compliance, $P_{pl}max$ maximaler pleuraler Druck, $P_{pl}max/TLC$ Retraktionsindex; sonstige Symbole s. Tabelle 3)

| Lungenasbestose Parameter | Sollwert $\bar{x} \pm s$ | Istwert $\bar{x} \pm s$ | Statistik $t$ | $p<$ |
|---|---|---|---|---|
| $C_L$stat (l/mbar) | $0,315 \pm 0,045$ | $0,121 \pm 0,047$ | 16,3 | 0,001 |
| $C_L/FRC$ (l/mbar/l) | $0,078 \pm 0,013$ | $0,037 \pm 0,012$ | 13,5 | 0,001 |
| $P_{pl}max$ (mbar) | $27,3 \pm 3,4$ | $43,9 \pm 20,4$ | 4,6 | 0,001 |
| $P_{pl}max/TLC$ (mbar/l) | $4,15 \pm 0,74$ | $9,29 \pm 5,56$ | 5,4 | 0,001 |

**Tabelle 5.** Lungenasbestose: Parameter der Obstruktion bei 35 Patienten ($FEV_1/IVC$ Atemstoß in Prozent der Vitalkapazität, $R_{aw}$ Atemwegswiderstand, ganzkörperplethysmographisch bei ruhiger Atmung gemessen, $sG_{aw}$ spezifische Leitfähigkeit der Atemwege, $C_L stat/dyn$ Quotient aus statischer und dynamischer Compliance, letztere bei Atemfrequenz über 60 gemessen, übrige Symbole s. Tabelle 3, Einzelheiten siehe Text)

| Lungenasbestose Parameter | Sollwert $\bar{x} \pm s$ | Istwert $\bar{x} \pm s$ | Statistik $t$ | $p<$ |
|---|---|---|---|---|
| $FEV_1/IVC$ (%) | $73,00 \pm 3$ | $72,00 \pm 10$ | n.s. | |
| $R_{aw}$ (mbar/l/s) | $1,96 \pm 0,30$ | $2,87 \pm 1,82$ | 2,8 | 0,01 |
| $sG_{aw}$ (l/mbar s) | $0,144 \pm 0,019$ | $0,143 \pm 0,076$ | n.s. | |
| $C_L$ stat/dyn | $1,0 \pm 0$ | $1,79 \pm 0,86$ | 4,4 | 0,001 |

funktionsstörung und Röntgenveränderung korrelieren bei Lungenasbestose nicht (Tabellen 3–5). Das typische Funktionsmuster der Lungenasbestose ist die *Restriktion* infolge *Lungenstarre*. Dabei erweisen sich die inspiratorische Vitalkapazität und die quasi statisch gemessene Lungencompliance als die sensitivsten Parameter. Störungen des Gasaustauschs werden erst in fortgeschrittenen Stadien der Lungenasbestose beobachtet, die Atemwegsobstruktion ist nicht charakteristisch für die Lungenasbestose. Sie wird nur bei 10–22% der Patienten mit Lungenasbestose beobachtet, zumeist bei Rauchern. Die kleinen Atemwege („*small airways*") werden in Form der peribronchulären Fibrose relativ früh im Verlauf der Asbestose befallen. Der Nachweis gelingt funktionell in Form der scheinbaren Abnahme der quasi statisch gemessenen Compliance unter frequenter Atmung. Alle anderen Tests auf Befall der „small airways" sind allenfalls im statistischen Kollektiv, jedoch nicht im Einzelfall heranziehbar. Die Diffusionskapazität (DLCO) ist der Vitalkapazität hinsichtlich Sensitivität und Spezifität nicht überlegen. Hinzu kommt, daß sie von extrapulmonalen Faktoren, wie HBCO-Gehalt (Raucher) abhängig ist [1, 4, 5, 12, 30, 50, 60, 63, 65, 67, 72, 124, 131].

*Kardiovaskuläre Faktoren*, insbesondere pulmonale Hypertonie und Cor pulmonale, spielen bei der Lungenasbestose keine Rolle [63].

Ausschlaggebend für die Abschätzung der *Erwerbsminderung* bei festgestellter Lungenasbestose ist die Einschränkung der Lungenfunktion. Die Prüfung sollte in jedem Fall die Bestimmung der inspiratorischen Vitalkapazität, des Atemstoßes, der Compliance sowie der Blutgase in Ruhe und bei Belastung beinhalten (s. Tabelle 6) [67, 82].

*Laboruntersuchungen* tragen zur Diagnostik und Verlaufskontrolle der Lungenasbestose nicht bei. In den letzten Jahren konnte jedoch eine Reihe von interessanten immunologischen Befunden erhoben werden: so zeigen bis zu 25% aller Patienten mit Lungenasbestose, zunehmend mit fortschreitender Erkrankung, antinukleäre Antikörper im Serum. Der Rheumafaktor ist häufig positiv, ohne daß der Patient rheumakrank ist. Regelmäßig finden sich die Immunglobuline im Serum erhöht, insbesondere IgA, IgG und IgM. Auf andere Immunphänomene wurde weiter oben schon hingewiesen. Widersprüchlich sind die Ergebnisse bei der Untersuchung der HLA-Antikörper und der $T_4/T_8$-Quotienten der zirkulierenden Lymphozyten [83]. Im Sputum gelingt der Nachweis von Asbestkörperchen bei etwa einem Drittel der Patienten mit Lungenasbestose bei wiederholten Untersuchungen. Allerdings kann die Mehrzahl der Patienten kein Sputum produzieren [100].

*Endoskopisch/bioptische Verfahren:* Gelingt trotz Einsatz aller heute zur Verfügung stehenden klinischen, lungenfunktionsanalytischen und radiologischen Verfahren die Abklärung eines Krankheitsbildes mit generalisierter Lungenparenchymerkrankung nicht, können endoskopisch-bioptische Verfahren zum Einsatz

**Tabelle 6.** Vorschlag zur Einschätzung der Erwerbsminderung (MdE) bei Begutachtung der Lungenasbestose (nach [63])

| Meßwert | Störung | | | |
|---|---|---|---|---|
| | Fehlt | Leicht | Mittel | Schwer |
| Inspiratorische Vitalkapazität (IVC) | >80% | ≦80% | <60% | <40% |
| Compliance ($C_L$ stat) | >70% | <70% | <50% | <30% |
| $PaO_2$ bei Belastung | Über Mindestsoll | | Um/unter Mindestsoll | Stark unter Mindestsoll |
| Minderung der Erwerbsfähigkeit (MdE) (%) | <20 | 20–30 | 40–60 | >60 |
| Erwartbare ILO-80-Gesamtstreuung | 0–1/1 | 0/1–1/2 | 1/2–2/3 | >2/2 |

**Tabelle 7.** Zellverteilung in der bronchoalveolären Lavage (BAL) bei gesunden Patienten mit Lungenasbestose (nach [67a])

| Meßparameter | Dimension | Gesunde, Nichtraucher | Asbestose, Nichtraucher | Gesunde, Raucher | Asbestose, Raucher |
|---|---|---|---|---|---|
| Zellzahl | $\times 10^6$ | $7 \pm 3$ | $8 \pm 12$ | $23 \pm 13$ | $13 \pm 11$ |
| Lymphozyten | % | $8 \pm 3$ | $13 \pm 10$ | $3 \pm 2$ | $12 \pm 11$ |
| Neutrophile | % | $1 \pm 1$ | $4 \pm 9$ | $1 \pm 1$ | $12 \pm 24$ |
| T4/T8-Quotient | | $1,9 \pm 0,8$ | $2,9 \pm 1,4$ | $0,9 \pm 0,6$ | $2,7 \pm 0,9$ |

gelangen. Allerdings sind sie im sozialmedizinischen Sinn nicht duldungs- bzw. mitwirkungspflichtig [67].

Die *Bronchoskopie*, zumeist in Form der Bronchofiberskopie in Lokalanästhesie durchgeführt, zeigt endobronchial keine Besonderheiten. Dagegen kann die *bronchoalveoläre Lavage* (*BAL*), nach Instillation von 5 mal 20 ml 0,9%iger Kochsalzspülflüssigkeit und Wiederaspiration, eine Reihe von zusätzlichen Informationen über Art der Exposition, Ausmaß der Asbestbelastung, Aktivität der Alveolitis und Begleiterkrankungen der Lunge geben. Dagegen dient die transbronchiale Biopsie allenfalls dem Ausschluß anderer Erkrankungen (z. B. Sarkoidose oder Lymphangiosis carcinomatosa), selten jedoch dem Beweis einer Lungenasbestose. Dazu ist das gewonnene Gewebestückchen zu klein, zudem läßt es eine differenzierte Analyse von Asbestfasern und Asbestkörperchen nicht zu. Die Methode der Wahl ist die chirurgische Lungenbiopsie [67a].

Die *bronchoalveoläre Lavage* (Morbidität gering, Mortalität gleich Null) ergibt Aufschluß über in der Lunge vorhandene

1. zelluläre Elemente,
2. Partikel, einschließlich Asbestfasern und
3. chemische Substanzen wie Mediatoren oder Stoffwechselmetaboliten [29, 41, 62, 89, 98, 99, 114b].

Die erste faßbare Reaktion im Bereich des Lungenparenchyms ist dabei eine Erhöhung der Gesamtzellzahl. Daran sind zu gleichen Teilen Alveolarmakrophagen, Lymphozyten und granulozytäre Entzündungszellen beteiligt. Bei den Lymphozyten dominieren die T-Helferlymphozyten. Dieses Phänomen ist bei Rauchern ausgeprägter als bei Nichtrauchern (Tabelle 7). Auch die Zahl der Natural-Killer-Zellen ist erhöht. Vergleicht man den röntgenologischen Schweregrad der Lungenasbestose, klassifiziert nach ILO, mit dem Ausmaß der Alveolitis, so zeigt sich, daß die ausgeprägtesten Veränderungen in sehr frühen Phasen der Lungenasbestose beobachtet werden, bei z. T. noch unauffälligem Röntgenbild. Bei fortgeschrittenen Lungenasbestosen wird die BAL immer zellärmer: die *Alveolitis* tritt zurück und die *Fibrose* dominiert [29, 67a]. Bereits lichtmikroskopisch lassen sich in der Mehrzahl Asbestkörperchen nachweisen, z. T. mit skurrilen Erscheinungsformen. Pseudoasbestkörperchen, wie sie etwa bei Glasfasern vorkommen, lassen sich mikroskopisch eindeutig von echten *Asbestkörperchen* auseinanderhalten (Abb. 6). Durch Mikrofilterung und Auszählung der Asbestkörperchen unter dem Phasen-

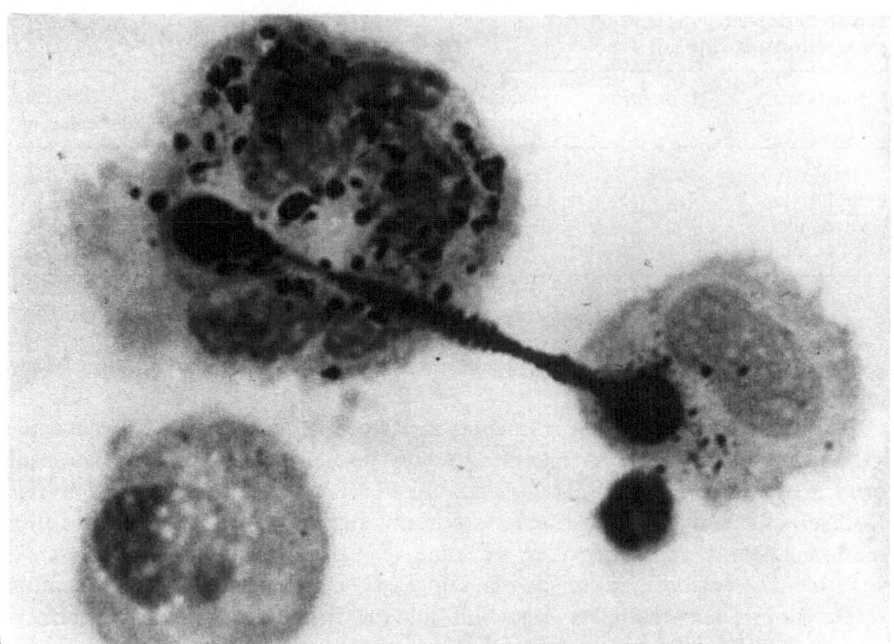

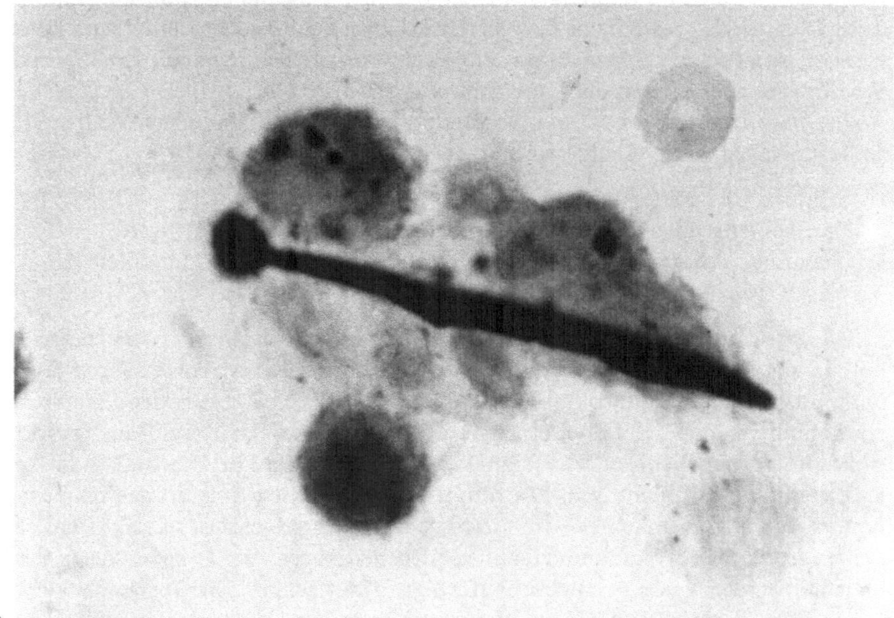

**Abb. 6a, b.** Asbestkörperchen mit Alveolarmakrophagen, bei einer Lavage gewonnen (**a**) gegenübergestellt einem Pseudoasbestkörperchen (Kohlefaser!) ebenfalls durch Lavage gewonnen (**b**). (Die Bilder verdanke ich Herrn PD Dr. Costabel, Ruhrlandklinik Essen-Heidhausen)

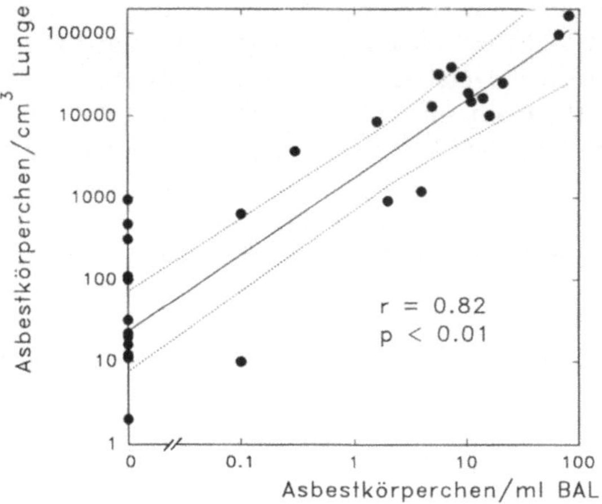



**Abb. 7.** Vergleich von Asbestkörperchennachweis im Lungengewebe und der bronchoalveolären Lavage (*BAL*) bei Asbestexponierten und Patienten mit pleuropulmonaler Asbestose. (Die Daten verdanke ich Herrn Dr. Teschler, Ruhrlandklinik Essen-Heidhausen)

kontrastmikroskop kann man ein quantitatives Ausmaß über die Schwere der Asbestbelastung gewinnen. Dabei ist es für die Alltagspraxis wichtig, zu wissen, daß es keinen Unterschied macht, ob die BAL aus Lingula oder Mittellappen vorgenommen wurde, die Zahl der Asbestkörperchen und der Entzündungszellen ist die gleiche [37, 114a]. Zwischen der Zahl der Asbestkörperchen in der Lavage und der Zahl der Asbestkörperchen im Lungengewebe existiert eine recht ordentliche lineare Korrelation, die es gestattet, aus der Lavageflüssigkeit Rückschlüsse auf die Gewebekonzentration zu ziehen (Abb. 7). Dabei entspricht 1 Asbestkörperchen pro 1 ml BAL-Flüssigkeit 100 – 10000 Asbestkörperchen pro Gramm Lungentrockengewebe. Das Fehlen von Asbestkörperchen in der bronchoalveolären Lavage schließt allerdings die Diagnose einer Lungenasbestose nicht aus: in etwa 10% findet man eindeutig positive Befunde in der Gewebeveraschung, aber keine Asbestkörperchen in der Lavage. Elektronenmikroskopisch lassen sich darüber hinaus auch *Asbestfasern*, welche lichtmikroskopisch nicht erfaßt werden, erkennen, quantifizieren und typisieren: mit Röntgenspektralanalyse und transmissionselektronenmikroskopischer Untersuchung kann man eindeutig sagen, ob es sich um eine Asbestfaser handelt und um welchen Typ 1 und 6 (s. Abb. 6) [6, 26]. Dies kann gelegentlich gutachterlich von Bedeutung sein. In einer Untersuchungsserie von Gellert et al. [47, 48] wurde bei 28 Asbestexponierten sowie bei 13 Kontrollpersonen die Zahl der Asbestkörperchen und der Asbestfasern mikroskopisch und elektronenmikroskopisch in der BAL bestimmt. Dabei fand sich bei keiner der nichtexponierten Personen ein Asbestkörperchen, bei den Asbestexponierten jedoch nur in 70%. Der Fasergehalt, lichtmikroskopisch gemessen, betrug bei Asbestexponierten 52 Asbestkörperchen pro ml BAL, elektronenmikroskopisch 793 Fasern pro ml BAL. Bei nichtexponierten Kontrollpersonen ließen sich elektronenmikroskopisch immerhin 293 Fasern pro ml BAL nachweisen, überwiegend handelt es sich dabei nicht um Asbestfasern. Eine Korrelation zwischen Faserzahl, elektronenmikroskopisch gemessen, und Asbestkörperchen, lichtmikroskopisch bestimmt, war bei Asbestexponierten nicht zu sichern [48].

Neben der Bestimmung der zellulären Elemente und der Fasern in der BAL sind in den letzten Jahren auch eine Reihe von chemischen Parametern im Überstand des Zentrifugats gemessen worden, die interessante Einblicke in die Pathogenese geben, aber klinisch noch nicht relevant sind.

Von den übrigen endoskopisch/bioptischen Verfahren sind zur Durchführung der Lungenbiopsie die *Thorakoskopie* und die chirurgische Lungenbiopsie in der Modifikation von Maaßen zu nennen. Bei geringer Morbidität und einer Mortalität unter 0,01% erbringen beide Methoden genügend Lungengewebe zur histologischen Untersuchung und zur Asbestfaseranalyse. Die Indikation zur „offenen" Lungenbiopsie ist streng zu stellen [63, 121].

Die Diagnose der Lungenasbestose ist klar, wenn der Erkrankte eine eindeutige, lang andauernde und intensive Asbestexposition angibt, das Röntgenbild eine basal betonte, vermehrt streifige Zeichnung – evtl. mit Honigwabenbildung, Schrumpfung des Unterlappens und zusätzlich Pleuraplaques – zeigt, die Lungenfunktion die Konstellation einer „steifen Lunge" mit Restriktion aufweist und bei der Auskultation ein typisches endinspiratorisches Knistern an der Lungenbasis zu hören ist. *Differentialdiagnostische* Probleme ergeben sich vornehmlich in den Frühstadien der Erkrankung, wenn das Röntgenbild nur diskret verändert ist, gelegentlich sogar unauffällig – und im Spätstadium, wenn der honigwabige Umbau der Lunge, Endzustand aller fibrosierenden Erkrankungen, keine Rückschlüsse mehr auf die Primärerkrankung zuläßt.


## Prognose

Die Prognose der Lungenasbestose ist in den letzten Jahrzehnten günstiger geworden: dank Verbesserung der Arbeitsbedingungen ist das durchschnittliche Todesalter von im Mittel 49 Jahren in den 40er Jahren auf im Mittel 60 Jahre bis 1965 angestiegen. Tragischerweise erleben viele Patienten jetzt ein Alter, in dem sie an Lungenkrebs erkranken. Dieser ist heute die Haupttodesursache bei Lungenasbestose: ca. 39% der Patienten sterben an Lungenkrebs, 10% an Mesotheliom, 19% an respiratorischer Insuffizienz und der Rest an anderen, nicht asbestbedingten Erkrankungen. Eine überzufällige Häufung mit Tuberkulose, wie bei der Silikose, wird bei Lungenasbestose nicht beobachtet [9, 32, 58].

Die Progredienz der Lungenasbestose wird in Längsschnittuntersuchungen als gering angegeben. Es gibt jedoch Ausnahmen mit schubartigem Verlauf, noch viele Jahre nach Beendigung der Asbestexposition. Interessanterweise scheint die Progredienz, nach Röntgenkriterien beurteilt, unabhängig davon zu sein, ob die Exposition noch fortbesteht oder nicht. So konnte Gaensler in einer über 11 Jahre laufenden Längsschnittuntersuchung ein Fortschreiten bei nur 30% der Patienten mit Lungenasbestose nachweisen (2 oder mehr Punkte auf der Zwölfpunkteskala der ILO-80), auch wenn diese keine weitere Exposition mehr nach Stellung der Diagnose hatten und bei nur 23%, wenn sie ihren Arbeitsplatz mit erniedrigter Asbestexposition beibehielten. Raucher zeigten häufiger Progreß als Nichtraucher [60a, 71].

**Therapie**

Eine ursächliche Behandlung der Lungenasbestose gibt es nicht. Die gelegentlich die Lungenasbestose begleitende chronisch-obstruktive Bronchitis, zumeist bei Rauchern beobachtet, wird mit $\beta$-Adrenergika, topischen Steroiden und Xantinderivaten behandelt.


**Prävention**

*Erstprävention*, also Krankheitsverhütung durch Ausschaltung möglicher Ursachen, ist im heutigen Arbeitsleben durch die Grenzwerte für asbesthaltigen Feinstaub so angelegt, daß innerhalb eines Arbeitslebens von 25–30 Jahren eine Lungenasbestose mit an Sicherheit grenzender Wahrscheinlichkeit nicht eintreten kann. Unter technischer Richtkonzentration (TRK)[1], wie sie für gefährliche Arbeitsstoffe existiert, versteht man diejenige Konzentration eines Gases, Dampfes oder Schwebestoffs in der Luft, welche nach dem Stand der Technik erreicht werden kann und welche als Anhalt für die zu treffenden Schutzmaßnahmen und die meßtechnische Überwachung am Arbeitsplatz heranzuziehen ist. Da bei der Einhaltung des TRK-Wertes das Risiko einer gesundheitlichen Schädigung nicht völlig auszuschließen ist, sind durch fortgesetzte Verbesserungen des technischen Standards und der Schutzmaßnahmen weitere Senkungen der Konzentrationen anzustreben. Bei krebserzeugenden Stoffen ist die Auslöseschwelle überschritten, wenn der TRK-Wert nicht dauerhaft sicher eingehalten wird. Erst wenn durch regelmäßige Messungen belegt wird, daß dieser TRK-Wert dauerhaft sicher eingehalten wird, ist nicht mehr mit einem Überschreiten der Auslöseschwelle für Asbest zu rechnen. Solche Bestimmungen sind sicher ein Kompromiß, ein totaler Verzicht auf Asbest im Arbeitsleben und ein komplettes Verbot sind derzeit noch nicht realisierbar. Hinzu kommt, daß die über die letzten Jahrzehnte angehäuften Asbestprodukte noch viele Jahre und Jahrzehnte als Quelle von Asbestemission in Frage kommen, ehe sie durch Sanierungsmaßnahmen, Abriß, Reparaturarbeiten oder natürliche Erosion ganz aus unserer Umwelt verschwunden sind.

Die *Drittprävention*, definiert als Verhütung von Verschlimmerungen oder Komplikationen, ist bei asbestinduzierten pleurapulmonalen Erkrankungen nur insoweit möglich, als das Bronchialkarzinom und evtl. auch das umschriebene Mesotheliom in einem frühen Stadium erkannt und durch Resektion behandelt werden könnten.

Die *Zweitprävention*, also die Krankheitsfrüherkennung und Beseitigung von Risikofaktoren, muß das Hauptziel der vor Ort tätigen Arbeitsmediziner und Pneumologen sein. Die berufsgenossenschaftlichen Vorschriften der arbeitsmedizinischen Vorsorgeuntersuchung asbestgefährdeter Arbeitnehmer sehen in diesem Zusammenhang 3 Arten der ärztlichen Untersuchung vor: die Eignungsuntersuchung, die Überwachungsuntersuchung und die nachgehende Untersuchung. Die *Erstuntersuchung* ist vor Aufnahme einer Tätigkeit an Arbeitsplätzen mit Einwir-

---

[1] Für Krokydolith $0{,}5 \cdot 10^6$ F/m$^3$, für Chrysotil $1 \cdot 10^6$ F/m$^2$.

kung von asbesthaltigem Staub vorgesehen. Sie beinhaltet Anamnese, klinische Untersuchung, Röntgenaufnahme des Thorax und eine einfache Lungenfunktion mit Vitalkapazität und Atemstoß. Gesundheitliche Bedenken müssen angemeldet werden bei Personen, welche erhebliche Störungen der Lungenfunktion und des Herz-Kreislauf-Systems haben, sowie Über- oder Untergewicht, Störungen der Atemorgane, Deformierungen des Brustkorbs, Pleuraschwarten, Atemwegserkrankungen, Zustand nach Lungenresektion und aktive, bzw. ausgedehnte inaktive Lungentuberkulose. Ferner wird auch als gesundheitlich bedenklich für einen derartigen Arbeitsplatz erachtet Erkrankungen wie Herzinsuffizienz, Bluthochdruck oder „sonstige chronische Krankheiten", welche die allgemeine Widerstandskraft herabsetzen.

*Nachuntersuchungen* beinhalten die Zwischenanamnese und ansonsten die gleichen Untersuchungen wie die Erstuntersuchung. Die Abstände sind zwischen 12 und 36 Monaten festzulegen. Nachuntersuchungen können im Einzelfall vorzeitig angesetzt werden. Gesundheitliche Bedenken für die Weiterbeschäftigung am alten Arbeitsplatz bestehen, wenn röntgenologisch eindeutig asbestbedingte Veränderungen vorliegen, also ab Kategorie 1/0 ILO 80. Analoges gilt für eine eindeutige Einschränkung der Vitalkapazität (unter 80% des Sollmittelwertes).

*Nachgehende Untersuchungen* erfolgen bei Ausscheiden nach einer mindestens 3jährigen Tätigkeit an Asbestarbeitsplätzen. Sie werden im Hinblick auf die tumorerzeugende Wirkung von Asbest veranlaßt. Die Nachuntersuchungsfrist ist auf 5 Jahre festgelegt.

## Begutachtung

Die Lungenasbestose wird gemäß Ziffer 4303 BeKV anerkannt, wenn bei gegebenen arbeitstechnischen Voraussetzungen ein Zusammenhang mit der festgestellten generalisierten Lungenerkrankung aufgrund klinischer, radiologischer und funktionsanalytischer Kriterien wahrscheinlich gemacht werden kann. Sind die arbeitstechnischen Voraussetzungen nicht eindeutig oder fehlen „Asbestmarker", wie etwa Pleuraplaques, sollte auf weiterführende Untersuchungen (CT, BAL, ggf. chirurgische Lungenbiopsie) gedrängt werden.

Die Bemessung der MdE richtet sich nach der Einschränkung der Lungenfunktion. Diese sollte den im Kapitel „Lungenfunktion" gegebenen Richtlinien folgen (Tabelle 6). Liegt MdE unter 20%, wird heute von den Berufsgenossenschaften das Ermittlungsergebnis zur Asbestexposition und der medizinische Befund im Bescheid festgehalten. Eine „Anerkennung dem Grunde nach" ist nicht möglich. Auch entfällt die Annahme einer sog. „Stütz-MdE" von 10% bei radiologisch eindeutigem Befund, aber Fehlen von Funktionsstörungen. Dieser Fall ist für die Lungenasbestose eher hypothetisch [67, 127].

**Sonderformen**

Die *Silikoasbestose* ist ein typisches Beispiel für eine Mischstaubpneumokoniose und wird hauptsächlich beobachtet bei Arbeitern, die mit Zementasbest umgehen: Portlandzement enthält 15 – 20% Asbest, zumeist Krokydolith. Auch nach Exposition mit Talkum, das meist mit Asbest verunreinigt ist, finden sich solche Bilder. Typischerweise sind dann die rundlichen, quarzinduzierten Schatten an den Prädilektionsstellen der Silikose, also den Randbezirken der oberen Mittelfelder, zu sehen, die irregulären linearen kleinen Schatten, durch Asbest induziert, hauptsächlich im Unterlappen [95].

Das *Caplan-Syndrom* wird ab und an auch bei Lungenasbestose, ähnlich wie bei der Silikose, beobachtet. Dabei kommt es zur Darstellung von typischen Rundschatten mit Durchmessern bis zu 5 cm, vorwiegend in den Unterlappen. Bei Biopsie oder Resektion dieser Herde findet man nekrobiotische Veränderungen, die im Gegensatz zum Caplan-Syndrom bei Silikose Asbestfasern und Asbestkörperchen enthalten. Das klinische Bild der rheumatoiden Arthritis, das dabei beobachtet wird, kann gelegentlich vor den Röntgenmanifestationen auftreten, zumeist jedoch simultan mit denselben [94].

In Südafrika wird das eigenartige Bild der *„massiven Oberlappenfibrose"* bei Lungenasbestose beschrieben. Hinweise für eine aktive Tuberkulose werden dabei nicht beobachtet, es scheint sich um ein ähnliches immunologisches Geschehen zu handeln, wie wir es bei ankylosierender Spondylitis (Morbus Bechterew) gelegentlich beobachten [95].


# Pleuraplaques

**Definition**

Unter einem Pleuraplaque versteht man eine umschriebene Verdickung der parietalen Pleura aus kollagenem Bindegewebe. In Abwesenheit von röntgenologisch sichtbarem Kalk sprechen wir von hyalinen Plaques, ansonsten von verkalkten. Typisch ist der beidseitige Befall des Brustkorbs, die Bevorzugung der ventralen Abschnitte im oberen Thoraxdrittel und der dorsobasalen und des Zwerchfells im unteren Lungendrittel unter Aussparung des kostophrenischen Winkels. Plaques wachsen langsam über viele Jahre und verkalken nicht vor 30 Jahren [9, 33, 52, 55, 59, 63, 64, 115, 126].


**Epidemiologie**

In einer nichtasbestexponierten Bevölkerung liegt die Prävalenz von hyalinen Pleuraplaques zwischen 0,03 und 0,97%, in asbestexponierten Kohorten kann sie bis zu 25% betragen [53, 57, 87, 126].

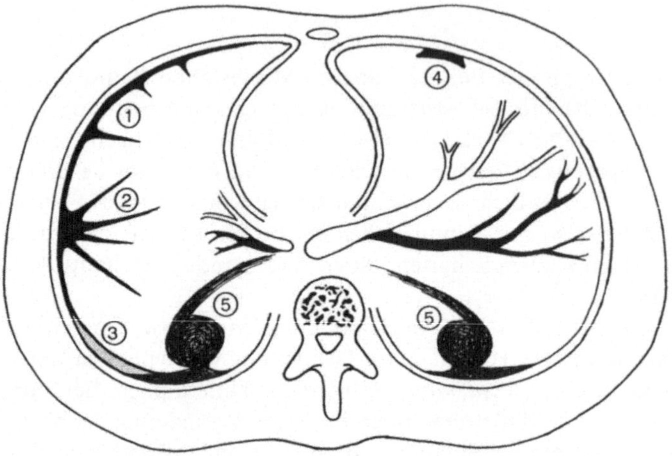

**Abb. 8.** Schematische Darstellung unterschiedlicher Lage und Form von Pleuroplaque mit typischer, scharfer Konturierung (*1, 2*), unscharfer Begrenzung und Tendenz zur Konfluation (*3*), Verkalkung (*4*), kleinknotiger Anordnung, ebenfalls mit der Tendenz zu konfluieren (*5*) und „kragenknopfartiger" Gestalt (*6*). Schematische Darstellung nach CT

## Pathologie

*Makroskopisch* sind Pleuraplaques leicht erhaben, weiß-glänzend und von knorpeliger Konsistenz. *Mikroskopisch* findet sich praktisch nur kollagenes Bindegewebe ohne zelluläre Elemente. Elektronenmikroskopisch sind Asbestfasern praktisch immer nachweisbar [9, 113, 122] (Abb. 8).

## Pathogenese

Die Entstehung von Pleuraplaques ist ebenso unklar wie das Phänomen der Pleurotropie inhalierter Fasern, d.h. die Drift von Asbest von den Atemwegen durch Lunge und viszerale Pleura in die parietale Pleura: passiver Transport durch Atembewegung? Aktiver Transportmechanismus? Die Asbestfaserkonzentration im Lungengewebe ist minimal. Pleuraplaques sind Marker der Exposition, keine Präkanzerosen [10, 15].

## Klinik

Pleuraplaques sind „Schönheitsfehler im Röntgenbild" [15] und verursachen keine Beschwerden. *Radiologisch* werden Plaques diagnostiziert, wenn sie multipel sind, beidseitig und von einer Mindestdicke (5 mm) (Abb. 9). Für arbeitsmedizinische und epidemiologische Fragen erfolgt die deskriptive Analyse nach der ILO-80-Klassifikation in der Modifikation für die Bundesrepublik Deutschland

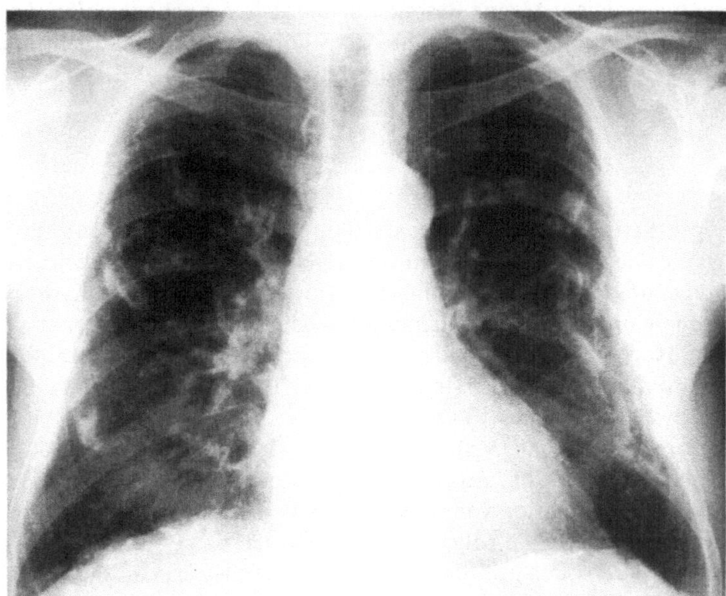

**Abb. 9.** Röntgenaufnahme des Thorax mit zahlreichen verkalkten Pleuroplaques. Das Lungenparenchym war nach dem CT nicht befallen!

[17, 64]. Die Sensitivität konventioneller Röntgentechnik ist enttäuschend; sie liegt, verglichen mit Obduktionsbefunden, bei maximal 28%, d. h. drei Viertel aller Plaques werden nicht erkannt. Auch die Spezifität der Standardröntgenaufnahme liegt deutlich unter 100%, falsch-positive Ergebnisse kommen bei Übergewichtigen (subpleurale und subkutane Fettdepots), Rippenfrakturen (Durchleuchtung!) und Fehldeutung intrapulmonaler Herde vor. Bei Verkalkungen sind die Ergebnisse besser. Eindeutig überlegen ist die Computertomographie des Thorax, die Sensitivität liegt bei 50–60% und ist damit doppelt so hoch wie beim Standardröntgenbild. Mit Hilfe der *Computertomographie* lassen sich Veränderungen im Lungenparenchym eindeutig von pleuralen Herden trennen, die gesamte Zirkumferenz der Pleura ist genau zu beurteilen, und infolge der besseren Dichteauflösung ist eine Unterscheidung zwischen hyalinem Plaque, Fett und Kalk einwandfrei möglich. Allerdings bediene man sich tunlichst der getrennten Fenstertechniken und nicht der „Doppelfenstertechnik" und betrachte auch Dünnschnitte (1–2 mm Dicke) mit hochauflösendem CT („high resolution CT", HRCT).

Die *Lungenfunktion* liegt bei Pleuraplaqueträgern i. allg. im Referenzbereich, gegenüber gesunden, nichtasbestexponierten Arbeitern läßt sich jedoch eine geringe, signifikante Erniedrigung von Vitalkapazität und Lungencompliance nachweisen [27, 69, 92].

*Endoskopisch-bioptische Verfahren* sind angesichts des CT selten erforderlich. Bei Thorakoskopie oder Thorakotomie aus anderer Indikation ist Pleuraplaques aber ein nicht seltener Überraschungsbefund, was bei der geringen Sensitivität der bildgebenden Verfahren nicht verwunderlich ist [95].

*Routinelaborbefunde* ergeben keine Besonderheiten. Die *bronchoalveoläre Lavage* zeigt bei Plaqueträgern in der Mehrzahl Asbestkörperchen, wenn auch ihre Konzentration wesentlich geringer ist als bei der Lungenasbestose [37].

## Prognose

Pleuraplaques zeigen definitionsgemäß über die Jahre eine leichte Größenzunahme. Fehlt diese, ist die Diagnose in Zweifel zu ziehen. Nicht nur arbeitsmedizinisch relevant ist die Frage, ob das Vorhandensein von Pleuraplaques mit einem erhöhten Krebsvorkommen einhergeht. Die epidemiologischen Kenntnisse hierüber sind noch unvollständig. Nach allen vorliegenden Daten scheint es aber so zu sein, daß Pleuraplaques keine Präkanzerosen darstellen, lediglich Asbestmarker. Allerdings ist damit auch zu erwarten, daß dieser Personenkreis mit Asbestkontakt und Pleuraplaques ein größeres Risiko hat, Malignome zu entwickeln als Personen ohne Plaques und ohne Asbestexposition. Aus Hochrechnungen − die Problematik der Niedrigdosen und der Extrapolation von hohen Asbestkonzentrationen auf niedrige außer acht lassend − kann man folgern, daß das Risiko der Entstehung eines Bronchialkarzinoms bei Personen mit Pleuraplaques und Asbestexposition etwa 2- bis 3 mal so häufig ist wie bei Personen mit vergleichbarer Asbestbelastung, aber ohne Plaques [53, 59, 126]. Schwer abschätzbare Variable sind bei solchen Berechnungen das unterschiedliche Rauchverhalten und die tatsächliche Asbestexposition.

## Therapie

Die operative Entfernung von Pleuraplaques ist nicht sinnvoll; sie verursachen weder funktionelle Einschränkungen noch Schmerzen und stellen keine Präkanzerosen dar.

## Prävention

Zwischen Beginn der Exposition und Manifestation vergehen beim Pleuraplaque mindestens 2 Jahrzehnte, Verkalkungen werden erst nach 30−40 Jahren beobachtet. Verursacht werden Pleuraplaques von allen Asbestfasertypen, bevorzugt von Amphibolen. Für die Prävention gilt das unter „Lungenasbestose" Gesagte.

## Begutachtung

Das Vorhandensein von Pleuraplaques rechtfertigt den Anspruch auf Entschädigung als Berufskrankheit (BeKV 4103) nicht, da subjektive Beschwerden oder objektive Funktionseinschränkungen nicht beobachtet werden [27, 69, 126]. Gutachterliche Bedeutung hat der Nachweis von Pleuraplaques jedoch durch die Neufassung der Berufskrankheitenverordnung im Jahre 1988 bekommen. Danach ist ein Zusammenhang zwischen Asbestexposition und Lungenkrebs als Berufskrankheit unabhängig von den Rauchgewohnheiten als wahrscheinlich anzunehmen, wenn die arbeitstechnischen Voraussetzungen einer Asbestexposition gegeben sind und Pleuraplaques nachgewiesen werden können. Diese Regelung geht über die altern Bestimmungen der Berufskrankheitenverordnung hinaus, wonach lediglich der Nachweis einer Lungenasbestose oder einer sog. „Minimalasbestose" (im Gegensatz zur Lungenasbestose ein histologischer Begriff bei unauffälligem Röntgenbild) eine Anerkennung als Berufskrankheit zuläßt.

## Asbestpleuritis (benigner asbestinduzierter Pleuraerguß)

### Definition

Die Definition des Krankheitsbildes „Asbestpleuritis" (synonym „benigner asbestinduzierter Pleuraerguß") ist nicht unumstritten. An ihrer Existenz kann jedoch nicht gezweifelt werden. Für die Diagnose müssen folgende Kriterien erfüllt sein:

1) Es muß eine Asbestexposition eruierbar sein.

2) Andere Ursachen, die zu einem Pleuraerguß führen, müssen ausgeschlossen werden, insbesondere maligne Ergüsse (Pleuritis carcinomatosa, Pleuramesotheliom) und die Pleuritis tuberculosa [40, 45]. Der Erguß bildet sich in der Regel spontan zurück, rezidiviert aber i. allg. kontralateral [18−20].

### Epidemiologie

Epidemiologische Daten über die Asbestpleuritis liegen nicht vor. In den meisten Studien wird von einer Exposition gegen gemischte Fasertypen, zumeist Krokydolith und Chrysotil ausgegangen. Das mittlere Erkrankungsalter liegt bei 48 Jahren mit Schwankungen zwischen 23 und 76 Jahren. Zumeist ist die Exposition berufsbedingt und nicht sehr erheblich. Die mittlere Dauer der Asbestexposition beträgt 20 Jahre (1−51 Jahre!). Rauchen ist nach den verfügbaren Daten kein Risikofaktor, Männer sind 10mal so oft betroffen wie Frauen [20, 28, 53]. Die Latenzzeit zwischen Beginn der Exposition und Manifestation der Asbestpleuritis ist im Gegensatz zu den Pleuraplaques zumeist relativ kurz (ca. 5 Jahre im Mittel), kann jedoch auch Jahrzehnte betragen [43, 56, 64, 86, 109].

### Pathologie

*Makroskopisch* erscheint die viszerale Pleura und die darunter gelegene Lunge bis auf Fibrinauflagerungen unauffällig, in späteren Stadien der Erkrankung wird sie jedoch als weiß-glänzend und verdickt beschrieben. Entzündet ist auch die parietale Pleura, oft lamellär verdickt. *Mikroskopisch* findet sich hyalines Bindegewebe mit regelrecht angeordneten kollagenen Fasern und geringer zellulärer Reaktion.

Asbestfasern sind nur elektronenmikroskopisch im Pleura- und Lungengewebe nachweisbar [23, 51].


## Pathogenese

Die Pathogenese der benignen Pleuraergüsse nach Asbestexposition ist nicht geklärt. Mechanische und immunologische Faktoren werden diskutiert. Als wahrscheinlich ist eine Kombination beider mit einer initialen mechanischen Läsion (wie beim Pleuraplaque) und einer konsekutiven immunologischen Reaktion anzunehmen [51, 70].


## Klinik

Meist wird der Pleuraerguß bei einer Routineuntersuchung im Röntgenbild entdeckt. Nur gelegentlich beginnt die Krankheit mit Fieber, Pleuraschmerz, Leukozytose und beschleunigter Blutsenkung [53, 73].

*Radiologisch* bedarf es subtiler Untersuchungstechniken, um die meist kleinen Ergußmengen zu orten, die Benutzung des Ultraschalls bei der Punktion kann hilfreich sein. Pleuraplaques werden bei ca. 20% der Patienten beobachtet, eine Lungenasbestose in weniger als 10% [56, 74].

Die *Pleurapunktion* zeigt ein Exsudat, das in 50% hämorrhagisch aussieht und in 25% eine deutliche Eosinophilie zeigt. Die übrigen Befunde sind nicht richtungsweisend: Lymphozyten und Granulozyten sind in gleicher Weise erhöht, der Albumingehalt geringfügig niedriger als im Plasma und der LDH-Spiegel über 200U/l. Der Glukosegehalt ist identisch mit dem des Plasma. Die Pleurabiopsie dient dem Ausschluß maligner und tuberkulöser Pleuraprozesse [70]. Gelegentlich kann trotz Einsatz invasiver Diagnostik einschließlich *Thorakoskopie* und/oder diagnostischer Thorakotomie die Entwicklung eines Pleuramesothelioms übersehen werden. Kontrolluntersuchungen für die nächsten 3–6 Monate nach Auftreten einer Asbestpleuritis sind deshalb notwendig.

*Differentialdiagnostisch* ist das gesamte Spektrum der Ursachen des Pleuraergusses zu erwägen, insbesondere die Pleuritis tuberculosa, carcinomatosa und das Pleuramesotheliom [70].


## Prognose

Bei den Schwierigkeiten mit der Diagnose „Asbestpleuritis" nimmt es nicht wunder, daß hin und wieder im Verlauf die Entwicklung eines Mesothelioms beobachtet wird. Natürlich kann sich das Mesotheliom der Pleura initial auch in Form eines Pleuraergusses manifestieren. In jedem Fall ist bei der Stellung der Diagnose Asbestpleuritis eine Nachuntersuchung angezeigt, selbst wenn bioptisch ein Tumor ausgeschlossen zu sein scheint. Dies gilt besonders für Patienten mit langer Latenzzeit zwischen Exposition und Manifestation des Ergusses und solchen mit Schmerzen. Bei dieser Konstellation muß immer der Verdacht auf ein Mesotheliom gelenkt werden [97].

Eine *Therapie* der Asbestpleuritis ist bei der guten Spontanrückbildungstendenz meist nicht erforderlich; selten müssen Pleuradrainage, Pleurodese oder gar operative Pleurektomie vorgenommen werden [46, 66, 132].

Ein Gutteil der Fälle von Asbestpleuritis führt zur diffusen Pleurafibrose (s. dort).

## Begutachtung

Nach der 1988 novellierten Berufskrankheitenverordnung ist die Asbestpleuritis mit der Nr. 4103 als Berufskrankheit anerkannt, auch wenn keine Lungenasbestose besteht. Die Begutachtung sollte erst erfolgen nach Abklingen der akuten Phase und evtl. Entwicklung einer diffusen Pleurafibrose (s. dort). Nachbegutachtungen sind aus den obigen Gründen für die ersten 3 Jahre in Einjahresabständen festzulegen.

# Diffuse Pleurafibrose

## Definition

Unter diffuser Pleurafibrose wird eine bindegewebige Pleuraverdickung aus kollagenen Fasern verstanden. Diese bedeckt größere Teile der Lunge, gelegentlich ihren gesamten Umfang und geht immer mit Verwachsungen zwischen parietalem und viszeralem Pleurablatt einher. Diese läßt sich radiologisch als „Verlötung" des kostophrenischen Winkels leicht erkennen. Häufig finden sich bei der diffusen Pleurafibrose strangförmige Bindegewebsausläufer in das Lungenparenchym hinein, zumeist hiluswärts. Radiologisch imponieren die Veränderungen als „Krähenfuß" (Abb. 10). Gelegentlich kann ein peripherer Lungenabschnitt eingerollt und durch die Pleuraadhäsion stranguliert werden, es entsteht die „Kugelatelektase" (Abb. 11). Synonym für die diffuse Pleurafibrose wird auch der Ausdruck „Hyalinosis complicata" verwandt, ursprünglich nur als Komplikation nach Asbestpleuritis beschrieben [34, 53].

## Epidemiologie

Über die Prävalenz der diffusen Pleurafibrose gibt es nur Schätzungen, sie bewegen sich bei Arbeitern mit langjähriger Asbestexposition in Bereichen von 10–16%. Häufig entsteht die diffuse Pleurafibrose aus der Asbestpleuritis. Entsprechend großen Schwankungsbreiten unterliegen auch die Angaben im Schrifttum über Dauer der Asbestexposition, Latenzzeit zwischen Exposition und Manifestation und Erkrankungsalter (s. „Asbestpleuritis") [9, 77, 80, 85, 95].

## Pathologie

*Makroskopisch* zeigt sich der Pleuraspalt durch eine Pleuraschwiele mit bis zu
5 mm Dicke obliteriert, am ausgeprägtesten an der Lungenbasis. Breite Bindege-
webszüge strahlen von der viszeralen Pleura in das Lungengewebe ein. *Mikrosko-*
*pisch* handelt es sich um zellarmes, kollagenes Bindegewebe mit Proliferation von
Fibroblasten und mesothelialer Hyperplasie. Die lichtmikroskopisch feststellbare
Asbestkörperchendichte im Lungengewebe von Patienten mit diffuser Pleurafibrose liegt in der Größenordnung der leichten Lungenasbestose (s. dort) [95, 105].


## Pathogenese

Nicht nur morphologisch, auch pathogenetisch ist die diffuse Pleurafibrose ein di-
stinktes Krankheitsbild, das sich vom umschriebenen, auf die parietale Pleura be-
schränkten Plaques klar abgrenzen läßt. Ihr plötzliches Auftreten, ihr Fortschreiten und ihre Remissions- und Rezidivfreudigkeit unterscheiden sie von der jahre-
langen Konstanz des Plaque und legen einen anderen pathogenetischen Mechanis-
mus nahe. Möglicherweise sind es unterschiedliche Reaktionen des Immunsystems,
die im einen Fall zur Plaqueentwicklung, im anderen zur diffusen Pleurafibrose
führen [20]. Tierexperimente mit Granulozytendepletion deuten darauf hin.


## Klinik

Belastungsdyspnose entsteht erst bei ausgedehnter Pleuraverschwielung, Schmerzen werden selten geklagt.

   *Radiologisch* finden sich die folgenden Veränderungen, häufig miteinander
kombiniert (Abb. 10, 11):

1. Verklebung des kostophrenischen Winkels;
2. umschriebene, meist weniger als 5 cm lange Pleuraverdickung außerhalb der
   Prädilektionsstellen von Pleuraplaque, also z. B. im dorsalen Oberfeld;
3. lineare, mehrere cm lange pleurale Strukturen, die häufig erst im CT lokalisier-
   bar sind;
4. diffuse pleurale Verdickungen, gelegentlich den gesamten Hemithorax umfas-
   send;
5. von der Brustwand ausgehende, tief in das Lungengewebe hineinziehende, di-
   vergierende Gewebestränge (*„Krähenfüße"*);
6. *Kugelatelektasen.* Letztere sind durch das Computertomogramm [39] eindeutig
   zu identifizieren und liegen zumeist in der Lingula (42%), im Mittellappen
   (20%) und seltener in den Unterlappen (14 bzw. 15%) [35, 54, 81, 91, 103, 107,
   108, 114, 116].

   Die *Lungenfunktion* zeigt variable Grade der Restriktion, abhängig von der
Ausdehnung der Pleurafibrose und der Anwesenheit von Kugelatelektasen [53, 54,
77]. Bei körperlicher Belastung kann, wie bei Pleuraschwarten sonst auch, das

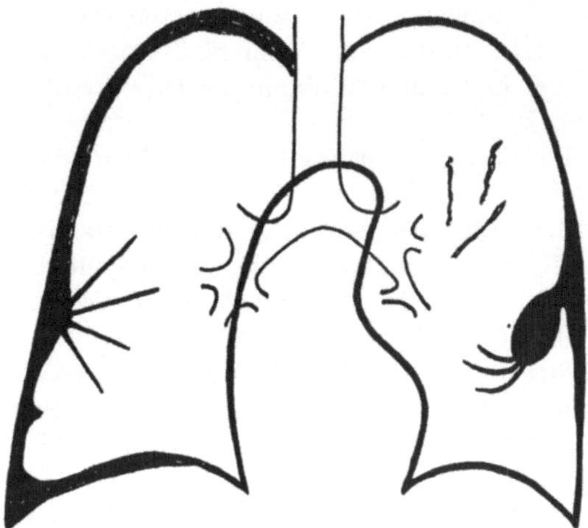

**Abb. 10.** Schematische Darstellung des Röntgenbildes einer diffusen Pleurafibrose (Hyalinosis complicata) mit diffuser Pleuraverdickung rechts, Obliterierung des kostophrenischen Winkels, mit von der Pleura in die Lunge hilärwärts einstrahlenden Pleuraschwielen („Krähenfüße") sowie typischer Kugelatelektase mit „Kometenschweif" und intrapulmonalen, streifigen Verdichtungen an der Grenze vom linken Mittel- zum Oberfeld

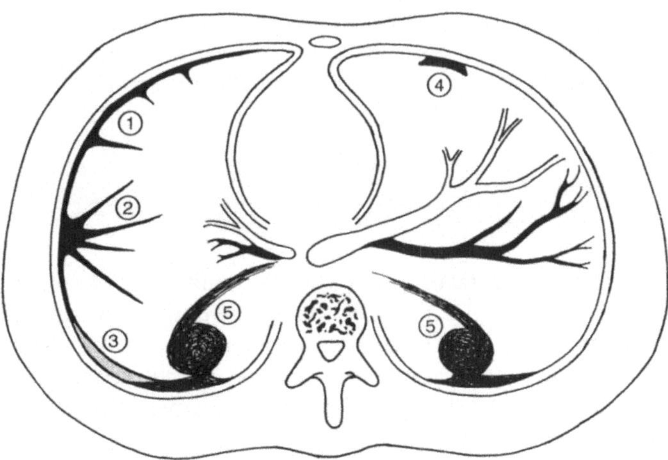

**Abb. 11.** Schematische Darstellung eines Computertomogramms des Thorax bei diffuser Pleurafibrose mit intrapulmonalen, zentripetalen Verdichtungszonen (*1*), zum Teil sternförmig („Krähenfüße") (*2*) gekammertem Pleuraerguß (*3*), hyalinen Pleuraplaque (*4*) und „Kugelatelektase" mit „Kometenschweif" (*5*)

Atemminutenvolumen nur durch eine Erhöhung der Atemfrequenz gesteigert werden, da infolge der „Fesselung der Lunge" eine adäquate Zunahme des Atemzugvolumens nicht möglich ist. Der relative Totraumanteil nimmt zu. Dies verspürt der Patient als Belastungsdyspnoe [64, 79, 132].

*Differentialdiagnostisch* müssen alle zur Verschwartung führenden Pleuraprozesse in Erwägung gezogen werden, insbesondere solche entzündlicher (Tuberkulose, parapneumonisch), immunologischer (LE, rheumatoide Arthritis) und toxischer (z. B. Pankreatitis) Genese. Häufig sind Verlaufskontrollen zur endgültigen Abklärung erforderlich. Die Indikation zur Biopsie wird zu stellen sein, wenn es zu einem Rezidiv mit Erguß kommt. Täuschend ähnlich der diffusen asbestinduzierten Pleurafibrose kann die *„kryptogenetische, bilaterale fibrosierende Pleuritis"* sein. Bei dieser seltenen Erkrankung geht der Pleurafibrose immer ein bilateraler Pleuraerguß voraus, der langsam resorbiert wird und verschwartet. Im Gegensatz zur Asbestpleuritis sind die Patienten dabei immer krank, klagen über Brustschmerzen, Atemnot, Husten und allgemeine Schwäche. Die Senkung ist immer beschleunigt und HLA-B 44 positiv. Histologisch ist typisch die fokale Ansammlung von Lymphozyten und das Fehlen von Asbestfasern bei elektronenmikroskopischer Untersuchung des Lungenparenchyms. Das Krankheitsbild kann sich im Gegensatz zur Asbestpleuritis unter Kortikosteroiden bessern [21, 64].

## Prognose

Die prognostische Bedeutung der diffusen Pleurafibrose ist unterschiedlich: bei einem Teil der Patienten scheint der Prozeß progredient, bei gut der Hälfte jedoch stationär. Die Mesotheliomrate bei Patienten mit diffuser Pleurafibrose ist erhöht [36, 111].

## Therapie

Bei ausgedehnten, die Lunge mantelartig umgebenden und diese fesselnden Schwarten kann eine Dekortikation indiziert sein. Sie ist allerdings nicht sinnvoll, wenn im CT „Krähenfüße" mit in das Lungenparenchym einstrahlenden Pleurasträngen nachgewiesen werden. Eine saubere Präparation ist chirurgisch dann nicht möglich, und im Endeffekt kann der operative Eingriff zu mehr Verwachsungen führen als ursprünglich vorhanden waren [66, 132].

## Begutachtung

Im Gegensatz zum Pleuraplaque, der keine nennenswerten Funktionsdefekte nach sich zieht, können bei ausgedehnten diffusen Pleurafibrosen mit pulmonalem Befall in Form von Bindegewebssträngen und Kugelatelektasen aus funktionellen Gründen die Voraussetzung für eine entschädigungspflichtige Berufskrankheit gegeben sein (BeKV 4103). Der Grad der MDE hat sich an den gleichen lungenfunktionsanalytischen Kriterien zu orientieren wie bei der Lungenasbestose (s. oben).

## Literatur


1. Agostini P, Smith DD, Schoene RB et al. (1987) Evaluation of breathlessness in asbestos workers: results of exercise testing. Am Rev Respir Dis 135:812–816
2. American Thoracic Society (Official statement) (1986) The diagnosis of nonmalignant diseases related to asbestos. Am Rev Respir Dis 134:363–368
3. Amtmann K, Aisner J (1987) Asbestos related malignancy. Grune & Stratton, Orlando
4. Apps MCP et al. (1983) Breathlessness and hypoxia on exercise in patients with asbestos related disease. Am Rev Respir Dis 127:180
5. Arzt GH, Pirtkiens R, Rosenthal H (1980) Review of lung function data in 195 patients with asbestosis of the lung. Int Arch Occup Environ Health 45:63–79
6. Ashcroft T, Heppleston AG (1973) The optical and electron microscopic determination of pulmonary asbestos fibre concentration and its relation to the human pathological reaction. J Clin Pathol 26:224
7. Bateman ED, Benatar SR (1987) Asbestos-induced diseases: clinical perspectives. Q J Med 62:183–194
8. Baum GL, Gitter S, Goldsmith JR et al. (1986) Advances in asbestos disease research: common practical problems – panel discussion. Am J Ind Med 10:563–572
9. Becklake MR (1976) Asbestos-related diseases of the lung and other organs: their epidemiology and implications for clinical practice. Am Rev Respir Dis 114:187–227
10. Becklake MR (1982) Asbestos-related diseases of the lungs and pleura: current clinical issues. Am Rev Respir Dis 126:187
11. Becklake MR (1982) Exposure to asbestos and human disease (editorial). N Engl J Med 306:1480–1482
12. Begin R, Masse S, Bureau MA (1982) Morphology and function of the airways in early asbestosis of the sheep. Am Rev Respir Dis 126:870–876
13. Begin R et al. (1984) Radiographic assessment of pleura-pulmonary disease in asbestos workers: postero-anterior, four view films and computed tomograms of the thorax. Br J Ind Med 4:373–383
14. Bignon J, Gee JBL (1985) Pleural fibrogenesis. In: Chrétin J, Bignon J, Hirsch A (eds) The pleura in health and disease. Dekker, New York (Lung biology in health and disease, vol 30, pp 417–443)
15. Bohlig H (1976) Pneumokoniosen nach Inhalation vorwiegend silikathaltiger Stäube. In: Schwiegk H (Hrsg) Pneumokoniosen. Springer, Berlin Heidelberg New York (Handbuch der inneren Medizin, Bd IV/1)
16. Bohlig H, Otto H (1975) Asbest und Mesotheliom. Thieme, Stuttgart (Medizinische Schriftenreihe des BMA „Arbeit und Gesundheit", NF, Heft 89)
17. Bohlig H et al. (1981) Die Weiterentwicklung der internationalen Staublungenklassifikation und ihre Konsequenzen für die arbeitsmedizinischen Vorsorgeuntersuchungen staubgefährdeter Arbeitnehmer (ILO 1980/BRD). Prax Pneumol 35:1134–1139
18. Boutin C et al. (1975) Pleuresies asbestosiques benignes. Poumon Coeur 31:111–118
19. Britton MG (1982) Asbestos pleural disease. Br J Dis Chest 76:1–10
20. Brooke T et al. (1989) Asbestos-related disease. N Engl J Med 320:1721–1729
21. Buchanan DR et al. (1988) Cryptogenic bilateral fibrosing pleuritis. Br J Dis Chest 82:186
22. Churg A (1982) Fiber counting and analysis in the diagnosis of asbestos-related disease. Hum Pathol 14:381–392
23. Churg A (1983) Current issues in the pathologic and mineralogic diagnosis of asbestos-induced disease. Chest 84:275–280
24. Churg A, Golden J (1982) Current problems in asbestos-related diseases. Pathol Annu 17:33–66

25.  Churg A, Warnock ML (1980) Asbestos fibers in the general population. Am Rev Respir Dis 122:669–678
26.  Churg A, Wiggs B (1986) Fiber size and number in workers exposed to processed chrysotile asbestos, chrysotile miners, and the general population. Am J Ind Med 9:143–152
27.  Cookson W, Musk AW, Glancy JJ (1983) Pleural thickening and gas transfer in asbestosis. Thorax 38:657–661
28.  Cookson W et al. (1985) Benign and malignant pleural effusion in former Wittenoom crocidolite millers and miners. Aust NZ J Med 15:731–737
29.  Costabel U, Bross KJ, Matthys H (1985) Bronchoalveoläre Lavage: Klinische Bedeutung zytologischer und immunzytologischer Befunde. Prax Klin Pneumol 39:343–355
29a. Costabel U, Bross KJ, Huck E, Guzman J, Matthys H (1987) Lung and blood lymphocyte subsets in asbestosis and in mixed dust pneumoconiosis. Chest 91:110–112
30.  Cotes JE (1979) Lung function: assessment and application in medicine, 4th edn. Blackwell, Oxford, pp 329–387
31.  Coutts I et al. (1987) Mortality in cases of asbestosis diagnosed by a pneumoconiosis medical panel. Thorax 42:111–116
32.  Craighead JE, Mossmann BT (1982) The pathogenesis of asbestos-associated diseases. N Engl J Med 306:1446–1455
33.  Craighead JE, Mossmann BT (1982) The pathogenesis of asbestos-associated diseases. N Engl J Med 1446–1455
34.  Dernevik L et al. (1982) Shrinking pleuritis with atelectasis. Thorax 37:252–258
35.  Dernevik L et al. (1985) Shrinking pleuritis with atelectasis: specificity of abnormalities present at conventional radiography of the lung. Acta Radiol 26:181–185
36.  Dernevik L et al. (1985) Long-term results of operation for shrinking pleuritis with atelectasis. Thorax 40:448–452
37.  De Vuyst P, Dumortier P, Moulin E et al. (1988) Asbestos bodies in bronchoalveolar lavage reflect lung asbestos body concentration. Eur Respir J 1:362–367
38.  Doll R, Peto R (1981) The causes of cancer: estimate of avoidable risk of cancer in the United States today. J Natl Cancer Inst 55:1192–1308
39.  Doyle TC, Lawler GA (1984) CT features of rounded atelectasis of the lung. AJR 143:225–228
40.  Eisenstedt HB (1964) Asbestos pleurisy. Chest 46:78–81
41.  Eitner F, Otto H (1984) Zur Dignität von Asbestkörperchenzählungen im Lungengewebe. Arbeitsmed Sozialmed Präventivmed 19:1–5
42.  Epler GR et al. (1978) Normal chest roentgenograms in chronic diffuse infiltrative disease. N Engl J Med 198:934–949
43.  Epler GT, McLoud TC, Gaensler EA (1982) Prevalence and incidence of benign asbestos pleural effusion in a working population. JAMA 247:617–622
44.  Franzblau A, Lilis R (1987) The diagnosis of nonmalignant diseases related to asbestos. Am Rev Respir Dis 136:790–791
45.  Gaensler EA, Kaplan AI (1971) Asbestos pleural effusion. Ann Intern Med 74:178–191
46.  Gaensler EA, McLoud T, Carrington DB (1985) Thoracic surgical problems in asbestos-related disorders. Ann Thorac Surg 40:82–96
47.  Gellert AR et al. (1985) Bronchoalveolar lavage and clearence of 99 m-Tc-DTPA in asbestos workers without evidence of asbestosis. Br J Dis Chest 79:251–257
48.  Gellert AR et al. (1986) Asbestos fibres in bronchoalveolar lavage fluid from asbestos workers: examination by electron microscopy. Br J Ind Med 43:170–176
49.  Greene R, Boggis C, Jantsch H (1984) Asbestos-related pleural thickening: effect of threshold criteria an interpretation. Radiology 152:569–573
50.  Hain E et al. (1985) Asbestose: Klinik und Lungenfunktion. Atemwegs Lungenkrankh 11:285–290
51.  Herbert A (1986) Pathogenesis of pleurisy, pleural fibrosis and mesothelial proliferation. Thorax 41:176–189
52.  Hillerdal G (1981) Non-malignant asbestos pleural disease. Thorax 36:669–675
53.  Hillerdal G (1987) Asbestos-related pleural disease. Semin Respir Med 9:65–74
54.  Hillerdal G (1989) Rounded atelectasis: Clinical experience with 74 patients. Chest 95:836

55. Hillerdal G, Lindgren A (1980) Pleural plaques: Correlation of occurrence at autopsy to radiographic findings and occupational history. Eur J Respir Dis 61:315–318
56. Hillerdal G, Özesmi M (1987) Benign asbestos pleural effusion: 73 exudates in 60 patients. Eur J Respir Dis 71:113–121
57. Hourihane DO'B, Lessof L, Richardson PC (1966) Hyaline and calcified pleural plaques as an index of exposure to asbestos: a study of radiological and pathological features of 100 cases with a consideration of epidemiology. Br Med J I:1069–1074
58. Huuskonen MS (1978) Clinical feature, mortality and survival of patients with asbestosis. Scand J Work Environ Health 4:265–274
59. Järvholm B et al. (1986) Pleural plaques – asbestos – ill health. Eur J Respir Dis [Suppl 145]:68
60. Jodoin G et al. (1971) Early effects of asbestos exposure on lung function. Am Rev Respir Dis 104:525
60a. Jones RN, Diem JE, Hughes JM et al. (1989) Progression of asbestos effects: a prospective longitudinal study of chest radiographs and lung function. Br J Ind Med 46:97–105
61. Katz D, Kreel L (1979) Computed tomography in pulmonary asbestosis. Clin Radiol 30:207–213
62. Konietzko N (1987) Die bronchoalveoläre Lavage bei Pneumokoniosen. Verh Dtsch Ges Arbeitsmed 1:117–122
63. Konietzko N (1988) Asbest und Lunge, Teil I. Med Klin 83:417–423
64. Konietzko N (1988) Asbest und Lunge, Teil II. Med Klin 83:449–455
65. Konietzko N et al. (1974) Verschlußvolumen bei Asbeststaubexponierten. Prax Pneumol 28:829–831
66. Konietzko N et al. (1980) Die gefesselte Lunge – Ergebnisse der Dekortikation. Atemwegs Lungenkrankh 3:191–200
67. Konietzko N et al. (1988) Berichte über eine Arbeitstagung zur Begutachtung der Lungenasbestose. Prax Pneumol 42:438–441
67a. Konietzko N, Teschler H, Costabel U (1989) Der Stellenwert der bronchoalveolären Lavage bei Pneumokoniosen. Atemwegs Lungenkrankh 15:631–635
68. Leipner N et al. (1984) Asbestose. Computertomographie im Vergleich mit der konventionellen Röntgendiagnostik. RÖFO 141:275–278
69. Lemenager J et al. (1985) Atteintes pleurales et retentissement fonctionell de l'asbestose chez 380 sujets exposes. Presse Méd 14:1462–1464
70. Light RA (1983) Pleural diseases. Lea & Febiger, Philadelphia
71. Lilis R, Schihoft IJ, Lermann Y (1986) Asbestosis: interstitial pulmonary fibrosis and pleural fibrosis in a cohort of asbestos insulation workers: influence of cigarette smoking. Am J Ind Med 10:459–470
72. Lindemann L, Akkoclu A, Petro W, Konietzko N (1985) Korrelation von Röntgenbefunden und Lungenfunktion bei Lungenasbestose. Prax Pneumol 39:695
73. Martensson G, Hagberg S, Pettersen K, Thiringer G (1987) Asbestose pleural effusion – a clinical entity. Thorax 42:605–612
74. Mattson SB (1975) Monosymptomatic exudative pleurisy in persons exposed to asbestos dust. Scand J Respir Dis 56:263–272
75. McDonald JC (1985) Health implications of environmental exposure to asbestos. Environ Health Perspect 62:319–328
76. McGavin CR, Sheers G (1984) Diffuse pleural thickening in asbestose workers: disability and lung function abnormalities. Thorax 39:604–607
77. McLoud TC, Woods BO, Carrington CB, Eyter GR, Gaensler EA (1985) Diffuse pleural thickening in an asbestos exposed population: Prevalence and causes. AJR 144:9–18
78. McMillan GHG, Rossiter CE (1982) Development of radiological and clinical evidence of parenchymal fibrosis in men with nonmalignant asbestos-related pleural lesions. Br J Ind Med 39:54–59
79. Miller A, Tierstein AS, Selikoff IJ (1983) Ventilatory failure due to asbestos pleurisy. Am J Med 75:911–919
80. Mintzer RA, Cugell DW (1982) The association of asbestos-induced pleural disease and rounded atelectasis. Chest 81:457–460

81. Mintzer RA et al. (1981) Rounded atelectasis and its association with asbestos-induced pleural disease. Radiology 139:567–570
82. Morgan WCK (1982) Pulmonary disability and impairment. Can't work? Won't work? Am Thorac Soc News 8:30–35
83. Morris DL, Greenberg SD, Lawrence EC (1985) Immune responses in asbestos-exposed individuals. Chest 87:278–280
84. Murphy RLH et al. (1984) Crackles in the early detection of asbestosis. Am Rev Respir Dis 129:375–379
85. Navratil M, Dobias J (1973) Development of pleural hyalinosis in long term studios of persons exposed to asbestos dust. Environ Res 6:455–472
86. Nyiredy G (1975) Benigne Asbestpleuritis. Prax Pneumol 29:166–169
87. Ose H, Bittersohl G (1972) Zur Epidemiologie der Pleura-Asbestose. Z Erkr Atmungsorgane 136:165
88. Otto H, Bohlig H (1985) Morphologie und Röntgenologie der Asbestose. Radiologie 25:9–21
89. Paradis IL, Dauber JH, Rabin BS (1986) Lymphocyte phenotypes in bronchoalveolar lavage and lung tissue in sarcoidosis and idiopathic pulmonary fibrosis. Am Rev Respir Dis 133:866–880
90. Parkes WR (ed) (1982) Occupational lung disorders, 2nd edn. Butterworth, London, p 294
91. Payne CR, Jaques P, Kerr IH (1980) Lung folding simulating peripheral pulmonary neoplasm (Bleskovsky's syndrome). Thorax 35:936–940
92. Picado C et al. (1987) Mechanisms affecting exercise performance in subjects with asbestos-related pleural fibrosis. Lung 165:45–57
93. Pott F (1980) Tierexperimente. In: Umweltbundesamt (Hrsg) Luftqualitätskriterien. Umweltbelastung durch Asbest und andere faserige Feinstäube. Schmidt, Berlin (Umweltbundesamt Berichte, Nr 7, S 333–360)
94. Preger L (1978) Organ involvement in asbestos related disease. Pleura effusions. In: Preger L, Arai DT, Kotin P, Weill H, Werchak J (eds) Asbestos -related disease. Grune & Stratton, New York, pp 113–120
95. Preger L et al. (1978) Asbestos-related disease. Grune & Stratton, New York
96. Raithel HJ, Valentin H (1983) Computertomographische Untersuchungen bei Patienten mit Asbestose und Silikose. Prax Klin Pneumol 37:1119–1129
97. Robinson BWS, Musk AW (1981) Benign asbestos pleural effusion: Diagnosis and course. Thorax 36:896–900
98. Rödelsperger K et al. (1985) Probleme des Asbestfasernachweises im Lungenstaub. Atemwegs Lungenkrankh 11:236–238
99. Rogers AJ (1984) Determination of mineral fibre in human lung tissue by light microscopy and transmission electron microscopy. Ann Occup Hyg 28:1–12
100. Roggli VL et al. (1980) Comparison of sputum and lung asbestos body counts in former asbestos workers. Am Rev Respir Dis 122:941–943
101. Sarrazin W (1974) Gesundheitliche Risiken durch Asbest. Industrielle und allgemeine Expositionsmöglichkeiten. Prax Pneumol 28:370
102. Schlipköther HW (1968) Tierexperimente und in-vitro-Untersuchungen mit Asbeststaub. Internationale Konferenz über biologische Wirkungen des Asbestes, Dresden, S 67
103. Schneider HJ, Felson B, Gonzales LL (1980) Rounded atelectasis. AJR 134:225–232
104. Schoenberger CI et al. (1982) Role of alveolar macrophages in asbestosis: modulation of neutrophilic migration to the lung after acute asbestos exposure. Thorax 37:803–809
105. Schümmelfelder N (1956) Umfaltungen und Verwachsungen an freien Lungenrändern. Beitr Pathol Anat 116:422–435
106. Selikoff IJ, Lee DHK (1978) Asbestos and disease. Academic Press, New York
107. Silverman SP, Marino L (1987) Unusual cases of enlarging pulmonary mass. Chest 91:457–458
108. Sinner WN (1980) Pleuroma: a cancer-mimicking atelectatic pseudotumor of the lung. RÖFO 133:578–585
109. Sluis-Cremer GK, Webster I (1972) Acute pleurisy in asbestos exposed persons. Environ Res 5:380–391

110. Sluis-Cremer GK, Thomas RG, Schmaman IB (1984) The value of computerized axial tomography in the assessment of workers exposed to asbestos. Am J Ind Med 6:27–35
111. Smith LS, Schillaci RF (1984) Rounded atelectasis due to acute effusion: spontaneous resolution. Chest 85:830–832
112. Stark P (1982) Rounded atelectasis: another pulmonary pseudotumor. Am Rev Respir Dis 125:248–250
113. Stephens M et al. (1987) Asbestos induced diffuse pleural fibrosis: pathology and mineralogy. Thorax 42:583–588
114. Tallroth K, Kiviranta K (1984) Round atelectasis. Respiration 45:71–77
114a. Teschler H, Schraps T, Konietzko N, Costabel U (1989) Interlobar variation of BAL asbestos body counts, cell differentials and lymphocyte subsets in asbestosis. Eur Respir J 2:A685
114b. Teschler H, Wang YM, Konietzko N, Costabel U (1989) Bronchoalveoläre Lavage: Stellenwert in der Diagnostik seltener Lungenerkrankungen. Atemwegs Lungenkrankh 15
115. Thürauf J, Valentin H (1977) Zur Bedeutung und Beurteilung von Pleuraveränderungen nach Asbeststaubexposition. Arbeitsmed Sozialmed Präventivmed 12/9:198–200:625–630
116. Tylèn U, Nilsson U (1982) Computed tomography in pulmonary pseudotumors and their relation to asbestos exposure. J Comput Assist Tomogr 6:229–237
117. Unfallverhütungsbericht der Deutschen Bundesregierung (1984) Deutscher Bundestag 10. Wahlperiode. Drucksache 10/2353 v. 14.11.84, S 32–35
118. Valentin H, Otto H (1976) Kriterien zur Anerkennung bösartiger Neubildungen als Berufskrankheiten. Berufsgenossenschaft 4:151
119. Valentin H et al. (1979) Arbeitsmedizin Bd 2: Berufskrankheiten. Thieme, Stuttgart, S 248–271
120. Wagner JC (1982) Experimental studies and the pathology of asbestos-induced lung disease. Arch Immunol Ther Exp (Warsz) 30:221–228
121. Walton M, Skeoch T (1986) Diagnosis of asbestosis by needle lung biopsy. Thorax 23:556–562
122. Warnock ML, Prescott BT, Kuwahara TJ (1982) Numbers and types of asbestos fibres in subjects with pleural plaques. Am J Pathol 109:27–46
123. Weill H, Hughes JM (1986) Asbestos as a public health risk: disease and policy. Annu Rev Public Health 7:171–192
124. Weill H et al. (1975) Lung function consequences of dust exposure in asbestos cement manifacturing plants. Arch Environ Health 30:88
125. Wendland ME, Wolff HF (1977) Die Berufskrankheitenverordnung (BeKV). Loseblattsammlung, Merkblätter. Zu Nr. 4103 (Asbeststaublungenerkrankung, Asbestose), Nr. 4104 (Asbeststaublungenerkrankung, Asbestose in Verbindung mit Lungenkrebs) und Nr. 4105 (durch Asbest verursachtes Mesotheliom des Rippenfells und des Bauchfells). Schmidt, Berlin
126. Woitowitz HJ, Valentin H (1985) Pleuraasbestose – Klinik und Epidemiologie. Atemwegs Lungenkrankh 11:291–296
127. Woitowitz HJ, Valentin H (1986) Zur arbeits- und sozialmedizinischen Begutachtung von Asbest-Inhalationsfolgen. Prax Pneumol 40:153–159
128. Wollmer P et al. (1987) Measurement of lung density by X-ray computed tomography relation to lung mechanics in workers exposed to asbestos cement. Chest 91:865–869
129. Worth G (1979) Röntgenologisch fassbare Veränderungen bei Pneumokoniosen. Prax Pneumol 33:622–626
130. Worth G, Worth H (1979) Erkrankungen durch Inhalation von Asbeststaub. Prax Pneumol 33:701–725
131. Worth H, Worth G (1985) Funktionsanalytische und röntgenologische Parameter im Längsschnitt bei Patienten mit Asbestose. Prax Pneumol 39:986–987
132. Wright PH et al. (1980) Respiratory function changes after asbestos pleurisy. Thorax 35:31–36
133. Yoshimura H et al. (1986) Pulmonary asbestosis: CT study of subpleural curvilinear shadow. Radiology 158:653–658

# Silikose − Anthrakosilikose

H. Worth

## Terminologie

Der von Zenker [49] eingeführte Begriff „Pneumokoniose" beschreibt eine chronische, generalisierte interstitielle Lungenerkrankung, die durch Inhalation anorganischer Partikel verursacht wird. Die Bezeichnung „Silikose" geht auf den italienischen Pathologen Visconti [38] zurück. Unter Silikose versteht man die noduläre Form der Pneumokoniose, die durch eine fibröse Reaktion nach Quarzstaubretention gekennzeichnet ist. Stratton [31] gebrauchte erstmalig den Ausdruck „Anthrakose", der eine herdförmige schwarze Pigmentierung der Lunge beschreibt, die durch Einatmung von quarzfreiem Kohlenstaub oder Ruß verursacht wird. Die Begriffe „Anthrakosilikose" bzw. „Kohlenbergarbeiterpneumokoniose" charakterisieren die knotige Form einer Mischstaubpneumokoniose, die durch Aufnahme und Ansammlung von Kohlenstaub, Gesteinsstaub und Tonmineralien in der Lunge hervorgerufen wird.

## Hauptgefährdungsbereiche

An allen Arbeitsplätzen, an denen eine Exposition gegenüber quarzhaltigen Feinstäuben mit einer lungengängigen Korngröße von weniger als 5 µm gegeben ist, besteht das Risiko einer Silikose oder Anthrakosilikose. Dabei sind die Zusammensetzung der Stäube und der Anteil an quarzhaltigen Bestandteilen von erheblicher Bedeutung. Etwa 3/4 aller entschädigten Silikosen und Anthrakosilikosen treten in der Bundesrepublik Deutschland im Bereich des Kohlenbergbaus auf, obwohl der Anteil des Staubes in den Kohlenstreben des Ruhr- und Aachener Reviers überwiegend aus Kohle (63% − 91%) und Ton (8% − 33%) besteht, während der durchschnittliche lungengängige Quarzanteil bei 2,2% bis 2,9% liegt. Es folgen in wesentlich geringeren prozentualen Anteilen Silikosen in der Steinbruch-, Keramik- und Glasindustrie wie auch in der Stahl- und Eisenindustrie (Gießereien) sowie im Baugewerbe.

## Pathogenese

Trotz aller Fortschritte und Teilerkenntnisse in der Pathogenese der Pneumokoniosen ist die biologische Reaktion des Organismus auf quarzhaltigen Staub, an deren Ende die hyaline Schwiele steht, nur teilweise geklärt. Die Inhalation und alveoläre

Lunge und Arbeitswelt
Herausgegeben von N. Konietzko et al.
© Springer-Verlag Berlin Heidelberg 1990

Deposition lungengängiger quarzhaltiger Staubpartikel führt zu einer in vitro und in vivo beobachteten quarzbedingten Funktionsstörung der Makrophagen, wobei biologisch aktive Substanzen aus Alveolarmakrophagen nach Kontakt mit quarzhaltigem Staub freigesetzt werden. Zu ihnen gehören neben Faktoren, welche die Fibroblasten zur Kollagenbildung anregen, Mediatoren, die in Funktionen des Immunsystems eingreifen. Quarz hat nach Schlipköter [23, 24] nicht nur einen Einfluß auf Makrophagen, sondern wirkt auch auf Pneumozyten. Vor allem kommt es zu Aktivierungen und Proliferation der Pneumozyten Typ II mit Stimulierung der Phosphatidylcholinsynthese.

## Pathologische Anatomie

Die lungengängigen Staubpartikel werden von Zellen des Monozyten-Makrophagen-Systems aufgenommen und bei intakten Lungenreinigungsmechanismen über den Schleimfilm, der Bronchiolen und Bronchien auskleidet, ausgeschleust. Ein anderer Teil der mit Staubpartikeln beladenen Makrophagen kann aus der Lichtung der Alveolen in die perivaskulären Lymphspalten des Lungeninterstitiums gelangen. Wird der Reinigungsmechanismus der Lunge durch intensive und längerdauernde Staubexposition überlastet, sammeln sich große Mengen von Staubpartikeln in den Alveolen an. Ein Teil dieser Staubpartikel gelangt durch die Alveolarmembran in das Interstitium und wird hier von Makrophagen phagozytiert. Nach Ansammlung von Quarzstaub beladenen Pneumozyten entwickeln sich peribronchial, peribronchiolär und perivaskulär, häufig auch am Rande der Läppchensepten und subpleural, Staubzellhaufen und Stränge. Die fibroblastische Wirkung des Quarzes zieht eine konzentrische Proliferation der ortsständigen Histiozyten nach sich, so daß zellreiche Granulome entstehen. Nach einiger Zeit bilden sich zwischen den Histiozyten hyaline Ausfällungen, die das Granulom durchflechten. Es resultiert letztlich ein zellarmes Knötchen mit einem homogenen Zentrum von kollagenem Narbengewebe (Abb. 1 a). Dieses Quarzgranulom besteht aus einem rundlichen bis ovalen hyalin-schwieligen Knötchen und einem schmalen Saum staubzellreichen Gewebes, es erreicht einen Durchmesser von etwa 2 mm. Je quarzreicher der inhalierte Staub ist, desto typischer kommt der zentrale hyalinisierte fibröse Kern des silikotischen Knötchens zur Ausbildung. Durch Konfluenz solcher Herde entstehen derbe, schiefergraue Knötchen, aus denen sich ausgedehnte Schwielen entwickeln können.

Während das Quarzstaubgranulom aus einem breiten fibrösen Kern mit nur sehr schmalem Staubzellsaum besteht, entwickelt sich bei niedrigerem Quarzgehalt des Staubgemisches um einen kleineren hyalin-schwieligen Kern ein mehr oder we-

**Abb. 1. a** Silikotisches Konglomeratknötchen bei Zustand nach beruflicher Staubexposition mit hohem Quarzgehalt. Die Knötchen weisen einen zentralen, hyalin-schwieligen Kern und einen nur schmalen Saum von staubzellreichem Bindegewebe auf; **b** kalkdichte silikotische Herdschatten (Schrotkornlunge) im Lungenröntgenbild eines Bergmanns aus dem südafrikanischen Goldbergbau (vgl. [47])

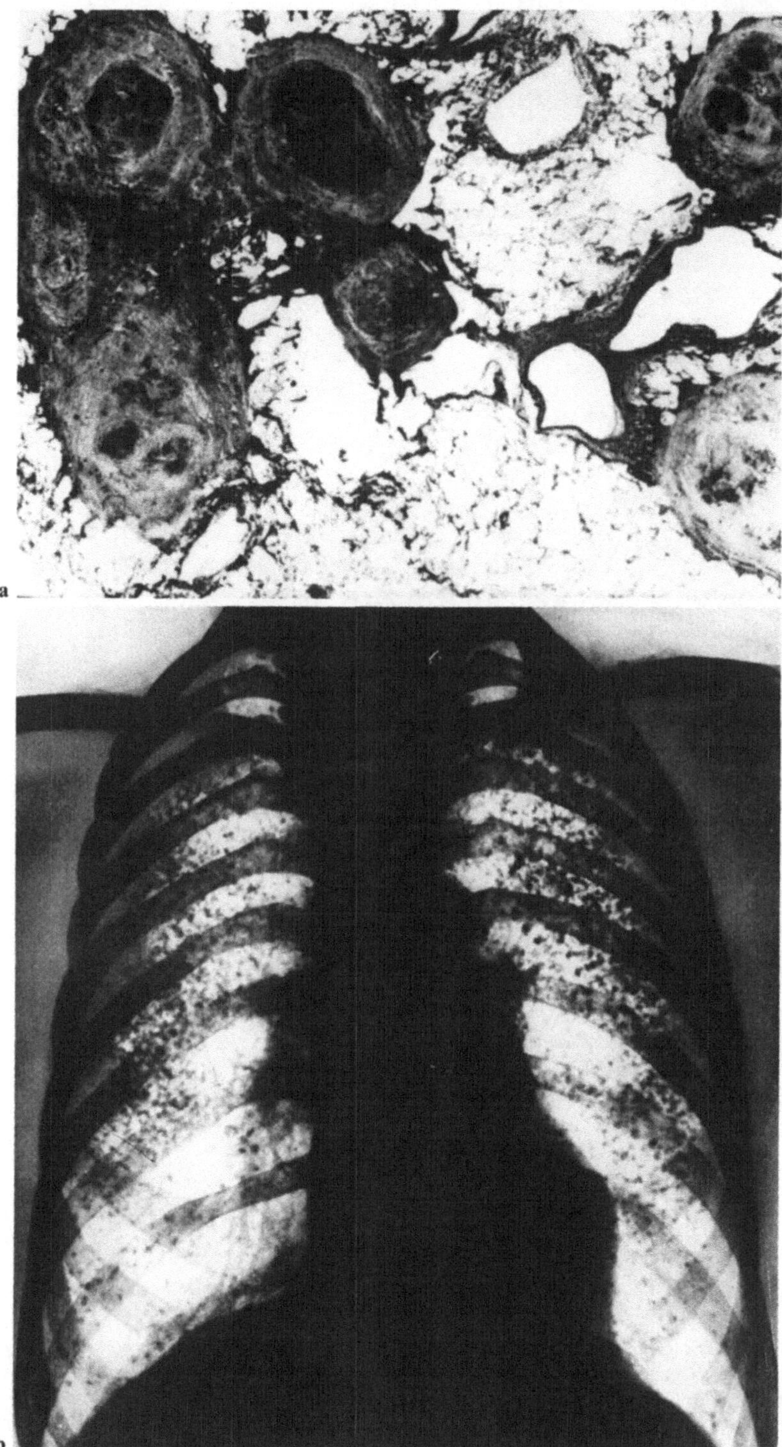

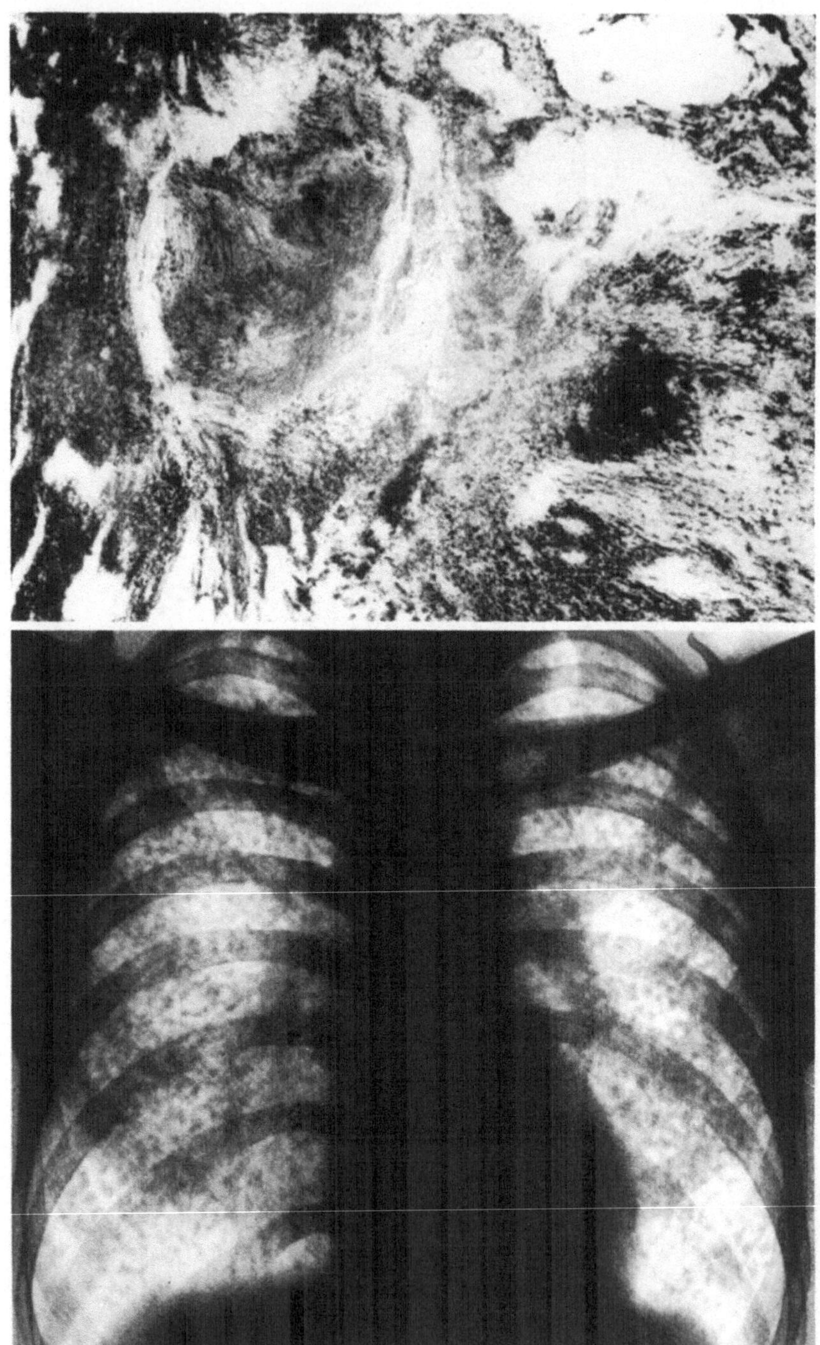

**Abb. 2. a** Schwielenknötchen mit zahlreichen Staubzellen in der näheren und weiteren Umgebung (Mischstaubsilikose). Geringgradiges Emphysem. **b** unscharf begrenzte, dicht stehende einzelne Fleckschatten mit dem Gesamtbild des typischen Schneeflockengestöbers bei Mischstaubsilikose. Stark vermehrte Strahlendurchlässigkeit des Lungengewebes im Bereich der basalen Unterfelder

niger breiter Mantel eines Staubgranulationsgewebes, das sog. Mischstaubgranulom. Am häufigsten begegnet uns die Mischstaubsilikose in Form der Anthrakosilikose der Kohlenbergarbeiter. Wegen des breiten Staubzellmantels (Abb. 2a) können die Knötchen 2–4 mm groß werden. Bei noch geringerem Quarzgehalt des eingeatmeten Staubgemisches bestehen die Herde fast ausschließlich aus Staubzellen, zwischen denen sich nur spärlich Bindegewebsfasern nachweisen lassen. Könn et al. [14] fanden beim Vergleich der anthrakosilikotischen Knötchen von Ruhrbergleuten, daß jedes dieser Herdchen anders gestaltet und unterschiedlich im Lungengerüst eingebaut ist. Teilweise hatten sich die anthrakosilikotischen Knötchen im Bereich eines Bronchiolus terminalis entwickelt und hierdurch eine Stenose verursacht; die nachgeordneten Alveolen waren erweitert. Über einen Ventilmechanismus war ein poststenotisches obstruktives Emphysem „en miniature" entstanden. Darüber hinaus führte in solchen kleinsten anthrakosilikotischen Herden der an der Knötchenoberfläche wirksame Narbenzug zu einer Überdehnung benachbarter Alveolen und damit zu einem herdförmigen „Traktionsemphysem".


## Epidemiologie


Grundsätzlich ist davon auszugehen, daß das Risiko, an Silikose oder an Anthrakosilikose zu erkranken, mit steigendem Anteil von Quarz oder seinen Modifikationen im Feinstaub und der Dauer der Expositionszeit zunimmt. So betrug in den Jahren 1936–1942 die durchschnittliche Entwicklung einer Mineursilikose 8,9 Jahre [10] – Mineure in den Alpen sind einem Staub mit 30%–80% Quarzanteilen ausgesetzt –, während Obrist [18] im gleichen Zeitraum in den Gießereien eine durchschnittliche Entwicklungszeit von 28,2 Jahren für die hier auftretende Mischstaubsilikose ermittelte. In den Gießereien schwanken die Werte der Quarzgehalte im Feinstaub im Bereich von 2%–20%. Die Entwicklungszeiten der Silikose und Anthrakosilikose sind in erster Linie vom Beruf und dem speziellen Staubmilieu abhängig – das gleiche gilt auch für die Progredienz dieser Staublungenerkrankung.

Ingesamt zählt die Silikose bzw. Anthrakosilikose in der Bundesrepublik wie auch in den anderen westeuropäischen Ländern zu den häufigsten entschädigungspflichtigen Pneumokoniosen und damit zu den häufigsten Berufserkrankungen der Atmungsorgane. Nach einer Statistik des Hauptverbandes der Gewerblichen Berufsgenossenschaften lagen Silikose und Silikotuberkulose im Jahre 1987 bei der Zahl der angezeigten Verdachtsfälle hinter den obstruktiven Atemwegserkrankungen auf Rang 4 der erstmals angezeigten Berufskrankheiten mit 7,1% aller angezeigten Fälle; von den 3321 in diesem Jahr erstmals entschädigten Fällen noch vor den asbestinduzierten Lungen- und Pleuraerkrankungen machten Silikose und Silikotuberkulose 20,5% aus und nahmen Rang 2 unter den Berufserkrankungen ein. Insgesamt ist für die Silikose und Silikotuberkulose die Zahl der erstmals angezeigten Verdachtsfälle und der erstmals entschädigten Fälle im Laufe der letzten Jahre rückläufig. Erfreulicherweise ist dabei gleichzeitig eine Milderung der Erkrankungsfolgen eingetreten. Für eine Abschwächung der gesundheitlichen Auswirkungen der Silikose spricht auch das höhere Lebensalter der Silikosekranken. Die Lebenserwartung der infolge Silikose Verstorbener entspricht heute weitgehend derjenigen aller Bergleute.

Diese beachtlichen Erfolge sind zweifellos auf die außerordentlichen Bemühungen um die Bekämpfung der Silikose im Steinkohlenbergbau zurückzuführen.

## Klinik

### Diagnostik der Silikose

Die Diagnose der Silikose bzw. Anthrakosilikose erfordert eine sorgfältige Erhebung der Arbeitsanamnese und die Erfassung der subjektiven Beschwerden, des klinischen, röntgenologischen und funktionsanalytischen Befundes.

Anamnese

Die Erhebung der Arbeitsanamnese bereitet nicht selten große Schwierigkeiten, insbesondere bei Patienten mit häufig wechselnden Arbeitsplätzen. Schwierig ist die Beurteilung auch dann, wenn es sich um staubgefährdete Arbeiten handelt, die als solche weder dem Patienten noch dem Arzt bekannt sind. In diesem Zusammenhang sind auch Arbeitsplätze während vorausgegangener Kriegsgefangenschaft besonders kritisch zu prüfen. Oftmals ist der Arzt bei der Beurteilung der Staubexposition auf die Angaben des technischen Aufsichtsdienstes in dem betreffenden Betrieb bzw. bei der zuständigen Berufsgenossenschaft angewiesen.

Die subjektiven Beschwerden resultieren aus den funktionellen Rückwirkungen der Fibrose und ihren Folgeerscheinungen. Mit fortschreitender Entwicklung der Silikose bzw. Anthrakosilikose kommt es zu zunehmender Inhomogenität der Lungen und Einschränkung der Gasaustauschfläche, zu sekundären emphysematösen und bronchitischen Veränderungen und damit zu Symptomen wie Atemnot, Husten und Auswurf. Erst in Verbindung mit einer sorgfältigen Röntgenuntersuchung ist diese zunächst uncharakteristische und vieldeutige Symptomatik analysierbar. Leichtgradige Silikosen pflegen ohne subjektive Symptome einherzugehen. Erst bei weiterem Fortschreiten der Erkrankung und insbesondere beim Hinzutreten emphysematöser Veränderungen und/oder einer Bronchitis wird der Patient auf ein pulmonales Krankheitsbild aufmerksam. Häufig werden schwarze Kohlenstaubverfärbungen, seltener blutige Beimengungen des Sputums erwähnt. Sollten eine Körperschwäche, Gewichtsverlust und Appetitlosigkeit einsetzen, so ist immer an das Hinzutreten einer aktiven Lungentuberkulose zu denken.

Die differentialdiagnostische Abgrenzung von silikoseunabhängigen Erkrankungen des bronchopulmonalen Systems, die möglicherweise primär vorgelegen haben, kann außerordentlich schwierig sein. Auch primär kardiozirkulatorische Krankheitsfaktoren dürfen bei der Deutung der Gesamtsymptomatik nicht außer acht gelassen werden.

## Physikalischer Lungenbefund

Im Gegensatz zu vielen anderen Lungenerkrankungen ist der physikalische Lungenbefund bei der Silikose oft unauffällig. Erst beim Auftreten eines Lungenemphysems oder einer obstruktiven Bronchitis ergeben sich entsprechende physikalische Befunde.

## Laborbefund

Leichte und unkomplizierte Verläufe von Silikose und Anthrakosilikose haben auf Blutsenkung, Differentialblutbild und Serumeiweiß keinerlei Einfluß. Bei stärkerer Erhöhung der Blutsenkungsgeschwindigkeit ist beim Fehlen anderweitiger Ursachen eine Komplikation durch eine aktive Tuberkulose zu erwägen. In der Elektrophorese zeigt sich bei Silikosekranken bisweilen eine Hypergammaglobulinämie. Im roten Blutbild wird nur bei schwerer Silikose mit erheblicher Störung der Atemfunktion eine Tendenz zur Polyglobulie erkennbar. Der Hauptwert von Sputumuntersuchungen liegt in der Fahndung nach Tuberkelbakterien zum Nachweis einer tuberkulösen Komplikation.

## Röntgenbefunde

Ausschlaggebend für die Erkennung und Beurteilung der Silikose sind die röntgenologischen Untersuchungsmethoden. Nicht der Quarzstaub als solcher, sondern die durch ihn ausgelöste fibroblastische Gewebsreaktion ruft im Röntgenbild als Äquivalent eine weichteildichte Verschattung hervor. Je nach Gestalt des anatomischen Substrats nimmt sie im Röntgenbild streifige oder fleckige Struktur an. Einzelstehende Knötchen unter 2–3 mm Durchmesser wie auch etwas größere, isoliert auftretende junge Granulome kommen auf dem üblichen Lungenfilm nicht zur Darstellung. Erst durch den Summationseffekt der sich übereinander projizierenden großen Zahl von silikotischen Knötchen werden durch Addition zahlreicher Herde die Veränderungen im Röntgenbild sichtbar. Über die effektive Durchsetzungsdichte der Lungen mit silikotischen Herden erlauben zusätzliche Schichtaufnahmen oftmals ein zutreffenderes Urteil, als es der Röntgenübersichtsfilm allein vermag. Der Stellenwert der Computertomographie in der Beurteilung von Silikose und Anthrakosilikose ist gegenüber diesen Standardverfahren noch nicht eindeutig determiniert [11].

*Differenzierung von Silikose und Anthrakosilikose*
Ebenso wie der Anatom ist auch der Röntgenologe in der Regel imstande, eine Differenzierung zwischen der reinen Quarzstaubsilikose und der Mischstaubsilikose vorzunehmen. Während das typische silikotische Knötchen aus einem zentralen, hyalin-schwieligen Kern und aus einem nur schmalen Saum von staubzellreichem Bindegewebe besteht, zeigt das modifizierte Knötchen bei der Mischstaubsilikose eine wesentlich breitere Außenzone [1]. Entsprechend diesen pathologisch-anatomischen Eigenschaften findet sich im Röntgenbild bei der reinen Quarzstaubsilikose ein relativ scharf begrenzter, dichter Fleckschattentyp mit nur geringer Neigung

zur Konfluenz mit Nachbarherden (Abb. 1 b). Demgegenüber zeigen die Misch-
staubknötchen mit ihren breiten, strahlig-bindegewebigen, zellreichen Randpartien
röntgenologisch eine weichere Struktur mit unscharfer Konturierung (Abb. 2 b).
Die Tendenz zur Vergrößerung und zur Verschmelzung mit Nachbarknötchen ist
bei ihnen stärker ausgeprägt, wie auch die Entwicklung von größeren Knoten viel
häufiger vorkommt und schneller erfolgt als bei der reinen Quarzstaubsilikose.

*Klassifikation der Silikose*

Etwa 40 Jahre lang war die vom Internationalen Arbeitsamt auf der Internationalen Konferenz in Johannesburg im Jahre 1930 vorgeschlagene Dreistadienklassifi-
kation gültig. Danach unterschied man eine leichte, mittelgradige und schwere Silikose bzw. Stadium I, II und III. Anstelle dieser Dreistadieneinteilung hat sich in
den 70er Jahren mehr und mehr die in Genf zunächst im Jahre 1958 verabschiedete
und später revidierte ILO-Klassifikation durchgesetzt und weltweite Anerkennung
gefunden. Nach der im Sommer 1980 unter dem Titel „ILO 1980 – Internationale
Klassifikation von Röntgenbefunden der Pneumokoniosen" vom Internationalen
Arbeitsamt in Genf verabschiedeten Version (vgl. [47]) kommen für die Klassifizie-
rung der silikotischen Veränderungen in erster Linie die kleinen rundlichen Schatten und die großen Schatten in Betracht. Die kleinen Fleckschatten werden entsprechend ihrer Qualität gekennzeichnet durch die Buchstaben
$p$, punktförmige Schatten (Durchmesser bis 1,5 mm); $q$, miliare oder mikronodulä-
re Schatten (Durchmesser 1,5 – 3 mm); $r$, noduläre Schatten (Durchmesser
3 – 10 mm)
und gemäß ihrer Quantität und damit der Ausdehnung im Röntgenbild durch die
Zahlen 1, 2 und 3. Bezüglich der Streuung der kleinen Schatten ist durch die Zwölf-
stufenskala noch eine feinere Differenzierung möglich.

Die Gruppen der großen Schatten unterteilen sich je nach Ausmaß in 3 Unter-
gruppen:

A: Eine Verschattung, deren größter Durchmesser 1 bis maximal 5 cm beträgt oder
   mehrere Schatten, von denen jeder im Durchmesser größer als 1 cm ist und deren größter Durchmesser in summa 5 cm nicht überschreitet;
B: eine oder mehrere Verschattungen, die größer und evtl. auch zahlreicher als in
   der Gruppe A sind, deren Gesamtheit das Äquivalent des rechten Oberfeldes
   nicht überschreitet;
C: eine oder mehrere Verschattungen, deren Schattensumme das Äquivalent des
   rechten Oberfeldes überschreitet.

*Treffsicherheit der röntgenologischen Diagnostik*

Vergleichende Untersuchungen von klinisch-röntgenologischen und pathologisch-
anatomischen Befunden ergaben bei 327 autoptisch gesicherten Silikosefällen nur
in einem Falle eine zu Lebzeiten nicht erkannte Silikose [43]. In 83,5% aller Fälle
traf die klinisch-röntgenologische Diagnose den tatsächlich vorhandenen Grad der
silikotischen Lungenveränderungen. Unter- wie Überschätzungen des Röntgenbe-
fundes kamen in dem Untersuchungsgut gleich häufig vor; ihre Fehlerquote betrug
jeweils 8,25%. In Übereinstimmung mit den Untersuchungsergebnissen von Gra-

venkamp [9] erbrachten die vergleichenden Untersuchungen für die Silikotuberkulose ein weitaus weniger befriedigendes Ergebnis. Es stellte sich heraus, daß etwa in 1/3 der Fälle die klinischerseits vermutete Silikotuberkulose histologisch nicht bestätigt werden konnte.

*Sonderformen*

*Eierschalensilikose.* Gelegentlich treten in silikotischen Knötchen und Knoten Verkalkungen auf, bei der reinen Quarzstaubsilikose häufiger als bei den Mischstaubsilikosen. Besonders charakteristisch sind die schalenförmigen Verkalkungen (sog. Eierschalen), die vorwiegend auf die Lymphknoten im Hilusbereich beschränkt bleiben, gelegentlich aber auch in peripheren Lungenanteilen vorkommen.

*Phthisis atra.* Plötzlich einsetzende größere und meist schwarz gefärbte Auswurfmengen weisen auf unspezifische einschmelzende Prozesse in silikotischen Knoten hin (Phthisis atra), die sich röntgenologisch als Kavernen darstellen.

*Pinheadtyp.* Unter den besonderen Silikoseformen ist der Pinheadtyp zu nennen, von einigen deutschen Autoren auch als Gittertüllunge bezeichnet. Röntgenologisch ist er gekennzeichnet durch meist diffus über beide Lungenfelder verteilte, feinste, eben erkennbare Fleckschatten, die pathologisch-anatomisch feinstkörnigen und feinsträngigen Anthrakosilikosen entsprechen und in dieser Form durch einen Mischstaub von sehr geringen Quarz- und großen Kohlenstaubmengen verursacht wird.

*Caplan-Syndrom.* Eine weitere Sonderform der Silikose stellt das Caplan-Syndrom bzw. die Rundherdpneumokoniose dar. Caplan [4] hatte 1953 bei Südwaliser Bergleuten mit rheumatoider Arthritis auf das gehäufte Vorkommen des schubweisen Auftretens von multiplen runden, relativ scharf begrenzten pneumokoniotischen Verdichtungen von 0,5–5 cm Durchmesser – über beide Lungen verteilt und besonders in den seitlichen Ober- und Mittelfeldern lokalisiert – hingewiesen. Das Intervall zwischen den einzelnen Schüben kann Monate bis Jahre betragen. Die Rundherde zerfallen oft, ohne daß auch bei mehrfachen Sputumuntersuchungen jemals Tuberkelbakterien nachweisbar sind. Während der einzelnen Schübe und des Zerfalls bestehen subjektiv kaum Krankheitssymptome, Hämoptysen werden praktisch nicht beobachtet. Fast immer bilden sich die Kavernen röntgenologisch wieder zurück.

*Akute Silikose.* Die akute Silikose ist gekennzeichnet durch eine ungewöhnlich kurze Expositionszeit von einigen Monaten bis zu wenigen Jahren, eine besonders rasche Progredienz und durch eine hohe Letalität. Diese relativ seltene Erkrankungsform wurde fast nur bei Stollenbauarbeitern in quarzreichem Gestein, bei Arbeitern in Quarzmühlen, aber auch bei Arbeitern in der Putzmittelindustrie (Herstellung von Mischungen aus feinstem Quarzstaub mit alkalischem Seifenpulver) beobachtet.

*Differentialdiagnose der Silikose im Röntgenbild.* Die Zunahme der Lungenzeichnung im Röntgenbild ist ein vieldeutiges Symptom, das allein die Diagnose keineswegs sichert. Sofern eine solche vermehrte Lungenzeichnung, meist in Verbindung mit einer Verstärkung der Lungenwurzeln, Ausdruck einer beginnenden Pneumokoniose sein sollte, so sind im weiteren Verlauf bald die ersten fleckförmigen Verdichtungen in beiden Lungen zu erwarten. Bei den feinfleckigen Verschattungen sind eine Miliartuberkulose, ein Morbus Boeck, eine miliare Karzinose, eine Lungenstauung, leukämische Lungenveränderungen, eine Lymphogranulomatose und Mykosen in die Differentialdiagnose einzubeziehen. Bei den großflächigen Verschattungen muß insbesondere auch an eine Tuberkulose gedacht werden. Daneben sind Lungentumoren, entzündliche Lungenprozesse, multiple Lungenembolien, Mykosen, das Lymphogranulom, Lungenzysten und ein Echinokokkus im Bereich der Lunge in Erwägung zu ziehen. Hierbei sind natürlich der Krankheitsverlauf anhand einer Röntgenfilmserie über längere Zeitintervalle und das allgemeine klinische Bild zu berücksichtigen. Für die reifere silikotische Schwiele ist die meist recht scharfe Begrenzung, oft sogar gegen vermehrt lufthaltiges Gewebe in der Umgebung, charakteristisch.

Bei den Hilusvergrößerungen, wie sie für die Silikose charakteristisch sind, kommen differentialdiagnostisch entzündliche und neoplastische Prozesse wie auch Stauungszustände in Betracht. Schalenförmige Verkalkungen in Hiluslymphknoten sind in hohem Maße charakteristisch für eine Silikose; sie kommen aber auch gelegentlich beim Morbus Boeck vor.


## Lungenfunktion bei Pneumokoniosen

So wichtig Arbeitsanamnese und Röntgenaufnahme der Lunge für die Diagnose einer Pneumokoniose sind, so wesentlich ist die Lungenfunktionsprüfung zur Bestimmung der durch die Pneumokoniose hervorgerufenen funktionellen Ausfallerscheinungen. Der detaillierten Lungenfunktionsanalyse kommt insofern grundlegende Bedeutung zu, als mit ihrer Hilfe die versicherungsrechtliche Beurteilung der silikosebedingten Minderung der Erwerbsfähigkeit ermöglicht wird.

Bei dem wechselvollen und bunten morphologischen Substrat der Silikose und der Anthrakosilikose ist ein silikosespezifisches Muster funktionsanalytisch meßbarer Störungen nicht zu erwarten. Die Störungen in der Lungenfunktion können hervorgerufen werden durch:

- silikotische Knötchen und/oder Schwielen im Sinne einer Fibrosierung;
- Auswirkung der silikotischen Granulome bzw. Knoten auf die Nachbarschaft.

Je nach Lokalisation können große oder kleine Bronchien deformiert bzw. stenosiert werden. Liegen die silikotischen Granulome im Bereich eines Bronchiolus terminalis, so ist nach Untersuchungen von Könn et al. [16] mit einem durch die Bronchiolostenose bedingten poststenotischen Emphysem zu rechnen. Ferner kann sich um die silikotischen Knötchen ein perinoduläres bzw. perinodöses Emphysem entwickeln. Daneben sind auch Auswirkungen auf die umgebenden Lungengefäße im Sinne einer Einengung der Lungenstrombahn mit Rückwirkung auf das rechte Herz durch staubbedingte, jedoch nicht silikosespezifische Inhalationsschäden möglich.

Als Beispiel sei das kohlenstaubbedingte fokale Emphysem, die sog. „schwarze Löcherlunge", genannt. Eine langzeitige Staubinhalation kann auch die Entwicklung einer chronischen Bronchitis begünstigen.

Im folgenden sollen die wesentlichen Funktionsstörungen bei der Silikose dargestellt werden.

*Restriktive Ventilationsstörungen*
Restriktive Ventilationsstörungen können durch eine Verminderung der Dehnbarkeit innerhalb des Lungenparenchyms oder der Thoraxwand hervorgerufen werden. Infolge des Nebeneinander von Fibrose und Emphysem bei der Pneumokoniose des Kohlenbergarbeiters läßt sich eine derartige Restriktion jedoch nur selten nachweisen. Die Lungendehnbarkeit wird häufig pseudonormal gemessen und ergibt ein recht unvollständiges Bild von der Dehnbarkeit einer pneumokoniotischen Lunge.

*Obstruktive Ventilationsstörungen*
Bei fortgeschrittenen Silikosen und Anthrakosilikosen findet sich häufig eine obstruktive Ventilationsstörung mit erhöhtem Atemwegswiderstand, vermindertem FEV1-Wert und erhöhtem thorakalen Gasvolumen oder Residualvolumen. Für die klinische, vor allem für die versicherungsmedizinische Beurteilung einer Silikose oder Mischstaubsilikose ist zu prüfen, ob eine obstruktive Bronchitis als Silikosefolge anzusehen ist und in welchen Fällen obstruktive Ventilationsstörungen durch andere Einflüsse wie Alter, Geschlecht, konstitutionelle Disposition, Klima, Rauchgewohnheiten, sozialen Stand, rezidivierende Infekte hervorgerufen worden sind.

Epidemiologische Untersuchungen der Arbeitsgruppe von Ulmer [34] haben gezeigt, daß Atemwegsobstruktionen bei verschwielenden Kohlenbergarbeitern Pneumokoniosen der Kategorien B und C doppelt so häufig waren wie bei der männlichen Allgemeinbevölkerung. Hierbei ist zu beachten, daß die Strömungswiderstände in den Atemwegen ähnlich wie beim Asthma bronchiale, jedoch meist nicht so ausgeprägt, erheblichen intraindividuellen Schwankungen unterliegen und auch therapeutisch beeinflußbar sind.

Ein schwieriges sozial- und arbeitsmedizinisches Problem stellt die chronische Obstruktion bei leichteren Silikoseformen dar. Nach Untersuchungen von Valentin [37], Worth [41, 42] sowie Ulmer et al. [35] bei Kohlenbergarbeitern mit und ohne Silikose waren Unterschiede des Atemwegswiderstandes gegenüber nicht staubexponierten gleichaltrigen Arbeitnehmern nicht nachweisbar. Andererseits ergab sich aus Längsschnittuntersuchungen der Arbeitsgruppe von Worth [44], daß sich neben anderen Kenngrößen der Lungenfunktion auch der Atemstoßwert und das Verhältnis FEV1/VK bei Bergleuten mit geringeren Silikosegraden gegenüber gleichaltrigen, nicht Staubexponierten verschlechterten (Abb. 3). Diese Diskrepanz könnte darauf zurückzuführen sein, daß in den Atemstoßwert auch das funktionelle Verhalten der kleineren Bronchien eingeht, während mit der ganzkörperplethysmographisch bestimmten Resistance in erster Linie die Strömungswiderstände in den größeren Bronchien gemessen werden. Diese periphere Obstruktion ist möglicherweise emphysembedingt. Die Verminderung der Einsekundenkapazität kommt dabei durch einen Kollaps peripherer Atemwege infolge Wandinstabilität auf der Basis eines kohlenstaubinduzierten Lungenemphysems zustande.

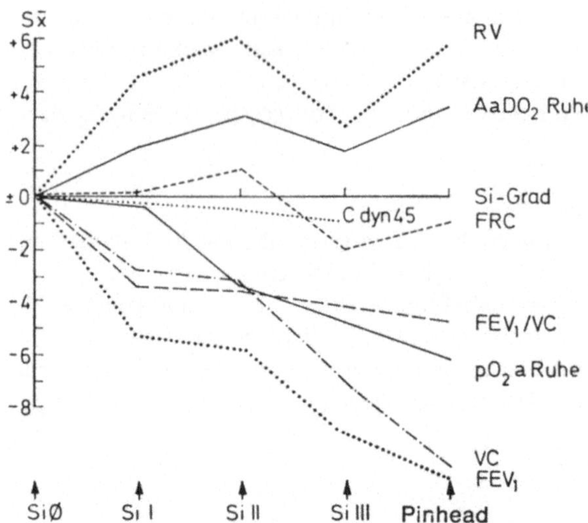



**Abb. 3.** Mittelwerte verschiedener Lungenfunktionsparameter bei 130 Bergleuten ohne Silikose und 396 Bergleuten mit verschiedenen Silikosegraden (*Abszisse*), alle im Alter von 40–49 Jahren. Die Mittelwerte der Bergleute ohne Silikose liegen im 0-Punkt. Auf der Ordinate ist die Standardabweichung des Mittelwertes (S$\bar{x}$) mit dem des jeweiligen Parameters bei den Bergleuten ohne Silikose als Maßeinheit genommen. Die Differenz zwischen dem Mittelwert der Bergleute ohne Silikose und demjenigen der Bergleute mit den verschiedenen Silikosegraden ist als Vielfaches dieser Standardabweichung aufgetragen (*RV* Residualvolumen; *AaDO$_2$* endexspiratorisch arterielle O$_2$-Partialdruckdifferenz; *FRC* funktionelle Residualkapazität; *FEV1/VC* relative Sekundenkapazität; *pO$_2$a* arterieller Sauerstoffpartialdruck; *VC* Vitalkapazität; *FEV1* Einsekundenkapazität; (aus Worth u. Smidt [44])

*Lungenemphysem*

Hauptschwierigkeit einer exakten Aussage über Häufigkeit und Ausmaß des Lungenemphysems bei Patienten mit Silikose ist das Fehlen sensitiver und spezifischer funktionsanalytischer Emphysemparameter.

Anhand der oben beschriebenen anatomisch-pathologischen Befunde kann bei Kohlenbergarbeitern ein Emphysem sowohl durch Einwirkung des Kohlenstaubs infolge Verlust der Verspannung und damit der Wandfestigkeit in der Umgebung der terminalen Bronchiolen als auch durch die quarzbedingten silikotischen Veränderungen entstehen. Von den Kenngrößen der Lungenfunktion ergibt am ehesten die Formanalyse exspiratorischer Partialdruckkurven respiratorischer und inerter Gase emphysemtypische Hinweise [48]. Nach Untersuchungen von Worth et al. [45, 46] zeigen Kohlenbergarbeiter mit Silikose gegenüber Bergleuten ohne Silikose signifikant häufiger klinische und röntgenologische Zeichen eines Lungenemphysems. Ausgedehnte Untersuchungen derselben Arbeitsgruppe unter Einschluß einer detaillierten Lungenfunktion, bei der neben den Lungenvolumina auch die intrapulmonale Gasmischung, funktioneller und anatomischer Totraum, Blutgase sowie endexspiratorisch-arterielle Partialdruckdifferenzen von O$_2$ und CO$_2$ gemessen wurden, lassen sich nach Smidt [29] dahingehend deuten, daß die Staubexposition zu einer Erweiterung der peripheren Bronchien führt, die zusätzliche sili-

kotische Komponente außerdem eine periphere Bronchialobstruktion begünstigt.
Das Muster der Funktionseinschränkung − erhöhte endexspiratorisch arterielle
Partialdruckdifferenzen, insbesondere für $O_2$, erniedrigter Sauerstoffpartialdruck
im arteriellen Blut, erniedrigte FEV1 bei relativ geringen Veränderungen des Atemwegswiderstandes, Anstieg von Residualvolumen und funktionellem Residualvolumen, Deformation der Exspirogramme von $O_2$ und $CO_2$ − spricht für eine Läsion im Sinne eines Lungenemphysems, die bei den Bergleuten mit Silikose noch ausgeprägter ist als bei staubexponierten Arbeitern ohne Silikose im Röntgenbild.
Aufgrund postmortaler Studien [28] − vor allem jener von Cockcroft et al. [5] −
weisen Kohlenbergarbeiter häufiger ein Emphysem auf als Kontrollpersonen ohne
Kohlenstaubexposition. Nach vergleichenden funktionsanalytischen und pathologisch-anatomischen Untersuchungen von Cockcroft et al. [5] gingen irreguläre
pneumokoniotische Verschattungen im Röntgenbild häufiger mit einer Abnahme
des CO-Transferfaktors und einem pathologisch-anatomisch nachweisbaren Lungenemphysem einher.

*Störungen des respiratorischen Gasaustausches*
Je nach Ausmaß der zuvor beschriebenen funktionellen Ausfallerscheinungen er-
geben sich Auswirkungen auf den respiratorischen Gasaustausch. Der arterielle
Sauerstoffpartialdruck lag nach Untersuchungen von Muysers et al. [17] an 443
Bergleuten mit und ohne Silikose und an 31 gleichaltrigen, nicht staubexponierten
Arbeitnehmern dann besonders niedrig, wenn bei diesen Bergleuten mit Silikose
Zeichen eines Emphysems und eines bronchitischen Syndroms gemeinsam vorlagen. Als pathophysiologische Mechanismen des erniedrigten Sauerstoffpartialdrucks in Ruhe bzw. eines etwaigen Abfalls unter körperlicher Belastung bei zumeist normal gemessenen Kohlensäurepartialdrucken kommen in erster Linie Verteilungsstörungen in Betracht, für den etwaigen isolierten Abfall des arteriellen
Sauerstoffpartialdrucks unter Belastung außerdem Diffusionsstörungen oder eine
vermehrte venöse Beimischung.

Dabei ist Smidt [29] im Gegensatz zu Ulmer [33] der Ansicht, daß durch die
Verteilungsstörungen bedingte Einschränkungen des respiratorischen Gasaustausches auch ohne eine wesentliche Erhöhung des Atemwegswiderstandes zustande
kommen.

*Auswirkungen auf den kleinen Kreislauf (Cor pulmonale)*
Die Silikose und ihre Folgeerscheinungen können bei entsprechender Ausdehnung
eine chronische Behinderung der normalen Lungendurchblutung verursachen und
somit zu einer chronischen Überlastung der rechten Herzkammer mit der Entwicklung eines Cor pulmonale führen [15]. Mögliche Ursache der Rechtsherzbelastung
infolge einer Einengung der Lungenstrombahn bzw. einer Druckerhöhung im kleinen Kreislauf können sein: Einengung, Abknickung, Verschlüsse kleiner Lungengefäße durch Intimafibrose infolge eines Übergriffs der Silikose auf die Gefäß-
wand Adventitia, Media und Intima oder Verengung kleiner Blutgefäße durch um-
gebendes schrumpfendes silikotisches Narbengewebe. Eine weitere Verminderung
des Gesamtquerschnitts der Lungenstrombahn wird auch durch die verschiedenen
pneumokoniotisch bedingten Emphysemformen verursacht. Eine strenge Abhän-

gigkeit zwischen Silikose und dem Auftreten eines chronischen Cor pulmonale läßt sich anhand von Untersuchungen von Husten [12] und Könn et al. [14] nicht nachweisen. Vergleichende Untersuchungen von Schött et al. [26] an 42 Probanden mit chronisch-obstruktiver Emphysembronchitis, von denen 18 röntgenologische Zeichen einer Silikose des Stadiums III, die restlichen 24 Patienten keinerlei Silikosezeichen im Röntgenbild erkennen ließen, ergaben bei vergleichbaren Werten der arteriellen Blutgase und des Gasaustausches in der Gruppe der Patienten mit Silikose sowohl in Ruhe als auch unter Belastung signifikant höhere Mittelwerte in der A. pulmonalis.

Smidt u. Schnellbächer [30] verglichen bei 33 Kohlenbergarbeitern und 24 Industriearbeitern mit einer Silikose und einer autoptisch gesicherten Rechtsherzhypertrophie pathologisch-anatomisch definierte Herz- und Lungenbefunde mit funktionsanalytischen Daten. In allen Fällen wurde pathologisch-anatomisch ein Lungenemphysem diagnostiziert. Während Ulmer [32] die Meinung vertritt, daß nicht das Emphysem, sondern die Obstruktion Ursache des Cor pulmonale ist, konnten Schüren u. Hüttemann [27] bei ihren Untersuchungen keine Korrelation zwischen dem Pulmonalarteriendruck und der Obstruktion der Atemwege feststellen. Valentin [36] fand bei Silikosekranken vor allem dann eine pulmonale Hypertonie, wenn ein erhebliches Begleitemphysem vorlag. Otto [19] betont, daß die Entstehung des Cor pulmonale enger mit der Obstruktion der Atemwege als mit dem emphysematösen Substanzverlust verbunden ist. Giese [8] vertritt jedoch die Ansicht, daß es durchaus auch Emphysemformen ohne Obstruktion gibt, die zu einem Cor pulmonale führen.

## Silikotuberkulose

Neben der die Silikose bzw. Anthrakosilikose begleitenden Bronchitis und des mit der Anthrakosilikose häufig vergesellschafteten Lungenemphysems ist insbesondere die Silikotuberkulose zu nennen. Parallel zur abnehmenden Häufigkeit der Tuberkulose wird auch die Silikotuberkulose seltener beobachtet, die Zahl der erstmals entschädigten Fälle wegen Silikotuberkulose ist in der Bundesrepublik inzwischen unter 100 pro Jahr gesunken, sie lag vor 30 Jahren noch um eine Zehnerpotenz höher. Diese Abnahme der Silikotuberkulose beruht aber nicht allein auf den seltener gewordenen Infektionsmöglichkeiten und einer wirksamen Chemotherapie, sondern ist auch auf eine Abnahme der Silikosefälle durch energische Staubbekämpfungsmaßnahmen, verbesserte Staubmeßtechniken und regelmäßige ärztliche Untersuchungen aller Staubgefährdeten zurückzuführen.

Die Ursache der Verschlimmerung einer Tuberkulose durch Stäube ist heute noch nicht geklärt. Am ehesten dürfte die Abwehrfunktion der Lunge durch massive Staubeinlagerungen beeinträchtigt sein, durch die eine Blockierung der Lymphreinigung und damit eine erschwerte Eliminierung der eingedrungenen Tuberkelbakterien verursacht wird. Möglicherweise spielen auch immunbiologische Vorgänge bei der Silikotuberkulose eine Rolle (vgl. [47]).

**Klinik der Silikotuberkulose**

Für die Entwicklung einer wesentlichen Silikose bzw. Anthrakosilikose ist im Ruhrbergbau i. allg. eine 10- bis 15jährige Staubexposition erforderlich, so daß die Silikotuberkulose oft eine Erkrankung des vorgerückten Alters ist. Für die Diagnostik ist der Nachweis der Tuberkelbakterien im Sputum von großer Bedeutung. Dabei ist allerdings zu berücksichtigen, daß die alleinige mikroskopische Feststellung von säurefesten Stäbchen im Auswurf nicht immer Ausdruck eines aktiven tuberkulösen Geschehens sein muß, da es sich bei diesen morphologisch und färberisch wie Tuberkel-verhaltenden Gebilden auch einmal um Saprophyten bzw. auch um atypische Mykobakterien handeln kann.

Die Tuberkulinreaktion besitzt für die Aktivitätsdiagnose der Silikotuberkulose keine große Bedeutung, eine niedrige Tuberkulinreizschwelle schließt einen aktiven tuberkulösen Begleitprozeß nicht aus. Weiterhin ist zu beachten, daß bei Infektionen mit sog. atypischen Mykobakterien eine abgeschwächte positive Tuberkulinreaktion möglich ist. Auch bei der Silikotuberkulose deutet ein positives Testergebnis lediglich auf eine erfolgte Infektion hin; bei Fehlen entsprechender röntgenologischer und klinischer Kriterien kann es nicht als Ausdruck einer manifesten Krankheit gewertet werden. Dagegen ist die Tuberkulinkonversion bei einer Silikose recht verdächtig auf das Vorliegen einer behandlungsbedürftigen Tuberkulose.

Im Röntgenbild deuten insbesondere Asymmetrien der Verschattungen, ein rascher Befundwandel größerer und kleinerer Fleckschatten, eine deutliche Konfluenzneigung der Herde sowie eine apikokaudale Ausbreitungstendenz der Alterationen auf das Vorliegen einer Tuberkulose neben der Silikose hin.

Zur differentialdiagnostischen Abklärung eines Lungenbefundes sind bioptische Untersuchungen zur Feststellung einer Bronchusperforation und zur Gewinnung von Zellmaterial bzw. zum Nachweis von Erregern sinnvoll. Bei isolierten Schwielen können auch Lungenpunktionen u. U. zur Diagnose beitragen, wobei allerdings die Gefahr eines Spontanpneumothorax bei dem oft gleichzeitig vorliegenden Emphysem nicht unterschätzt werden darf.


# Therapie und Prävention


Bei der Therapie ist zu unterscheiden zwischen den Behandlungsmöglichkeiten der Silikose selbst und jenen, die sich auf die Komplikation der Silikose, insbesondere die Bronchitis, beziehen.

Eine kausale Therapie der Silikose hat sich bisher trotz aufwendiger Untersuchungen und intensiver Forschungsarbeiten in vielen großen Industriestaaten nicht bewährt. Schlipköter [23, 25] hat gezeigt, daß tierexperimentell unter der Einwirkung von Polyvinylpyridin-N-oxid (PVNO) das Auftreten neuer silikotischer Herde stark unterdrückt oder völlig verhindert werden kann. Die Wirksamkeit dieser Substanz wird mit der Anlagerung an die Quarzoberfläche und in einer Zytotoxizität des Quarzes durch Membranstabilisierung an den Phagozytenlysosomen erklärt [25]. Dennoch kamen diese Untersuchungsergebnisse bei der kausalen Therapie in unserem Lande nicht zum Tragen, da Weller u. Ulmer [39] in mehrjährigen Versuchen an Affen zeigen konnten, daß durch PVNO bei der Mischstaubsilikose weder ein prophylaktischer noch ein therapeutischer Effekt nachweisbar waren. Ebensowenig hat sich die Vermutung bestätigt, daß die Lungenreinigung durch PVNO-Inhalation in positiver Weise beeinflußt wird.

Die Aluminiumprophylaxe basiert auf den Versuchen von Denny et al. [6, 7], wonach eine Verminderung der Löslichkeit von Quarz im Wasser durch Zusatz von Aluminium oder Aluminiumverbindungen eintritt. Darüber hinaus zeigten die 3 kanadischen Autoren tierexperimentell, daß die Entwicklung der silikotischen Veränderungen durch Aluminium deutlich gehemmt wird. Dieser Effekt konnte tierexperimentell im Bestaubungsversuch mit Kohlen-Quarz-Gemischen und metallischem Aluminium von deutschen Autoren nicht bestätigt werden.

Das Alkaloid Tetrandin, das in der Volksrepublik China zur Behandlung der Silikose entwickelt wurde, ließ sowohl bei der experimentellen Silikose als auch bei der z. Z. laufenden klinischen Prüfung beim silikosekranken Patienten erste therapeutische Erfolge erkennen [13]. Die Untersuchungen von Idel [13] haben deutlich gemacht, daß keine Makrophagenprotektion wie beim PVNO besteht, sondern daß wahrscheinlich die Phagozytosefähigkeit der Makrophagen durch Tetrandin erhöht wird. Tetrandin muß kontinuierlich verabreicht werden, da es nach Absetzen der Therapie zu einer Progression der silikotischen Veränderungen kommen kann.


**Prophylaxe**

Nach wie vor ist die technische Staubbekämpfung am Arbeitsplatz die wichtigste Prophylaxe der Silikose. Durch enge Zusammenarbeit von Werksärzten und Technikern ist es durch konsequent eingehaltene Kontrollmaßnahmen zu einer beträchtlichen Verminderung der Silikosefrequenz in den großen Kohlenbergbauzentren gekommen. Insbesondere ist auch die fortgeschrittene Form der Silikose weitaus seltener geworden, so daß die Prognose der Quarzstaublungenerkrankungen wesentlich günstiger geworden ist.


**Behandlung von Komplikationen**

Chronische Bronchitis und Lungenemphysem

Als wichtigste Komplikationen der Silikose und der Anthrakosilikose sind chronische Bronchitis und Lungenemphysem zu nennen, die das weitere Schicksal der Erkrankten bestimmen. Die Therapie besteht in einer intensiven Behandlung der obstruktiven Bronchitis mit Bronchospasmolytika sowie der Gabe von Antibiotika bei bakteriellen Infekten der Atemwege. Von Bedeutung ist diese Therapie auch zur Vermeidung einer Mehrbelastung des rechten Herzens und des Cor pulmonale.

Silikotuberkulose

Die Therapie der Silikotuberkulose weicht nicht von der üblichen Kombinationsbehandlung in Form einer Dreier-, gelegentlich auch Viererkombination ab. Bewährt hat sich dabei die Kombination aus Isoniazid, Rifampicin und Ethambutol bzw. Pyrazinamid oder Streptomycin. Die Kombinationsbehandlung wird bei einer offenen Silikotuberkulose zunächst unter stationären Bedingungen eingeleitet und ist je nach Ausdehnung des Prozesses zur Stabilisierung 9–12 Monate ambulant fortzusetzen. Anschließend wird die Chemotherapie meist in Gestalt einer Zweierkombination für die Dauer von 1–2 Jahren fortgeführt; denn die Gesamtdauer einer solchen antituberkulösen Behandlung wird sich aufgrund der gegenseitigen ungünstigen Beeinflussung von Silikose und Tuberkulose auf einen längeren Zeitraum erstrecken müssen als bei der reinen Tuberkulose.


## Begutachtung der Silikose


Der Versicherungsschutz der Silikose, Silikotuberkulose ist durch den Text des Merkblattes zu BK-Nr. NRN. 34 und 35 der Anlage 1 zur 7. Berufskrankheitenverordnung festgelegt [40]. Dieser Text gilt für die gegenwärtige Berufskrankheitenverordnung, in der diese Berufskrankheiten unter den Listen-Nr. 4101 und 4102 geführt werden. Danach ist der Versicherungsfall der Silikose gegeben, wenn kieselsäurehaltiger Staub in röntgenologisch nachweisbarem Umfang in der Lunge abgelagert ist und eine Beeinträchtigung von Lunge und/oder Kreislauf im Sinne obstruktiver und/oder restriktiver Ventilationsstörungen und einer dadurch bedingten Beeinflussung des rechten Herzens zumindest wesentlich mitverursacht ist. Rechtlich sind nach dem Merkblatt auch Funktionsänderungen denkbar, die einer MdE von 10%–15% entsprechen. Nach dem gegenwärtigen Stand medizinischer Untersuchungsmethoden sind sie indessen wegen fehlender Einwirkungen auf Atmung und Kreislauf nicht meßbar. Die Tatsachenfeststellung läßt laut Merkblatt daher derzeit die Feststellung einer Silikose als Berufskrankheit erst dann zu, wenn die MdE mindestens 20% beträgt.

Nach dem vorliegenden Text ist für die Beurteilung der Entschädigungspflicht nicht mehr das Ausmaß bzw. der Schweregrad der röntgenologischen oder anatomischen Veränderungen allein maßgebend, sondern entscheidend ist der Tatbestand einer objektiv meßbaren Beeinträchtigung von Atmung oder Kreislauf durch die Silikose. Die Begutachtung der Silikose basiert damit im wesentlichen auf dem Röntgenbefund bzw. auf dem pathologisch-anatomischen Substrat und auf dem Ergebnis der eingehenden Lungenfunktionsprüfung.

Zunächst wird man prüfen müssen, welches Ausmaß die Silikose im Röntgenbild erreicht hat. Hat die Silikose nicht eine hinreichende Ausdehnung erreicht, so müssen andere Kriterien vorhanden sein, wie silikosebedingte Schrumpfungserscheinungen oder auch besonders ungünstige Formen der Silikose – Hiluslymphknotensilikose, Konfluenzen oder Ballungen mit kompensatorischem Emphysem in der Umgebung. Hinzuweisen ist hier auch noch auf den Pinheadtyp, eine feinstknotige und feinsträngige Anthrakosilikose, die nach den Erfahrungen des Pathologen sehr häufig mit einer Verödung und Einengung der kleinen Lungenarterien, weiterhin mit einem fokalen Emphysem und mit einer Erstarrung des Lungengerüstes einhergeht, die ihrerseits wiederum zu einer vermehrten Belastung des rechten Herzens führen. Derartige Veränderungen sind besonders charakteristisch für die Mischstaubsilikose bei Kohlenbergarbeitern und zeigen erhebliche funktionelle Auswirkungen (Abb. 3).

Unter Berücksichtigung dieser verschiedenen Formen von Silikose und Mischstaubsilikose ist es leicht verständlich, daß oftmals eine Parallelität zwischen Ausmaß der Silikose im Röntgenbild und Schwere des Funktionsausfalles vermißt wird. Ergebnisse verschiedener Arbeitstagungen in Moers [50, 51] haben ergeben, daß eine Mindestvoraussetzung für die Anerkennung einer entschädigungspflichtigen Silikose das Vorliegen einer generalisierten Fleckelung der Kategorie 3 oder bei kleinsten Fleckschatten vom Typ p mindestens der Kategorie 2−3 sind. Für die Kohlenbergarbeiterpneumokoniose vertrat man die Meinung, daß eine ärztliche Anzeige über eine Berufserkrankung dann erfolgen solle, wenn auf üblichen Übersichtsfilmen der Lunge ein solches Ausmaß von pneumokoniotischen Veränderungen erreicht ist, daß die Möglichkeit einer entschädigungspflichtigen Silikose gegeben ist. Das dürfte schon bei der Streuung 2/2 der Fall sein, weil hier durch zusätzliche Schichtaufnahmen in manchen Fällen die tatsächliche Durchsetzung der Lungen mit silikotischen Knötchen und oftmals auch Konfluenzen höher einzuordnen sei.

Einzubeziehen in die Entschädigungspflicht der Nr. 4101 der BeKV sind naturgemäß die silikotischen Komplikationen wie Bronchitis und Lungenemphysem. Ferner sind die Rückwirkungen der Silikose und ihre Folgeerscheinungen auf den kleinen Kreislauf zu berücksichtigen.

Bei der Begutachtung der Lungenfunktion wird man bei Patienten mit einer Silikose als Basisprogramm neben der Spirometrie − wobei die Abhängigkeit der Meßwerte von der Mitarbeit der zu Begutachtenden zu berücksichtigen ist − eine bodyplethysmographische Untersuchung zur Beurteilung von Strömungswiderständen in den Atemwegen und des intrathorakalen Gasvolumens sowie eine Blutgasanalyse in Ruhe und unter Körperbelastung fordern müssen. Weitere Untersuchungen, wie Bestimmung der Compliance, Diffusionskapazität, Analysen exspiratorischer Partialdruckkurven der Atemgase können zur Beurteilung der funktionellen Beeinträchtigung beitragen.

Zeigt sich bei diesen Untersuchungen eine eindeutige Funktionseinschränkung, so kann diese ursächlich nur dann auf die Silikose bezogen werden, wenn sie im Röntgenbild die Kategorie 3, zumindest 3/2 erreicht. Im allgemeinen liegt dann eine silikosebedingte Minderung der Erwerbsfähigkeit von 20% vor. Mit dem Fortschreiten der Silikose im Röntgenbild und der Zunahme funktioneller Ausfallerscheinungen kann der Grad der MdE bis auf 100% ansteigen.

Bei der Begutachtung der Silikose und Bewertung des Grades der MdE sind aber nicht nur die funktionellen Ausfallerscheinungen im bronchopulmonalen System, sondern auch ihre Rückwirkungen auf den Lungenkreislauf zu berücksichtigen. Die Diagnostik der Rechtsherzbelastung beruht auf elektrokardiographischen Kriterien, röntgenologischen Zeichen einer pulmonalen Hypertonie bzw. eines Cor pulmonale, echokardiographischen Befunden und am zuverlässigsten auf den Meßergebnissen der Einschwemmkatheteruntersuchung, die allerdings als invasives Verfahren nicht duldungspflichtig ist.


## Silikose und Bronchialkarzinom

Wie schon angeführt, entspricht die Lebenserwartung der infolge Silikose Verstorbenen heute weitgehend derjenigen aller Bergleute. Mit der höheren Lebenserwartung ist auch eine höhere Inzidenz der Karzinomrate zu erwarten. Alle großen statistischen Erhebungen an mehreren Untersuchungszentren haben aufgezeigt, daß das Bronchialkarzinom bei Silikose nicht häufiger auftritt als in vergleichbaren silikosefreien Altersgruppen. Auch gibt es keinerlei zweifelsfrei gesicherten Hinweise dafür, daß Quarzstaub bzw. die Kieselsäure eine kanzerogene Wirkung besitzen. Eine kausal-genetische Beziehung zwischen Silikose und Bronchialkarzinom wird daher von der überwiegenden Mehrzahl der Untersucher abgelehnt.

Dennoch wird man in Abweichung von dieser Grundregel unter besonderen Umständen die Frage eines kausalen Zusammenhangs von Bronchialkarzinom und Silikose bzw. Silikotuberkulose im Einzelfall kritisch zu überprüfen haben. So fanden Reitemeyer et al. [22] bei der Auswertung von 7122 Obduktionsergebnissen von Bergleuten mit Silikosen 45mal ein silikotisches Narbenkarzinom. Nach den Erfahrungen von Böhm [2] und Böhm et al. [3] müssen folgende Bedingungen zur versicherungsmedizinischen Anerkennung eines silikotischen Narbenkarzinoms erfüllt sein:

- Die silikotischen Lungenveränderungen müssen einen morphologisch faßbaren Krankheitswert erreichen, d. h. es müssen manifeste silikotische Narben ausgebildet sein.
- Im Narbenbereich bzw. im Störfeldbereich der Narbe müssen Anteile der Tumormatrix vorhanden sein, d. h. es müssen Epithelreste von Bronchien oder alveolärem Lungengewebe in der Narbe vorhanden sein.
- Es muß eine morphologisch faßbare Syntropie von silikotischer Narbe und Bronchialkarzinom vorhanden sein, d. h. der Ausgangspunkt des Bronchialkarzinoms muß im Störfeldbereich der Narbe liegen.

Der Lungennarbe kann nach heutigem Wissensstand nur die Rolle einer kokarzinogenen Wirkung beigemessen werden. Der klinische Krankheitsverlauf und die röntgenologischen Vorbefunde sind bei der Beurteilung im Regelfall unerläßlich und stellen eine wesentliche und wertvolle Hilfe dar.

Der Kausalzusammenhang zwischen einer Silikose und einem Bronchialkarzinom ist auch dann anzunehmen, wenn der Tumor in der Wand einer silikotischen Zerfallshöhle oder eines in eine solche Zerfallshöhle einmündenden Bronchus auftritt. Das gleiche gilt für das Auftreten eines Karzinoms in der Kaverne oder im Ableitungsbronchus bei der Silikotuberkulose. Bei dem Auftreten von Bronchialkarzinomen bei Bergarbeitern in den Uranbergbaugebieten von Schneeberg und Joachimsthal ist der hohe Gehalt der Grubenluft und besonders des Tropfwassers an Radiumemanation zu berücksichtigen. In Experimenten konnte gezeigt werden, daß diese zu Adenomen und zum Karzinom der Lunge führen kann [21]. Der Silikose kommt in diesen Fällen von Bronchialkarzinomen keine Bedeutung zu.


**Silikotuberkulose**

Während die Silikose gemäß Nr. 4101 der BeKV zu entschädigen ist, betrifft die Nr. 4102 der BeKV die Quarzstaublungenerkrankung in Verbindung mit einer aktiven Tuberkulose. Dabei wird heute fast allgemein die Auffassung vertreten, daß jede objektiv festgestellte, auch verhältnismäßig geringfügige Silikose eine Tuberkulose ungünstig beeinflussen kann. Diese Bedingungen im Sinne einer eindeutigen Silikose sind dann nicht erfüllt [47], wenn röntgenologisch lediglich Lungenveränderungen festgestellt werden können, die den früheren röntgenologischen Stadien 0–1 bzw. gemäß ILO-Klassifikation der Streuung 0/1 entsprechen. Ein derartiger Lungenbefund ist wegen seiner differentialdiagnostischen Vieldeutigkeit für die Bejahung der Zusammenhangsfrage nicht ausreichend.

Bei eindeutig silikotischen Veränderungen sind die Bedingungen zur Anerkennung einer Berufskrankheit nach Nr. 4102 der BeKV dann erfüllt, wenn gleichzeitig ein aktiver tuberkulöser Lungenprozeß vorliegt. Der Nachweis von Myobacterium tuberculosis im Sputum- oder Kehlkopfabstrich, u. U. auch einmal im Magensaft, deutet in jedem Fall auf ein aktives spezifisches Geschehen hin und zwar selbst dann, wenn anscheinend entsprechende röntgenologische Veränderungen nicht zum Vorschein gelangen. Die Diagnose einer aktiven Tuberkulose beruht somit auf dem Röntgenbefund und dem Nachweis von Tuberkelbakterien, während weitere klinische Befunde wie Gewichtsabnahme, Temperaturerhöhung, Husten und Auswurf, eine Senkungsbeschleunigung oder Veränderungen im Blutbild zwar wichtige, aber diagnostisch nicht entscheidende Hinweise darstellen. Wenn bei wiederholten Sputumuntersuchungen Tuberkelbakterien nicht nachweisbar sind, so wird man sich bei der Beurteilung der Frage einer aktiven Lungentuberkulose allein auf das Röntgenbild stützen müssen, wobei oft erst die Verlaufsbeobachtung eine eindeutige Diagnose zuläßt. Die Aktivität der Tuberkulose ist gesichert, wenn typische Zeichen wie Kavernen, frische Streuungen oder ein rascher Bildwandel im Sinne tuberkuloseverdächtiger Veränderungen in verhältnismäßig kurzer Zeit auftreten oder wenn eine tuberkulostatische Behandlung zu einer eindeutigen Regression des Befundes geführt hat.

Wenn diese hier angegebenen Kriterien einer aktiven Silikotuberkulose erfüllt sind, liegt eine Entschädigungspflicht gemäß Nr. 4102 der BeKV vor. Die hierdurch bedingte MdE wird bei Nachweis einer tuberkulösen Kaverne mit positivem Sputum i. allg. mit 100% angesetzt werden. Die Gewährung einer Vollrente ist nicht gerechtfertigt, wenn es sich primär um einen nicht sehr ausgedehnten tuberkulösen Begleitprozeß ohne Nachweis einer Gewebsdestruktion bei negativem Sputum handelt. Kommt es unter der tuberkulostatischen Therapie zu einer Regression der Tuberkulose mit Beseitigung der Kavernisierung und zu negativen Sputumbefunden, so wird im weiteren Verlauf die Rente reduziert werden können. Grundsätzliche Regeln über die Höhe einer durch eine aktive Silikotuberkulose bedingten MdE lassen sich selbstverständlich nicht aufstellen. Vielmehr wird die gutachterliche Beurteilung der Silikotuberkulose und die Höhe der hierdurch verursachten MdE entscheidend durch die Aktivität und das Ausmaß des tuberkulösen Begleitprozesses bestimmt. Die Feststellung einer Funktionseinbuße gewinnt erst mit einer Besserung der Tuberkulose insbesondere bei einer Inaktivität der spezifischen Begleitkomponente an Bedeutung, vor allem dann, wenn die Bedingungen zur Anerkennung einer Berufskrankheit gemäß Nr. 4102 der BeKV nicht mehr erfüllt sind.

Als inaktiv gilt eine Begleittuberkulose, die bei der röntgenologischen Verlaufsbeobachtung, abgesehen von einer gewissen Schrumpfung der Herde, keine weitere Änderung, insbesondere auch keine Zeichen restlicher Gewebseinschmelzungen, erkennen läßt. Bei Vorliegen dieser Kriterien wird man die Silikotuberkulose als inaktiv bezeichnen können, so daß die Bedingungen zur Anerkennung einer Berufskrankheit gemäß Nr. 4102 der BeKV nicht mehr erfüllt sind. Es handelt sich nunmehr um einen Zustand nach einer früher durchgemachten aktiven Silikotuberkulose, die entsprechend dem Grad der hierdurch bedingten Funktionseinbuße nach Nr. 4101 der BeKV zu entschädigen ist. Einzubeziehen in die Folgen einer solchen Silikotuberkulose und damit auch in die Rentenhöhe sind Komplikationen wie Pleuraschwarten, Empyem und Zustände nach Resektion, u. U. auch ein Lungenemphysem und eine Bronchitis. Dies trifft auch für extrapulmonale Manifestationen zu, sofern sie nach Nr. 4102 der BeKV entschädigt waren.

# Literatur


1. Biasi WD (1949) Die pathologische Anatomie der Silikose. Beitr Silikose Forsch 3:1–95
2. Böhm E (1978) Zusammentreffen von Bronchialkarzinom und Silikose. Med Klin 73:659–663
3. Böhm E, Reitemeyer E, Könn G, Müller K-M (1984) Das silikotische Narbenkarzinom. Pathologie und klinische Relevanz. (VI. Internationale Pneumokoniose-Konferenz, Bochum, Bd 1, S 237–249)
4. Caplan A (1953) Certain unusual radiological appearances in the chest of coal-miners suffering from rheumatoid arthritis. Thorax 8:29–37
5. Cockcroft AE, Wagner JC, Seal EM, Lyons JP, Campbell M (1982) Irregular opacities on coal workers pneumoconiosis-correlation with pulmonary function and pathology. Ann Occup Hyg 26:767–787
6. Denny JJ, Robson WD, Irwin DA (1937) The prevention of silicosis by metallic aluminium. I. A preliminary report. Can Med Assoc J 37:1
7. Denny JJ, Robson WD, Irwin DA (1939) The prevention of silicosis by metallic aluminium. II. Can Med Assoc J 40:1
8. Giese W (1963) Morphologische Grundlagen gestörter Lungenfunktion bei Pneumokoniosen. In: Reploh H, Klosterkötter W (Hrsg) Fortschritte Staublungenforschung. Niederrheinische Druckerei, Dinslaken, S 229–237
9. Gravenkamp H (1956) Vergleichende Untersuchungen über die klinisch-röntgenologische und pathologisch-anatomische Beurteilung der Silikose. Beitr Silikose Forsch 42:35–60
10. Greinacher-Cristofari V (1945) Die Mineur-Silikose in der Schweiz bearbeitet auf Grund des Krankengutes der Schweizerischen Unfallversicherungsanstalt. Med. Dissertation, Universität Zürich
11. Gürtler K-F, Hagemann J (1984) Indikation und Wertigkeit der Computertomographie des Thorax. Prax Klin Pneumol 38:81–87
12. Husten K (1931) Die Staublungenerkrankung der Bergleute im Ruhrkohlenbezirk. (Ergebnisse path.-anatomischer Untersuchungen). Veröff. Gewerbe-Konstit. path. Jena, H. 29 VI, 54 Seiten

13. Idel H (1983) Beitrag zur Pathogenese und Therapie der Silikose. Umwelthygiene, Jahresbericht 1983, Bd 16. Deutscher Kommunal-Verlag, Düsseldorf, S 163–208
14. Könn G, Schejbal V, Oellig W-P (1976) Die pathologische Anatomie der Pneumokoniosen. In: Ulmer WT, Reichel G (Hrsg) Pneumokoniosen, 5. Aufl. Springer, Berlin Heidelberg New York (Handbuch der inneren Medizin, Bd 4/1, S 101–134)
15. Könn G, Schejbal V, Oellig W-P (1983) Pneumokoniosen. In: Doerr W, Seifert G (Hrsg) Pathologie der Lunge, Bd II. Springer, Berlin Heidelberg New York Tokyo, S 647–807
16. Könn G, Schejbal V, Oellig W-P (1984) Anthrako-Silikose des Ruhrgebietes. Morphologische Befunde und ihre Folgen. (Proc. VI. Internationale Pneumokoniose-Konferenz, Bochum, Bd 1, S 185–189)
17. Muysers K, Siehoff F, Worth G, Gasthaus L (1961) Neuere Ergebnisse atemphysiologischer Untersuchungen von Kohlenbergarbeitern unter Berücksichtigung von Silikose, Bronchitis und Emphysem. I. Mitteilung: Das Verhalten der Gase im arteriellen Blut. Arch Gewerbepathol Gewerbehyg 18:358–369
18. Obrist E (1949) Die Gießerei-Silikose in der Schweiz. Unfallmed 42:196–222
19. Otto H (1963) Morphologie und pathologisch-anatomische Begutachtung der Silikose. Graßer, Würzburg
20. Otto H (1970) Die Atmungsorgane. Springer, Berlin Heidelberg New York (Handbuch der allgemeinen Pathologie, Bd 3/4)
21. Rajewski B, Schaub A, Kalau G (1943) Experimentelle Geschwulsterzeugung durch Einatmung von Radiumemanation. Naturwissenschaften 31:170
22. Reitemeyer E, Böhm E, Müller K-M (1985) Silikose und Bronchialkarzinom – Pathologische Anatomie und gutachterliche Problematik. Prax Klin Pneumol 39:679–680
23. Schlipköter HW (1970) Ätiologie und Pathogenese der Silikose sowie ihre kausale Beeinflussung. Westdeutscher Verlag, Köln Opladen
24. Schlipköter HW (1983) Ätiopathogenese der Kohlenbergarbeiter-Silikose als Grundlage therapeutischer Möglichkeiten. (VI. Internationale Pneumokoniose-Konferenz, Bochum, Bd 1, S 432–452)
25. Schlipköter HW (1985) Erste Erfahrungen in der Behandlung von Staublungenerkrankungen mit Polyvinylpyridin-N-oxid und Tetrandrin. Umwelthygiene, Jahresbericht 1985, Bd 18. Deutscher Kommunal-Verlag, Düsseldorf, S 159–173
26. Schött D, Höltmann B, Bugalho De Almeida AA, Zimmermann I, Ulmer WT (1984) Lungenkreislauf bei Patienten mit chronisch obstruktiver Atemwegserkrankung (COAD) mit und ohne Silikose in Ruhe und bei körperlicher Belastung. (Proc VI. Internationale Pneumokoniose-Konferenz, Bochum, Bd 1, S 405–413)
27. Schüren KP, Hüttemann U (1972) Chronisches Cor pulmonale bei obstruktiven Lungenerkrankungen: Korrelation der gestörten Atmungsfunktion zur Hämodynamik des Lungenkreislaufs und kontraktilen Funktion des rechten Ventrikels. Verh Dtsch Ges Kreislaufforsch 38:205–213
28. Seaton A (1983) Coal and the lung. Thorax 38:241–243
29. Smidt U (1974) Distribution of inhaled air in coal workers with and without silicosis. Rev Inst Hyg Hasselt 29/2:72–84
30. Smidt U, Schnellbächer F (1978) Autoptisch verifizierte Rechtsherzhypertrophie und die Symptome ihrer Entwicklung bei Silikosekranken. Prax Pneumol 32:407–418
31. Stratton T (1937) Cases of anthracosis or black infiltration of the lungs. Edinburgh Med Surg J 58:490
32. Ulmer WT (1972) Hypertrophie des rechten Herzens aus der Sicht des Klinikers. Verh Dtsch Ges Kreislaufforsch 38:102–129
33. Ulmer WT (1985) Begutachtung in der Pneumologie: Silikose. Prax Klin Pneumol 39:674–676
34. Ulmer WT, Reichel G, Roeske G et al. (1967) Klinische und funktionsanalytische Untersuchungen bei Bergleuten mit und ohne Silikose im Vergleich zu nichtstaubexponierten Arbeitern. Int Arch Gewerbepathol Gewerbehyg 23:32–48
35. Ulmer WT, Reichel G, Werner U (1968) Die chronisch obstruktive Bronchitis des Bergmannes. Int Arch Gewerbepathol 25:75–98

36. Valentin H (1966) Die Bedeutung des Cor pulmonale für die Arbeits- und Sozialmedizin. Verh Dtsch Ges Inn Med 72:573−596
37. Valentin H (1968) Sozial- und arbeitsmedizinische Aspekte des chronischen unspezifischen respiratorischen Syndroms. Med Klin 63:1281−1284
38. Visconti H (1870) Protocollo generale delle necropsie eseguite nell'Istituto Anatomo-Patologico dell'Ospedale Maggiore
39. Weller W, Ulmer WT (1976) Langzeitinhalationsversuch an Rhesus-Affen zur PVNO-Therapie der Anthrako-Silikose. In: Inhaled particles and vapours IV. Unwin, Surrey
40. Wendland ME, Wolff HF (1977) Die Berufskrankheitenverordnung (BeKV). Kommentar. Schmidt, Berlin
41. Worth G (1960) Die Lungenfunktion bei Silikosekranken. Beitr Silikose Forsch 4:361−373
42. Worth G (1960) Die „Staublunge" des Kohlenbergarbeiters. Dtsch Med Wochenschr 85:221−226
43. Worth G, Nerreter W (1954) Kritische Betrachtungen bei der Beurteilung der Silikose und Siliko-Tuberkulose unter Vergleich von klinisch-röntgenologischem und pathologisch-anatomischem Befund. Beitr Silikose Forsch 30:1−30
44. Worth G, Smidt U (1975) Lungenverstaubung − Staublungen. Pneumonologie 151:185−200
45. Worth G, Gasthaus L, Lühning W, Muysers K, Siehoff F, Werner K (1959) Kritische Bemerkungen zur Diagnostik des Lungenemphysems bei Kohlenbergarbeitern. Arch Gewerbepathol Gewerbehyg 17:442−456
46. Worth G, Lühning W, Muysers K, Siehoff F, Werner K (1959) Das Residualvolumen bei schwerer Silikose mit perinodösem Emphysem. Beitr Silikose Forsch 59:41−57
47. Worth G, Stahlmann W, Worth H (1989) Erkrankungen durch anorganische Stäube. Silikose. In: Konietzko J, Dupuis H (Hrsg) Handbuch der Arbeitsmedizin. ecomed, Landsberg München, IV-5.2.1, 1−4
48. Worth H (1985) Zur Diagnostik des Lungenemphysems. Analyse des Mischluftanteils exspiratorischer Partialdruckkurven von He, Ar, SF6, $O_2$ und $CO_2$. Thieme, Stuttgart New York
49. Zenker FA (1867) Über Staubinhalationskrankheiten der Lungen. Dtsch Arch Klin Med 2:116−172
50. Bericht (1979) über die 2. Arbeitstagung „Silikosebegutachtung" im Krankenhaus Bethanien, Moers, am 07.06.1978. Prax Pneumol 33:48−51
51. Bericht (1982) über die 3. Arbeitstagung „Silikosebegutachtung" im Krankenhaus Bethanien, Moers, am 28.10.1981. Prax Klin Pneumol 36:438−440

# Schweißerlunge — ein einheitliches Krankheitsbild?

W. ZSCHIESCHE

## Einleitung

Schweißverfahren sowie die hiermit verwandten thermischen Schneid- und Spritztechnologien zählen zu den häufigsten industriell eingesetzten Arbeitsverfahren. Alleine in der Bundesrepublik Deutschland wird die Zahl der hauptberuflich tätigen Schweißer derzeit auf ca. 200000 geschätzt, weltweit auf etwa 5 Mio [20]. Zusätzlich sind zahlreiche andere Beschäftigte zu berücksichtigen, die gelegentlich ebenfalls derartige Verfahren einsetzen. Somit arbeitet ein wesentlicher Teil der berufstätigen Bevölkerung in den Industriestaaten mit diesen Technologien. Dementsprechend stellen auch Gesundheitsgefährdungen durch Schweißverfahren einen wichtigen Bestandteil im Bereich der allgemeinen arbeitsmedizinischen Prävention sowie der medizinischen Diagnostik und Begutachtung dar.

Seit der erstmaligen Beschreibung morphologischer Lungenveränderungen bei Schweißern durch Doig u. McLaughlin 1936 [13] wird in der nationalen und internationalen Literatur der Begriff der „Schweißerlunge" oder auch der „Elektroschweißerlunge" („arc welders' lung"), meist im Sinne einer röntgenologisch bzw. histologisch gesicherten Veränderung des Lungenparenchyms, verwendet.

Diesem auf medizinischer Seite vermeintlich eindeutigen diagnostischen Begriff steht technologischerseits eine Vielzahl von Schweißverfahren sowie hiermit verwandten Technologien im Bereich des thermischen Trennens/Schneidens und des thermischen Spritzens gegenüber.

Mit der Entwicklung des elektrischen Lichtbogens und der Verflüssigung von Gasen im vorigen Jahrhundert waren die Grundlagen zu den beiden wichtigsten, auch heute noch „klassischen" Schweißverfahren gelegt, dem Lichtbogenschmelzschweißen und dem Gasschweißen. Bis zum 2. Weltkrieg blieb die Zahl der Verfahren im wesentlichen begrenzt. Seitdem hat die Vielfalt der Schweißtechnologien sowohl hinsichtlich der eingesetzten Werkstoffe als auch der Energieträger stark zugenommen. Die Zahl der Schweiß- und verwandten Verfahren wird derzeit auf über 140 geschätzt. Angesichts dieser technologischen Vielfalt ist es nicht verwunderlich, daß hieraus stark differierende Fremd- und Gefahrstoffemissionen resultieren können, die ihrerseits qualitativ und quantitativ zu höchst unterschiedlichen Gefährdungen des Schweißers führen. Ein Elementarwissen zumindest über die wichtigsten, praxisrelevanten Schweißtechnologien ist somit für den auf diesem Gebiet tätigen Mediziner unabdingbar [66].

Lunge und Arbeitswelt
Herausgegeben von N. Konietzko et al.
© Springer-Verlag Berlin Heidelberg 1990

# Technologische Grundlagen

Schweißen ist nach DIN 1913 „das Vereinigen von Werkstoffen in der Schweißzone unter Anwendung von Wärme und/oder Kraft ohne oder mit Schweißzusatz. Es kann durch Schweißhilfsstoffe, z. B. Pasten, Pulver oder Gase ermöglicht oder erleichtert werden. Die in der Schweißzone wirkende Arbeit wird von außen durch Energieträger zugeführt".

Die Schweißverfahren können in abgewandelter Form auch zum thermischen Trennen/Schneiden und Spritzen eingesetzt werden. Diese werden im weiteren unter dem Begriff „Schweißen" subsumiert. Bereits die Zahl der möglichen Energieträger ist umfangreich.

Zu den wichtigsten zählen z. B.:

- die Gasflamme (bei allen sog. Autogentechniken),
- der elektrische Lichtbogen (bei allen Lichtbogenverfahren),
- der elektrische Stromfluß (bei allen Widerstandsverfahren),
- kohärente elektromagnetische Wellen (bei den Laserverfahren),
- ionisierende Strahlung (beim Elektronenstrahlschweißen),
- mechanische Wellen (beim Ultraschallschweißen),
- exotherme chemische Reaktionen (beim Gießschmelzschweißen/Thermitschweißen).

Als zu bearbeitende *Grundwerkstoffe* können un-, niedrig- und hochlegierte metallische Werkstoffe (z. B. Gußeisen, Baustähle, legierte Stähle, Nichteisenwerkstoffe wie z. B. Aluminium- und Kupferlegierungen etc.), Kunststoffe sowie im Bereich der Laserschneidtechnik fast alle industriell relevanten Materalien einschließlich Mineralfasern, wie z. B. Asbest, eingesetzt werden.

Im Bereich der Schweißnaht werden häufig stab-, draht- oder bandförmige, beim thermischen Spritzen auch pulverförmige Schweißzusätze bzw. Zusatzwerkstoffe eingesetzt. Ein *Schweißzusatzwerkstoff* ist nach DIN 8571 „der Schweißstelle zugeführter Werkstoff, der beim Schmelzschweißen in flüssigem Zustand mit dem aufgeschmolzenen Grundwerkstoff zusammenfließt. Er wird zum Verbindungsschweißen und/oder zum Auftragsschweißen benutzt". Sofern er stromführend ist, wird er als Elektrode bezeichnet. Zusatzwerkstoffe bestehen in der Regel aus Metallen oder Metallegierungen, beim Flammspritzen auch aus keramischen Verbindungen. Sie können mit Flußmitteln, Gas- bzw. Schlackebildnern zum Schutz der Schweißnaht vor der Atmosphäre umhüllt bzw. gefüllt sein.

Zusätzlich verwendete *Hilfsstoffe* sind insbesondere Schutzgase oder Pulver, die ebenfalls zur Abschirmung des Schweißbades dienen. Darüber hinaus kommen Schweißpasten (z. B. als Flußmittel beim Kupferschweißen), Schweißsprays (meist Mineralöldestillate oder Harze zur Verhinderung des Anbrennens von Schweißperlen) zum Einsatz.

Neuerdings werden Schweißtechnologien auch mit anderen Fügeverfahren, z. B. mit Klebtechniken, kombiniert, wie etwa im Automobilbau.

Bereits diese Übersicht zeigt, daß aufgrund der Vielfalt der eingesetzten Technologien und Werkstoffe eine einheitliche Fremdstoff- bzw. Gefahrstoffemission bei den Schweißverfahren nicht zu erwarten ist. Dementsprechend ist auch mit qualitativ und quantitativ erheblich variierenden Gesundheitsrisiken für den Schweißer zu rechnen.

Medizinische Kenntnisse liegen bislang im wesentlichen bei denjenigen Schweißern vor, die die Gasflamme bzw. den elektrischen Lichtbogen als Energieträger einsetzen.

Im folgenden sollen deshalb lediglich die *wichtigsten, praxisrelevanten Schweißverfahren an metallischen Werkstoffen*, insbesondere im Bereich der Autogentechnik und des Lichtbogenschmelzschweißens berücksichtigt werden. Weitere Einzelheiten über die technologischen Grundlagen der Verfahren geben Zober [86] sowie Emmerling u. Zschiesche 1986 [16] und Zschiesche [90].

# Schweißrauche und Gase

## Emission und Morphologie der Schweißrauche

Grundsätzlich werden *Schweißrauche* fast ausschließlich aus den eingesetzten Zusatzwerkstoffen freigesetzt. Der Grundwerkstoff spielt nur insofern eine wesentliche Rolle, als er Art und Zusammensetzung des Schweißzusatzes bestimmt. Auch beim thermischen Spritzen stammen die *Aerosole* ausschließlich aus dem pulver- oder drahtförmigen Zusatz, bei thermischen Trennverfahren dagegen aus dem bearbeiteten Grundstoff. Schweißrauche besitzen weit überwiegend einen ärodynamischen Partikeldurchmesser von unter 1 μm und sind somit alveolengängig. Dies gilt im wesentlichen auch für Aerosole, die bei den verwandten Verfahren emittiert werden.

Die *Struktur* der Schweißrauche ist bislang nicht völlig geklärt. Sie variiert offensichtlich in Abhängigkeit von den Verfahren und der Zusammensetzung des Schweißgutes. Bislang wurden überwiegend amorphe Partikel identifiziert, in die wahrscheinlich kristalline Strukturen eingelagert sind. Metalle liegen gesichertermaßen häufig in komplexer oxidischer Bindung als sog. Spinelle vor. Es handelt sich somit um äußerst vielschichtig aufgebaute Partikel. Die *Zusammensetzung* der Schweißrauche variiert, je nach der Art der eingesetzten Werkstoffe, ebenfalls beträchtlich. Ein besonders breites Spektrum des Periodensystems mit zahlreichen Metallen, Alkali- und Erdalkalimetallen, Kohlenstoff, Silizium, Sauerstoff sowie deren Verbindungen, in bestimmten Fällen auch Fluoriden wird von umhüllten Stabelektroden emittiert. Bedeutsam ist, daß silikogene freie kristalline Kieselsäure in Schweißrauchen nicht enthalten ist [7, 46, 69, 73, 74, 83]. Bei etlichen Schweißverfahren ist die Rauchemission vernachlässigbar gering. Hierzu gehören z. B. das Gasschweißen, Flammwärmen, Wolframinertgasschweißen (WIG), Mikroplasmaschweißen, Unterpulverschweißen, Widerstandsschweißen mit Ausnahme des Abbrennstumpfschweißens, Reibschweißen, Bolzenschweißen, Gießschmelzschweißen (Thermitschweißen) und Elektroschlackeschweißen.

**Tabelle 1.** Arbeitsmedizinisch relevante Fremdstoffe in Abhängigkeit von den verschiedenen Schweiß-, Beschichtungs- und Trennverfahren (nach [16])

| Verfahren | Gase | | | Partikel/Legierungsbestandteile | | | | | | Bemerkungen |
|---|---|---|---|---|---|---|---|---|---|---|
| | NO$_x$ | O$_3$ | CO | Rauche allgemein | Chrom[1] gesamt | CrVI[1] | Ni[1] | Andere[2] | F$^-$ | |
| *Flammwärmen* | + + + | | | | | | | | | |
| *Gasschweißen* | + + + | | | | | | + a) | + a) | | a) Bei Einsatz von Ni- oder Cu-Drähten |
| *Lichtbogenhandschweißen mit umhüllten Stabelektroden* | | | | | | | | | | |
| Zelluloseumhüllt | | | | + + + | | | | | | |
| Rutil-, sauer umhüllt | | | | + + + | + + + | + + + b) | + + c) | + + | | b) 30% – 90% des Gesamtchroms im Rauch |
| Basisch umhüllt | | | | + + + | + + + | + + + b) | + + c) | + + | + | c) Grenzwertüberschreitungen bes. bei Rein-Ni- und Ni-Basiselektroden |
| *Schutzgasschweißen mit Massivdraht* | | | | | | | | | | |
| Aktivgas CO$_2$ (MAG/CO$_2$) | | | + + | + + + | | | | | | |
| Aktivgas, Mischgas (MAG/M) | + + | + | | + + + | + + + | + d) | + + e) | + + | | d) 0% – 4% des Gesamtchroms im Rauch |
| Inertgas (MIG) | + + + | | | + + | | | | + | | e) Grenzwertüberschreitungen bes. bei Rein-Ni- und Ni-Basisdrähten |

| | | | | | | | |
|---|---|---|---|---|---|---|---|
| Wolframinertschweißen (WIG), (Mikro)plasmaschweißen | | + + | | | | | |
| *Thermisches Beschichten* | | | | | | | |
| Flammspritzen | + + + | | + + + | + + + | + + + | + + + | |
| Lichtbogenspritzen | | | + + + | + + + | + + + | + + + | |
| Plasmaspritzen | | + + | + + + | + + + | + + + | + + | |
| *Thermisches Trennen* | | | | | | | |
| Brennschneiden, Flämmen, Fugen, Lichtbogendruckluftfugen | + + + | | + + + | + + + [f] | + + + [f] | + + + [f] | f) Nur bei der seltenen Bearbeitung hochlegierter Werkstoffe |
| Plasmaschneiden | + [g] | + + | + + + | + + + | + + + | + + + | g) bei $N_2$ oder Druckluft als Plasmagas |

[1] Bei Verwendung Cr- bzw. Ni-haltiger Zusatzwerkstoffe beim Schweißen und Beschichten bzw. Cr/Ni-haltiger Grundwerkstoffe bei Trennverfahren.
[2] In Abhängigkeit der Legierungsbestandeile des Zusatzwerkstoffes beim Schweißen und Beschichten bzw. des Grundwerkstoffes bei Trennverfahren, z. B. Kobalt, Kupfer, Mangan, Aluminium. Bei Mn-Gehalten bis 1 Gew.% im Schweißgut sind keine Grenzwertüberschreitungen zu erwarten.
+ Auftreten häufig oder regelmäßig in arbeitsmedizinisch relevanten Konzentrationen am Arbeitsplatz. Grenzwertüberschreitungen sind in der Regel nicht zu erwarten.
+ + Auftreten regelmäßig. Vereinzelte Grenzwertüberschreitungen in praxi.
+ + + Auftreten regelmäßig. Gehäufte Grenzwertüberschreitungen in praxi, insbesondere unter arbeitshygienisch ungünstigen Bedingungen.
Grenzwerte: MAK, TRK, BAT, EKA.

**Emission von Gasen**

Die bei zahlreichen Schweißverfahren freigesetzten *Gase* entstehen teils direkt im Bereich des Schweißprozesses, teils im weiteren Umfeld (z. B. Ozon durch UV-Strahlung des Lichtbogens). Neben Gasen mit spezifischen Wirkungen auf die Atemwege können in der Schweißtechnik auch solche Gase freigesetzt werden, die für den Organismus inert sind (z. B. Argon, Kohlendioxid) oder andere Zielorgane aufweisen (z. B. Kohlenmonoxid).

Die aus pneumologischer Sicht relevanten Gase sind *Stickstoffoxide* (Nitrosegase), die insbesondere bei allen Autogentechniken in größerem Umfang freigesetzt werden, und *Ozon*, das in relevanten Konzentrationen im wesentlichen bei Schutzgasschweißarbeiten an gut reflektierenden Oberflächen auftritt, v. a. beim Schutzgasschweißen bestimmter Aluminiumlegierungen, daneben auch von Edelstählen sowie beim Plasmaschneiden.

Eine Übersicht über die wichtigsten Gefahrstoffe, die in Abhängigkeit von den eingesetzten Technologien entstehen, gibt Tabelle 1.


**Gefahrstoffe aus anderen Quellen**

Neben den beim eigentlichen Schweißprozeß freigesetzten Fremdstoffen können auch Gefahrstoffe eine Rolle spielen, die zwar nicht direkt im Rahmen des eigentlichen Schweißvorganges emittiert werden, die jedoch in Einzelfällen als berufstypische Belastungen angesehen werden müssen. Hierzu gehört insbesondere die *Phosgenbildung* bei der Einwirkung von Wärme oder UV-Strahlung auf chlorierte Kohlenwasserstoffe. Diese werden häufig zur Entfettung der Werkstoffe vor dem Schweißvorgang verwendet. Eine Gefährdung besteht bei mangelnder Abtrocknung vor dem Schweißen sowie bei unzureichender Abschirmung von Lösemittelbädern vor UV-Strahlung.

Zu berücksichtigen sind darüber hinaus *Beschichtungen* unterschiedlicher Art und Zusammensetzung. Hierzu gehören insbesondere Fertigungsbeschichtungen („shop-primer"), Mineralölschichten, metallische Überzüge sowie bei Reparaturarbeiten auch Farb- und Lackschichten sowie Hohlraumversiegelungen. Beim Überschweißen derartiger Beschichtungen können, je nach deren Zusammensetzung, höchst unterschiedliche Fremdstoffemissionen auftreten [8, 17].

Aus pneumologischer Sicht sind von besonderem Interesse Acrolein, Formaldehyd sowie andere Aldehyde, die insbesondere beim Überschweißen von Mineralölen sowie einigen Fertigungsbeschichtungen auftreten können, Isocyanate (insbesondere aus Polyurethanbeschichtungen), Phthalate (z. B. aus Alkydharzbeschichtungen) sowie die Oxide von Zink, Kupfer, Nickel und Chromate (aus metallischen Beschichtungen und Farbpigmenten).

Im weiteren Zusammenhang mit der beruflichen Tätigkeit können Schweißer auch gegenüber *Asbest* exponiert sein. Dieser wurde und wird z. T. in Isolierungen verwendet; entsprechende Belastungen sind insbesondere im Schiffbau, Rohrleitungs- und Heizungsbau bekannt geworden. Darüber hinaus enthielten auch Hitzeschutzkleidung sowie Abdeckmatten zur Abkühlungsverzögerung von Schweißnähten Asbest. Die entsprechenden Gefährdungen waren und sind noch heute den Betroffenen z. T. nicht evident. In der Vergangenheit wurden darüber hinaus auch bestimmte Stabelektroden mit Asbest umhüllt; diese werden spätestens seit den 70er Jahren jedoch nicht mehr eingesetzt.

# Bronchopulmonale Symptome bei Schweißern

Bereits die Übersicht zu den verschiedenartigen Technologien und Gefahrstoffemissionen macht deutlich, daß unterschiedliche Schweißergruppen sowohl hinsichtlich der Art von Erkrankungen als auch der Höhe des Risikos höchst unterschiedlichen Gefährdungen unterliegen können. Ein größerer Teil von Schweißverfahren weist nur geringe partikuläre bzw. gasförmige Emissionen auf und stellt bezüglich bronchopulmonaler Erkrankungen i. allg. kein wesentliches Risiko dar. Diese werden im folgenden nicht näher berücksichtigt.

## Akute Erkrankungen

### Allergisches Asthma bronchiale

In der Weltliteratur sind Bronchialobstruktionen infolge einer allergischen Sensibilisierung gegenüber Chrom bzw. Chromaten, Nickel und Kobalt in Einzelfällen beschrieben.

In wenigen Kasuistiken wird hierbei auch über gleichartige Symptome bei Schweißern berichtet, die Werkstoffe mit einem Gehalt an diesen Metallen bearbeitet haben. Zu berücksichtigen sind in diesem Zusammenhang auch Isocyanate und Phthalate aus Beschichtungen. Das Krankheitsbild stellt bei Schweißern eine ausgesprochene Rarität dar [38, 47].

### Metallrauchfieber

Etwas häufiger werden insbesondere bei Schweißern, die gegenüber Rauchen von Zink, Kupfer sowie auch Aluminium und deren Oxiden exponiert sind, die Symptome des sog. Metallrauchfiebers beschrieben. Hierbei handelt es sich um ein wahrscheinlich immunologisch vermitteltes Krankheitsbild, dessen Pathogenese bislang noch nicht vollständig geklärt ist.

Charakteristisch ist das Auftreten von Allgemeinsymptomen mit Fieber, Schüttelfrost, Abgeschlagenheit und Dyspnoe. Typisch ist eine längere, meist mehrstündige Latenz zwischen Exposition und Symptomatik. Das Krankheitsbild ist i. allg. innerhalb von 1–2 Tagen voll reversibel. Neuere Untersuchungen haben allerdings zumindest in der Akutphase deutliche entzündliche Veränderungen im Bronchial- und Alveolarbereich nachgewiesen [78]. Gleichwohl ist aufgrund der bisher vorliegenden arbeitsmedizinischen Erfahrungen nicht mit persistierenden Lungenfunktionseinschränkungen zu rechnen [76].

Reizgasintoxikationen

Höhere Konzentrationen an Stickstoffoxiden (insbesondere Stickstoffdioxid), Ozon sowie Phosgen können zu erheblichen Entzündungen der tiefen Atemwege bis hin zum toxischen Lungenödem führen. Entsprechende Intoxikationen durch *Stickstoffoxide* (Nitrosegase) wurden insbesondere bei Flammwärmarbeiten mit der meist großen Flamme, insbesondere in engen, unzureichend belüfteten Räumen beobachtet. Hierunter sind auch Todesfälle aufgetreten [42].

Intoxikationen der tiefen Atemwege mit Reizgasen zeigen typischerweise eine längere Latenzzeit bis zu 48 h nach entsprechender Exposition. Bei Überleben eines interstitiellen oder alveolären Lungenödems tritt in der Regel eine Restitutio ad integrum ein. Folgeschäden sind jedoch sowohl im Sinne einer obstruktiven Atemwegserkrankung als auch einer entzündlichen Veränderung mit nachfolgender Fibrosierung und Gasaustauschstörung möglich.

## Chronische Erkrankungen

### Chronische Bronchitis

Bereits bald nach dem 2. Weltkrieg, verstärkt v. a. jedoch seit den 60er Jahren, sind Schweißer Gegenstand ausführlicher epidemiologischer Studien zum Gesundheitsstatus geworden. Hierbei handelt es sich in der Regel um Querschnittstudien, nur selten auch um Untersuchungen zum Schichtverlauf oder Längsschnittbetrachtungen. Aufgrund der nachweisbaren, vergleichsweise hohen externen Rauchbelastung bzw. der technologischen Bedeutung der Verfahren wurden fast ausschließlich Lichtbogenschweißer unter Verwendung umhüllter Stabelektroden, Drahtelektroden mit Schutzgas sowie Wolframinertgasschweißer untersucht. Die Studien beziehen Schweißarbeiten an unlegierten Baustählen ebenso wie an hochlegierten, chrom-/nickelhaltigen Stählen („Edelstähle") und vereinzelt auch an Aluminiumwerkstoffen ein.

Die zahlreichen Untersuchungen zeigen insgesamt in der Regel eine statistisch zu sichernde Überhäufigkeit an chronischer Bronchitis (nach WHO-Definition) mit Husten und Sputum bei Schweißern im Vergleich zu den Kontrollkollektiven. Meist sind kombinatorische Effekte mit Tabakrauchabusus nachweisbar, jedoch zeigen auch Nichtraucher in der Mehrzahl der Studien gehäuft chronische Bronchitis. Übersichten hierzu geben Zober 1981 [84], Reichel 1984 [57] sowie Zschiesche u. Emmerling 1989 [91].

Eigene Untersuchungen in jüngerer Zeit an Edelstahlschweißern weisen ebenfalls signifikant gehäuft chronische Bronchitis auf, wobei anhand der statistischen Auswertung dem Faktor „Schweißen" vor dem Tabakrauchen größere Bedeutung zukommt [18–20].

Insgesamt ist somit von einer erhöhten Prävalenz an chronischer Bronchitis bei Lichtbogenschweißern auszugehen. Hierbei führt Schweißen zu vergleichbaren Befunden wie andere, staubbelastende Tätigkeiten [11].

## Obstruktive Atemwegserkrankungen

Demgegenüber haben epidemiologische Studien bislang keine überzeugenden Beweise dafür erbringen können, daß auch chronische Obstruktionen der zentralen Atemwege bei Lichtbogenschweißern allgemein überhäufig auftreten. Sofern diesbezüglich Funktionseinschränkungen aufgetreten sind, weisen sie meist auf eine sog. Dysfunktion der kleinen Atemwege hin [3, 12, 18, 20, 26, 37, 39, 51, 52, 58, 61, 65, 84, 86, 88, 91, 92]. Aus der Tätigkeit als Lichtbogenschweißer allein kann, ungeachtet der eingesetzten Werkstoffe und Verfahren, zumindest unter den heute als normal anzusehenden Arbeitsbedingungen keine allgemein erhöhte Prävalenz an obstruktiven Atemwegserkrankungen gefolgert werden. Für einen Kausalzusammenhang eines derartigen Krankheitsbildes mit der Berufstätigkeit ist deshalb im Einzelfall das Vorliegen besonderer Einwirkungen allergisierender bzw. chemisch-irritativer oder toxischer Gefahrstoffe in geeigneten Konzentrationen zu fordern (vgl. „Schweißrauche und Gase").

## Zur Frage bösartiger Erkrankungen des Atemtraktes bei Schweißern

Nach dem derzeitigen Kenntnisstand sind bösartige Erkrankungen bei Anwendung der meisten Schweißverfahren nicht gehäuft. Mutagene Eigenschaften weisen lediglich Schweißrauche von hochlegierten, v. a. chrom- und/oder nickelhaltigen Zusatzwerkstoffen auf. Dies gilt insbesondere für Stabelektroden, die prozentual hohe Chromatanteile emittieren, darüber hinaus auch für andere hochlegierte Schweißzusatzwerkstoffe, wobei insbesondere Nickelverbindungen zu beachten sind.

Kohortenstudien an langjährigen Edelstahlschweißern zeigen ein leicht erhöhtes Risiko für das Lungenkarzinom. Oftmals können konkurrierende ursächliche Faktoren wie Tabakrauchen und Asbestbelastung hierbei nicht ausgeschlossen werden [5, 6, 16, 53, 64, 92]. Insgesamt ist ein erhöhtes Lungenkrebsrisiko epidemiologisch zwar nicht als gesichert anzusehen, ein dementsprechender Verdacht besteht für diese Schweißarbeiten jedoch.

# Pneumokoniosen im engeren Sinn

Seit der Erstbeschreibung von Doig u. McLaughlin [13], die radiologisch 1936 eine Häufung kleiner nodulärer und unregelmäßiger Verschattungen in den Lungen von Schweißern nachwiesen, werden verschiedenartige Pneumokoniosen unter dem Aspekt einer typischen Veränderung bei Schweißern mit Krankheitswert kontrovers diskutiert. Hierbei handelt es sich definitionsgemäß um Lungenveränderungen nach Ablagerung eingeatmeter Stäube [76]. Neben Staubablagerung ohne reaktive Lungenveränderungen von Krankheitswert (wie z. B. die klassische Siderose) spielen in der Pneumologie v. a. Komplikationen in Form einer Lungenfibrose aus diagnostischer, therapeutischer und gutachterlicher Sicht eine wesentliche Rolle.

**Toxizität und Fibrogenität von Schweißrauchen in vitro und in vivo**

Als ein wesentlicher Faktor zur Entstehung von Lungenfibrosen wird ein zytotoxischer Effekt von Fremdstoffen auf Makrophagen mit einer hierdurch bedingten, sekundären Fibroblastenaktivierung angenommen [57, 59, 81].

In-vitro-Tests an bovinen Alveolarmakrophagen sowie anderen Zellinien weisen in einer Reihe von Untersuchungen einen, wenn auch dosisabhängigen, zytotoxischen Effekt verschiedenartiger Schweißrauche nach. Als besonders zelltoxisch imponieren i. allg. Schweißrauche von hochlegierten Stabelektroden, während die Rauche von unlegierten Drahtelektroden die geringste relative Zytotoxizität zeigen. Mehrere Untersucher weisen auf die ursächliche Rolle von gut löslichen Chromaten im Rauch hochlegierter Stabelektroden hin.

Für die Toxizität der anderen Rauche werden im wesentlichen schwerlösliche Rauchkomponenten, v. a. Nickel- und Manganoxide verantwortlich gemacht [2, 21, 28, 71]. Demgegenüber konnten Reichel et al. 1986 [59] unter verschiedenartigen Schweißrauchen keine eindeutige Abhängigkeit der Zytotoxizität von dem Gehalt an bestimmten Elementen nachweisen.

In *Tierversuchen* konnten Weller u. Reichel [81] nach intraperitonealer Injektion von unlegierten Schweißrauchen granulomförmige, herdförmig begrenzte fibrotische Reaktionen in Ratten nachweisen, die im zeitlichen Verlauf nur geringe Progredienz zeigten; 14tägige Inhalationsversuche an Ratten führten in allen Fällen zur Ablagerung von Schweißrauchpartikeln sowohl im Interstitium als auch in Alveolarmakrophagen. Einige der Rauche führten zu einer Verdickung der Alveolarsepten mit Zellvermehrung und Zunahme des interstitiellen Kollagengehaltes [21].

**Klinische Befunde bei Schweißern**

Epidemiologische Untersuchungen

Nachdem Doig u. McLaughlin erstmals röntgenologisch Lungenstrukturveränderungen nachgewiesen hatten, beobachteten sie eine teilweise vollständige Reversibilität der Befunde nach Berufsaufgabe. Sie werteten die Befunde ex post als einfache Siderose [14].

In der Zwischenzeit sind zahlreiche weitere Untersuchungen an Lichtbogenschweißern durchgeführt worden, die überwiegend den Charakter von *Querschnittstudien* besitzen. Diese bestätigen eine erhöhte Prävalenz an nodulären und nodulär-streifigen Zeichnungsvermehrungen der Lungenstruktur im Röntgenbild. Das Ausmaß dieser Prävalenzerhöhung ist allerdings deutlich unterschiedlich. Auch nach Altersstratifikation ergeben sich zwischen den Studien z. T. beträchtliche Differenzen [1, 62, 69, 84, 86]. Als ursächlich hierfür sind in erster Linie zweifellos erhebliche Unterschiede in der Staubbelastung an den unterschiedlichen Arbeitsplätzen anzusehen. In der Regel wird innerhalb der einzelnen Studien mit Dauer der Exposition auch eine zunehmende Prävalenz an auffälligen radiologischen Befunden konstatiert. Auch zwischen den einzelnen Schweißverfahren zeigen sich diesbezüglich, meist allerdings nur geringer ausgeprägte, Unterschiede.

Die Befunde imponieren überwiegend geringgradig. Streuungen über 1/1 (ILO 1980) sind selten. Röntgenologisch sind die Veränderungen nach Schweißrauchinhalation, v. a. bei Überwiegen retikulärer Strukturen, meist nicht sicher von anderen Ursachen abgrenzbar. Ein röntgenologisch als pathognomonisch anzusehendes Bild der „Schweißerlunge" gibt es nicht.

Demgegenüber zeigen Lungenfunktionsuntersuchungen bei Lichtbogenschweißern in der Mehrzahl keine sicheren Veränderungen, die als Folge einer Fibrose gewertet werden können. Insbesondere die Vitalkapazität ist häufig nicht oder nur geringfügig, dann meist nicht signifikant im Vergleich zu den Kontrollkollektiven, verändert.

Bereits Zober wies in einer Übersichtsarbeit 1981 [84, 85] darauf hin, daß bei ca. 5000 in Querschnittstudien untersuchten Schweißern keine einzige gesicherte Lungenfibrose mit Krankheitswert nachgewiesen worden sei. An dieser Einschätzung hat sich auch anhand der seitdem aufgelaufenen Literatur einschließlich Längsschnittuntersuchungen nichts geändert.

Dieses Ergebnis ist allerdings insofern nicht verwunderlich, als es sich bei der Lungenfibrose um ein generell seltenes Krankheitsbild handelt. Für Arbeitsstoffe, die nur eine geringe fibrogene Potenz aufweisen, können aufgrund der vergleichsweise geringen Zahl an Untersuchten mögliche fibrogene Wirkungen verborgen bleiben.

Auch *Kohortenstudien* mit größeren Kollektiven haben keine zusätzliche Bestätigung für ein wesentlich erhöhtes Lungenfibroserisiko erbracht. Derartige Untersuchungen werden in der Regel als Mortalitätsstudien zur Erfassung von Malignomen durchgeführt. Bei den wenigen Kohortenstudien an Schweißern, die auch Todesursachen durch nichtmaligne Erkrankungen gesondert ausweisen, zeigt sich keine Überhäufigkeit an benignen Atemwegserkrankungen, wobei Lungenfibrosen meist nicht gesondert deklariert werden [5, 6, 53, 64].

*Fallkontrollstudien*, die ein erhöhtes Fibroserisiko für Schweißer nachgewiesen hätten, sind uns nicht bekannt geworden. Auch hierbei ist allerdings zu berücksichtigen, daß aufgrund der ohnehin nur als gering anzunehmenden Risikoerhöhung eine ausreichende Zahl an Fällen limitierend für den Nachweis einer Risikoerhöhung sein dürfte.

## Kasuistiken und histologische Befunde

Erste Sektionsbefunde bei Lichtbogenschweißern wurden von Enzer u. Sander 1938 [41] als reine Siderosen ohne fibrotische Begleitreaktion beschrieben. In der Folgezeit wurden, auch bei stark ausgeprägter Siderose, in der Regel ebenfalls keine Lungenfibrosen bei Schweißern beschrieben. Übersichten hierzu finden sich bei Reichel 1976 [56] sowie Könn 1983 [41].

1951 und erneut 1969 kamen Arbeitsgruppen nach Sichtung der jeweils vorliegenden internationalen Literatur zu der Beurteilung, daß die pulmonale Siderose (Abb. 1a und b) bei Schweißern insgesamt selten sei und keinen Krankheitswert besitze. Das eigenständige Bild einer spezifischen Schweißerkrankheit gebe es nicht (zit. nach Reichel 1976). In der Folgezeit wurden dann zunehmend Kasuistiken publiziert, die im histologischen Befund neben einer Eisenpigmentspeicherung auch

                                        

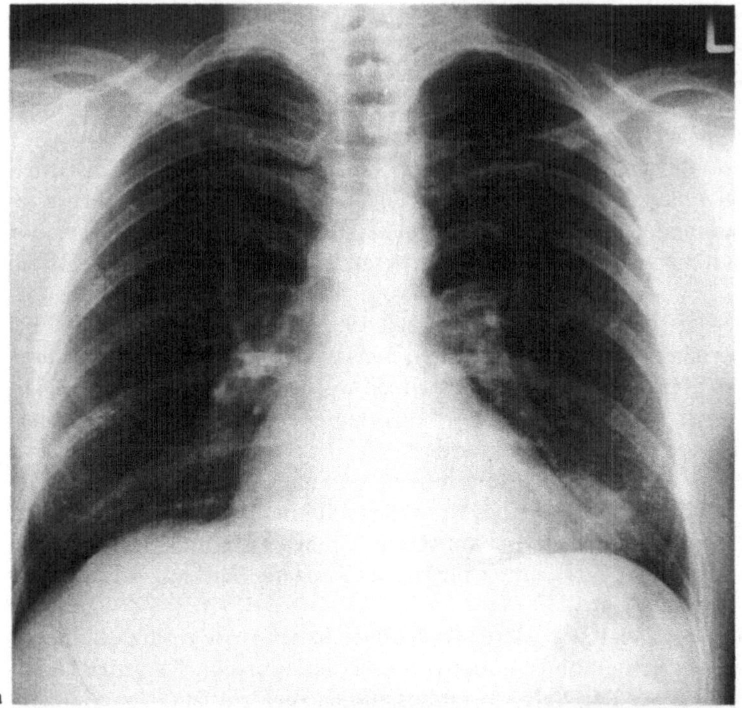

a

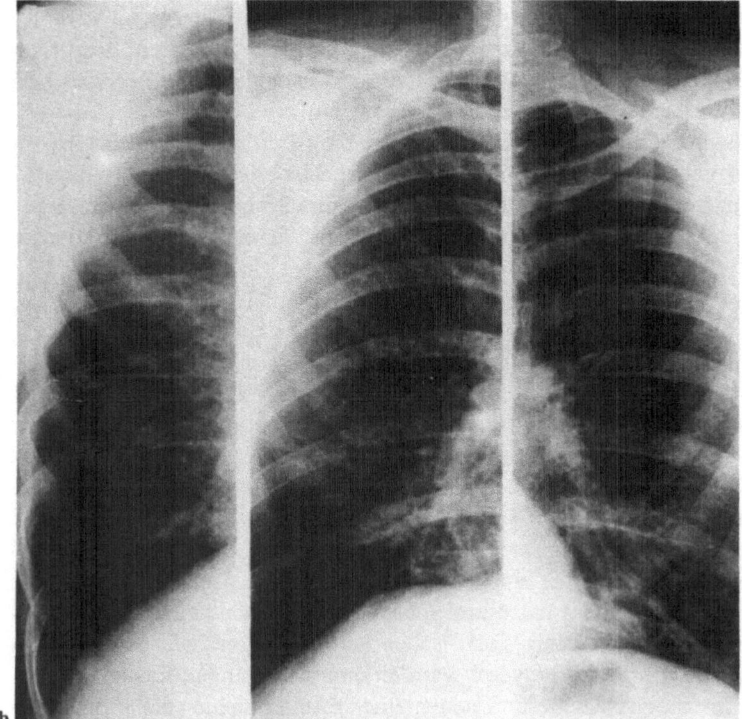

b

fibrotische Begleitreaktionen des Lungeninterstitiums beschrieben (Abb. 2). Als Ursache hierfür wird von einigen Autoren die Einführung von Umhüllungen bei Stabelektroden angenommen [56, 68, 72]. Hierbei werden z. T. ausdrücklich auch fibrogene Bestandteile in Schweißrauchen, wie z. B. freie kristalline Kieselsäure diskutiert.

Derartige Annahmen haben sich durch Analysen von Schweißrauchen mit modernen Verfahren, insbesondere auch Einsatz elektronenmikroskopischer und röntgenologischer Untersuchungsmethoden, nicht bestätigen lassen. Nach dem derzeitigen Erkenntnisstand sind gesichertermaßen fibrogen wirkende Einzelkomponenten in Schweißrauchen nicht nachweisbar [7, 46, 69, 73, 74, 83].

Ausnahmen stellen lediglich Schweißrauche mit Aluminiumgehalt dar, die insbesondere von aluminiumhaltigen Drähten zum Schutzgasschweißen sowie von umhüllten Stabelektroden freigesetzt werden. Hierbei ist die fibrogene Potenz dieses Elementes in den komplex zusammengesetzten Schweißrauchen allerdings bislang nicht gesichert [48, 65]. Zu berücksichtigen ist zudem, daß es sich hierbei um ein ubiquitär in höheren Konzentrationen vorkommendes Element handelt.

Asbesthaltige Umhüllungen von Stabelektroden sind spätestens seit den 70er Jahren nicht mehr verwendet worden. Seitdem ist zumindest unmittelbar durch den Schweißvorgang diesbezüglich keine Gefährdung der Schweißer mehr gegeben. Zu beachten ist hierbei auch, daß die in jüngerer Zeit bekanntgewordenen Kasuistiken nur selten Anhaltspunkte für eine wesentliche Asbeststaub-Belastung oder charakteristische Veränderungen im Sinne einer Asbestose aufweisen.

Von einigen Autoren werden kombinatorische Effekte verschiedener metallischer und nichtmetallischer Schweißrauchkomponenten zusammen mit irritativ wirksamen Gasen wie Stickstoffoxiden und Ozon als Ursache fibrotischer Reaktionen diskutiert [41, 56, 68, 72].

Daneben wird auch die Bildung galvanischer Elemente durch die unterschiedlichen Schweißrauchkomponenten mit hierdurch induziertem lokalem Stromfluß in die Überlegungen zum Kausalzusammenhang einbezogen [68].

In den 60er Jahren publizierten Einbrodt u. Stecher [15] Ergebnisse zur Histopathologie von Schweißrauchen. Hierbei wiesen sie nach, daß die interstitiell und in Makrophagen deponierten Eisenverbindungen überwiegend nicht aus exogenem, inhaliertem Rauch stammen, sondern endogen entstanden sind. Dies wurde in der Folgezeit mit Hilfe moderner Analysenmethoden bestätigt. Ursächlich werden Mikrotraumen mit nachfolgender Hämoglobinfreisetzung und Hämosiderinbildung diskutiert. Ebenso wird auch eine direkte Umwandlung von inhaliertem Eisenoxid in Speichereisen (Hämosiderin, Ferritin) durch Makrophagenlysosomen erörtert [15, 29, 56, 68, 85].

Einbrodt postulierte darüber hinaus aufgrund infrarotspektroskopischer Untersuchungen an der Lunge eines verstorbenen Elektroschweißers die Bildung endogener Eisenphosphatverbindungen als ultimates fibrogenes Agens bei Elektro-

---

**Abb. 1a, b.** Übersichtsaufnahme und Zielaufnahmen der Thoraxorgane eines langjährigen Lichtbogenschweißers mit Siderose ohne Lungenfunktionseinschränkungen. Auffällig ist die überwiegend noduläre Zeichnungsvermehrung des Lungengerüstes

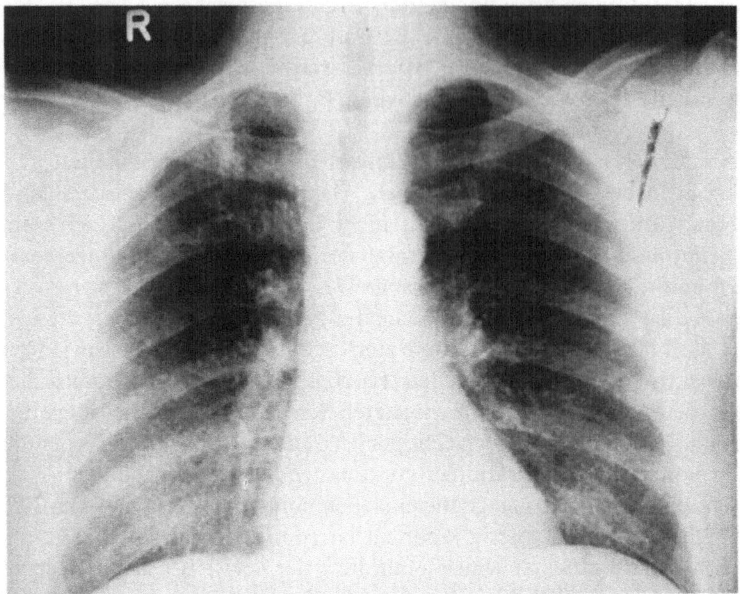

**Abb. 2.** Übersichtsaufnahme der Thoraxorgane eines langjährigen Lichtbogenschweißers mit Lungenfibrose und restriktiver Ventilationsstörung und Gasaustauschstörung. Auffällig ist die überwiegend streifige Zeichnungsvermehrung des Lungengerüstes

schweißern. Seitdem wurde im deutschsprachigen Raum das Bild der „Schweißerlunge" auch als „Siderophosphatofibrose" bezeichnet [15, 76, 85].

Nachfolgende Untersuchungen haben dieses Postulat allerdings nicht weiter erhärtet.

Beim Studium der seit den 60er Jahren aufgelaufenen Kasuistiken fällt zunächst auf, daß detaillierte Angaben zur genauen Arbeitsvorgeschichte, insbesondere auch zur Art der Schweißverfahren und der Zusammensetzung von Grund- und Zusatzwerkstoffen sowie zur Rauchkonzentration am Arbeitsplatz, häufig fehlen. Sofern Differenzierungen möglich sind, zeigen sich auffällige Befunde, insbesondere auch im Sinne einer Fibrosierung, bei Schweißern von hochlegierten Stählen nicht häufiger als bei denjenigen, die überwiegend oder ausschließlich Normalstahl geschweißt haben. Differenzierende Risikoabschätzungen sind anhand derartiger Kasuistiken allerdings aus grundsätzlichen statistischen Erwägungen nicht möglich.

Ein einheitliches röntgenmorphologisches bzw. histologisches Bild geben auch die jüngeren Fallbeschreibungen, bei denen Lungenbiopsien durchgeführt wurden, keineswegs. Es finden sich reaktionslose, großteils siderinhaltige Pigmentablagerungen in Alveolen und im Interstitium ebenso wie lokal begrenzte, herdförmige Kollagenfaservermehrungen im Bereich der Staubdepots bis hin zu diffus-fortschreitenden Lungenfibrosen. Radiologisch wird auch in jüngerer Zeit bei Einzelfällen Reversibilität der Veränderungen beschrieben [4, 22−25, 29, 40, 42, 43, 45, 49, 60, 62, 67, 68, 72, 75, 89].

Gleichwohl zeigen die Kasuistiken eine deutliche Häufung bestimmter histologisch-pathologischer Veränderungen. Diese weisen eine meist massive Pigmentspeicherung im Alveolarbereich sowie im Lungeninterstitium mit positiver Berliner-Blau-Reaktion auf. Die Pigmente sind hierbei teils freiliegend, teils in Makrophagen eingeschlossen. Elektronenmikroskopische Untersuchungen lokalisieren sie dann im Bereich der Lysosomen. Außer Makrophagenclustern werden in diesen Fällen keine Anreicherungen an anderen zellulären Formationen beschrieben. Im Bereich des Interstitiums werden die Alveolarsepten offensichtlich ebenso wie die perivaskulären und peribronchialen Bereiche betroffen. Charakteristisch für die Mehrzahl der Befunde ist darüber hinaus auch eine herdförmige Vermehrung des kollagenen Bindegewebes im Sinne einer lokal begrenzten, meist knötchenförmigen Fibrosierung. Diese weist einen engen topographischen Zusammenhang mit den Staubdepots auf. Die Fibrose wird meist als leicht- bis allenfalls mäßiggradig, nur selten hochgradig eingestuft. In Einzelfällen hat sich hierbei eine Konsistenz der klinischen, lungenfunktionsanalytischen und histologischen Befunde z. T. nicht nachweisen lassen [29–37, 50].

Insbesondere Stanulla u. Liebetrau [68] verweisen anhand von 36 Kasuistiken im Rahmen gutachterlicher Fragestellungen in der DDR darauf, daß das eben beschriebene histologische Bild charakteristisch für eine „Elektroschweißerlunge" sei. Dieser Begriff sollte nach Meinung dieser Autoren nur für diejenigen Fälle vorbehalten bleiben, in denen die pulmonale Fibrose gesichert ist.

In zahlreichen anderen Falluntersuchungen lassen sich hinsichtlich lungenfibrotischer Veränderungen allerdings außerberufliche Risikofaktoren oder andere berufliche Expositionen mit fibrogenen Stäuben (Quarz, Asbest) nicht sicher ausschließen. Nach einer Übersicht von Zober [85] betraf dies 27 von 47 Fällen in der zwischen 1955 und 1979 aufgelaufenen internationalen Literatur. Die weit überwiegende Zahl von lungenfibrotischen Veränderungen wird erst nach langjähriger Exposition beobachtet.

Einzelne Kasuistiken weisen jedoch erhebliche Abweichungen der Befunde von einem derartigen „Grundmuster" auf. So wird in einem Fall bei einem 37jährigen Mann nach 5jähriger Tätigkeit als Elektroschweißer (ohne detaillierte Arbeitsanamnese) eine dichte interstitielle und intraalveoläre Pigmentablagerung mit Verbreiterung des Lungeninterstitiums und Makrophagenanreicherung beschrieben. Zugleich wird eine systemische Erhöhung des gespeicherten Körpereisens mit deutlicher Erhöhung des Serumferritins und Steigerung der Eisenausscheidung nach Desferrioxamininjektion und einer starken Eisenbeladung des gesamten retikuloendothelialen Systems nachgewiesen [4].

Silberschmid [63] berichtet über einen 20jährigen Mann, der bis zur Aufnahme seiner beruflichen Tätigkeit als Schweißer klinisch und radiologisch im Bereich der Thoraxorgane unauffällig war. Fünf Monate nach Beginn der Schweißertätigkeit (Bearbeitung von unbeschichteten, unlegierten Stählen, überwiegend mit basischumhüllten Stabelektroden; Gesamtstaubkonzentrationen um 20 mg/m$^3$) entwickelte er Husten mit Auswurf, Fieberattacken und Belastungsdyspnoe in jeweils engem zeitlichem Zusammenhang mit der Schweißrauchexposition. Röntgenologisch zeigten sich unregelmäßige Verschattungen in den Mantelregionen der Lunge, bronchoskopisch imponierten eine Rötung und Schwellung der Mukosa sowie bioptisch Hämorrhagien. Weiterhin wurde eine alveoläres Ödem mit Einlagerung von Makrophagen und Pneumozyten sowie eine Vermehrung der Pneumozyten II nachgewiesen. Diffus verteilt waren eisenpigmentbeladene Makrophagen nachweisbar. Außerberufliche ursächliche Faktoren konnten nicht eruiert werden. Nach Arbeitskarenz trat eine deutliche Besserung der klinischen Symptome ein, röntgenologisch waren jedoch persistierende Veränderungen im Sinne einer Lungenfibrosierung nachweisbar. Der Befund wird vom Autor als akute Pneumonitis mit nachfolgender Lungenfibrose durch Schweißrauche gewertet.

Lediglich eine einzige Fallbeschreibung einer Pneumokoniose ist uns bei Schweißern, die *Nichteisenmetalle* bearbeiteten, bekanntgeworden. Hierbei handelt es sich um einen 35jährigen Mann, der nach 17jähriger Tätigkeit als Aluminiumschutzgasschweißer röntgenologisch größere Infiltrate im Bereich des linken Lungenoberlappens aufwies, wobei klinisch keine Symptome bestanden. Nach Lobektomie zeigte sich histologisch eine diffuse und fokale Fibrose mit lokalisierten Lymphozyteninfiltraten. Die fokalen fibrotischen Veränderungen bestanden teils aus kollagenösem, teils aus hyalinisiertem Bindegewebe und wiesen Koagulationsnekrosen auf. Zudem fielen Ansammlungen von Alveolarmakrophagen im Interstitium auf. In diesen sowie freiliegend ließen sich massenhaft metallische Pigmentablagerungen nachweisen, die röntgenanalytisch ausschließlich aus Aluminium bestanden [77].

Darüber hinaus wird in der internationalen Literatur über einen Fall von desquamativer Pneumonie bei einem Aluminiumschweißer berichtet [27].

Vereinzelt sind in den Kasuistiken auch die Ergebnisse einer *bronchoalveolären Lavage* beschrieben. Diese reichen von völlig unauffälligen Befunden bis zu Lymphozytose, Granulozytose und Nachweis von massenhaft Siderophagen in der Spülflüssigkeit. Aus den wenigen Mitteilungen ist kein dominantes zelluläres Verteilungsmuster erkennbar [4, 23, 60, 79].

Insgesamt ist die Zahl der seit 1950 in der international zugänglichen Literatur beschriebenen Falldarstellungen pneumokoniotischer Veränderungen bei Schweißern, ungeachtet ihres pathohistologischen Bildes und eines möglichen Krankeitswertes, auf größenordnungsmäßig etwa 100 zu schätzen.

Auch bei Unterstellung einer höheren sog. Dunkelziffer kann hieraus angesichts einer weltweit etwa mit 5 Mio angenommenen Zahl an hauptberuflich tätigen Schweißern nicht eo ipso auf ein wesentlich erhöhtes Pneumokoniose- und insbesondere Fibroserisiko geschlossen werden.

Eine Risikoquantifizierung ist aus methodischen Gründen mit Hilfe von Kasuistiken allein nicht möglich.


## Quantitative und qualitative Schweißrauchanalysen im Lungengewebe

Bereits seit langem sind wiederholt Versuche unternommen worden, aus dem quantitativen und qualitativen Nachweis deponierter Pigmentpartikel Schlußfolgerungen auf die Lungenbelastung und eine mögliche fibrogene Wirkung von Schweißrauchen zu ziehen.

## Elementnachweis nach Gewebeveraschung

Derartige Verfahren sind bereits in der Vergangenheit, insbesondere zur Quantifizierung von Eisen in Biopsiematerial, angewandt worden. So wiesen Morgan u. Kerr [49] bei einem Schweißer mit Siderose ohne begleitende Fibrose einen Eisengehalt in der Lunge von 46 mg/g Trockengewicht nach. Dies entspricht dem 15fachen der Durchschnittskonzentration im Lungengewebe der Vergleichsbevölkerung. Auch Kalliomäki et al. [32] wiesen bei einem Schweißer, der unlegiertes Material geschweißt hatte, ca. 10fach erhöhte Eisenkonzentrationen im Lungengewebe nach.

Nach Einführung moderner Analysenverfahren, wie insbesondere der Atomabsorptionsspektrometrie, können in letzter Zeit auch andere Elemente in niedriger Konzentration nachgewiesen werden. Während Zober in Biopsiematerial eines Schweißers, der unlegierte Stähle geschweißt hatte, nach Quantifizierung zahlreicher Metalle keine erhöhten Metallkonzentrationen nachweisen konnte, wurden bei langjährigen Edelstahlschweißern z. T. erhebliche Konzentrationen an Chrom und Nickel im Lungenparenchym objektiviert [55, 89].

## Magnetopneumographie

Dieses Verfahren stellt eine nichtinvasive Untersuchungsmethode dar. Hierbei wird nach Anlage eines magnetischen Wechselfeldes bzw. der kurzzeitigen Anwendung eines magnetischen Gleichfeldes das magnetische Moment bzw. die zurückbleibende magnetische Feldstärke bestimmt. Schichtuntersuchungen sind hierbei möglich. Nachteilig ist die Tatsache, daß ausschließlich magnetisierbare Verbindungen, im wesentlichen also Magnetit ($Fe_3O_4$) nachgewiesen werden können. Rückschlüsse auf die Belastung mit anderen Schweißrauchkomponenten sind nur indirekt möglich.

Mit diesen Verfahren ist auf Gesamtrauchdepositionen bei langjährigen Werftschweißern bis zu 2 g pro Lunge geschlossen worden. Die Höhe der nachgewiesenen Feldstärken korreliert teilweise gut mit der Dauer der Exposition bzw. der Streuung kleiner unregelmäßiger Schatten der Lunge im Röntgenbild, dagegen nicht mit der Häufigkeit und Ausprägung klinisch auffälliger Befunde und Lungenfunktionseinschränkungen. Aus Längsschnittstudien wurde eine Lungenclearancerate zwischen 10% und 30% des deponierten Schweißrauches pro Jahr berechnet [30–36, 54, 70].

## Elektronenoptische Verfahren

Unter diesen hat insbesondere die energiedisperse Röntgenanalyse zum semiquantitativen Nachweis von Einzelelementen sowie bestimmter Verbindungen in den im Gewebe deponierten Schweißrauchpartikeln größere Verbreitung erfahren.

Auf Grund dieser Untersuchungen wird von einigen Autoren das Vorliegen charakteristischer Elementverteilungen in deponierten Schweißrauchpartikeln postuliert. Andere Autoren beschreiben dagegen, in Abhängigkeit von den angewandten Schweißverfahren und Werkstoffen, hiervon qualitativ und quantitativ z. T. erheblich differierende Elementanalysen. Ein charakteristisches Elementraster ist aus den Publikationen insgesamt nicht ableitbar.

In einigen Publikationen wird auf die elektronenmikroskopisch nachgewiesene Ähnlichkeit der im Interstitium und den Makrophagen deponierten Partikel mit Teilchen, die direkt aus dem Schweißrauch gewonnen wurden, verwiesen. Dies betrifft sowohl Morphologie und Größe als auch die chemische Zusammensetzung [22, 24, 32, 50, 72, 89].


## Sozial- und versicherungsrechtliche Aspekte

Mit der Problematik eines einheitlichen Begriffs der „Schweißerlunge" eng verknüpft ist auch die Frage nach den Konsequenzen für den Bereich der gesetzlichen Unfallversicherung, in den in der Bundesrepublik Deutschland auch die Berufskrankheiten fallen.

Bekanntlich können bestimmte berufsbedingte Erkrankungen als Berufskrankheiten anerkannt und ggf. entschädigt werden. Hierzu bestimmt § 551 Abs. 1 der Reichsversicherungsordnung (RVO), daß die Bundesregierung ermächtigt ist, bestimmte Krankheiten in einer Verordnung als Berufskrankheiten (BK) zu bezeichnen. Diese hat davon mit der Anlage I zur Berufskrankheitenverordnung (BeKV), der sog. Berufskrankheitenliste, Gebrauch gemacht. In Abs. 2 des § 551 RVO wird darüber hinaus bestimmt, daß die Träger der Unfallversicherung im Einzelfall eine Krankheit, auch wenn sie nicht in der Rechtsverordnung bezeichnet ist, wie eine BK entschädigen sollen, sofern nach neuen Erkenntnissen die Voraussetzungen des Abs. 1 erfüllt sind. Diese sind:

1. Die Erkrankung muß durch bestimmte Einwirkungen verursacht sein;
2. diesen müssen Personengruppen durch ihre Arbeit in erheblich höherem Grade als die übrige Bevölkerung ausgesetzt sein;
3. es müssen derartige Erkenntnisse durch die medizinische Wissenschaft belegt sein.

Hierbei wird in Rechtskommentaren [44, 82] gefolgert, daß die betroffenen Personengruppen infolge der wesentlich höheren Einwirkungen am Arbeitsplatz auch einer *erheblich höheren Erkrankungsgefahr* ausgesetzt sein müssen. Die als neu bewerteten Kriterien müssen zudem von der überwiegenden Mehrheit der medizinischen Sachverständigen im Sinne einer herrschenden Ansicht in der medizinischen Wissenschaft getragen sein.

Das Bundessozialgericht hat entschieden und bezüglich der Problematik einer „Schweißerlunge" bestätigt, daß die Öffnungsklausel des Abs. 2, § 551 RVO nicht erreichen will, daß jede Krankheit, deren ursächlicher Zusammenhang mit der Berufstätigkeit im Einzelfall nachgewiesen oder hinreichend wahrscheinlich ist, wie eine BK entschädigt werden soll. Es muß vielmehr die *generelle Geeignetheit* der betreffenden Stoffe hinsichtlich der Verursachung der jeweiligen Erkrankung in der medizinischen Wissenschaft allgemein anerkannt sein. Sinn des § 551 Abs. 2 RVO ist es, solche durch die Arbeit verursachten Krankheiten wie eine BK zu entschädigen, die nur deshalb nicht in die Liste der Berufskrankheiten aufgenommen worden sind, weil die Erkenntnisse der medizinischen Wissenschaft erst nach dem Erlaß der letzten BeKV gewonnen worden sind oder zu diesem Zeitpunkt zwar im Ansatz vorhanden waren, sich aber erst später zur Berufskrankheitenreife verdichtet haben [9, 10, 44, 82].

Unter diesen Gesichtspunkten können bei Schweißern bestimmte Erkrankungen im Einzelfall, je nach Art des Krankheitsbildes und der zugrundeliegenden Einwirkung, als BK entsprechend bestimmter, in der BK-Liste aufgeführter Erkrankungen anerkannt und ggf. entschädigt werden. Dies sind z. B. die Ziffern 4301/4302 (obstruktive Atemwegserkrankungen durch allergisierende bzw. chemisch-irritative oder toxisch wirkende Stoffe). Auf die angesichts der Komplexizität der Schweißrauche und -gase im Einzelfall oft auftretenden Beweisschwierigkeiten für den Kausalzusammenhang mit der beruflichen Tätigkeit muß hier ausdrücklich noch einmal verwiesen werden (vgl. „Bronchopulmonale Symptome bei Schweißern" und „Pneumokoniosen im engeren Sinn").

Demgegenüber ist das Krankheitsbild einer Pneumokoniose durch Schweißrauche als „Schweißerlunge" im engeren Sinne bislang vom Gesetzgeber nicht in die BK-Liste aufgenommen worden. Hierbei ist zu berücksichtigen, daß sog. benigne Pneumokoniosen ohne Krankheitswert auch bei wesentlicher Überhäufigkeit in bestimmten Berufsgruppen vom Verordnungsgeber nicht berücksichtigt werden. Dies ist typischerweise bei der reinen Siderose gegeben. Es muß sich vielmehr um eine Veränderung mit Behandlungsbedürftigkeit bzw. Krankheitswert handeln. Ein derartiger Krankheitswert von Pneumokoniosen bei Schweißern konnte im Sinne der generellen Geeignetheit in der Vergangenheit nicht geführt werden.

Unter dem Eindruck der in den 60er Jahren publizierten Forschungsergebnisse, wonach es sich bei der „Schweißerlunge" um eine Fibrose bei endogener Bildung von Eisenphosphaten handele, sind nachfolgend in wenigen Fällen Anerkennungen nach § 551 Abs. 2 RVO durch die zuständigen Unfallversicherungsträger erfolgt [80]. Noch 1983 und erneut 1987 stellten Zober et al. [89] sowie Repp u. Müller-Wening [60] anhand von Kasuistiken Anerkennungskriterien für Lungenfibrosen bei Schweißern auf.

Derartigen Argumenten ist die höchstrichterliche Rechtsprechung dagegen bislang nicht gefolgt. In mehreren jüngeren Entscheidungen [9, 10] sah das Bundessozialgericht die generelle Geeignetheit von Schweißrauchen zur Induzierung von Pneumokoniosen mit Krankheitswert nicht als gesichert an.

Darüber hinaus hat sich der Verordnungsgeber 1986 im Rahmen eines Sachverständigengesprächs erkennbar mit der Frage neuer medizinischer Erkenntnisse zum Begriff einer „Schweißerlunge" im Sinne einer Pneumokoniose beschäftigt. Eine Empfehlung zur Aufnahme in die BK-Liste ist angesichts der fehlenden gesicherten Erkenntnisse bezüglich einer in diesem Punkt wesentlich höheren Gefährdung von Schweißern nicht ausgesprochen worden. Die Bundesregierung hat auch bei der letzten Novellierung der BeKV mit Wirkung vom April 1988 das Bild einer „Schweißerlunge" nicht in die BK-Liste aufgenommen. Die medizinische Fachwissenschaft hat in der Zwischenzeit keine weiteren Beweise für eine wesentliche Überhäufigkeit von Lungenfibrosen mit Krankheitswert bei Schweißern liefern können. Somit ist nach dem derzeitigen wissenschaftlichen und sozialrechtlichen Stand in

der Bundesrepublik Deutschland die Anerkennung einer Lungenfibrose eines
Schweißers als BK in der Regel nicht möglich. Dies gilt sowohl bezüglich einer Behandlung im Rahmen der BK-Liste, da Schweißrauche i. allg. keine gesichterterma-
ßen fibrogenen Einzelstoffe aufweisen, als auch der Behandlung wie eine BK entsprechend der „Öffnungsklausel" der RVO. Dieser Sachverhalt ist von Zober 1986
erneut dargelegt worden [87]. Ausnahmsweise besteht eine Anerkennungsmöglich-
keit nur in denjenigen Fällen, in denen die Einwirkung von gesichertermaßen fibrogen wirkenden Arbeitsstoffen bei dem Schweißer nachgewiesen werden kann,
wie z. B. freie kristalline Kieselsäure, Asbest etc. Hierbei handelt es sich meist allerdings um Einwirkungen, die nicht aus dem eigentlichen Schweißvorgang stammen,
sondern durch Nachbarschaftseffekte oder Nebenarbeiten verursacht sind. Eine
unfallversicherungsrechtliche Entschädigung ist darüber hinaus auch nach akuten
Einwirkungen (Unfällen) mit Sekundärschäden möglich. Hierzu gehört etwa die
Entwicklung einer Lungenfibrose nach Reizgasintoxikation.

## Ist die „Schweißerlunge" ein einheitliches Krankheitsbild?

Aufgrund der technologischen Vielfalt der Schweiß- und hiermit verwandten Verfahren sowie der hierbei auftretenden, in qualitativer und quantitativer Hinsicht
höchst unterschiedlichen Fremdstoffe ist es nicht möglich, ein einheitliches Ge-
fährdungsraster für Schweißer zu entwickeln. *„Den Schweißer"* gibt es somit nicht.
Ebensowenig existiert, hieraus resultierend, ein einheitliches Muster von berufsbedingten bronchopulmonalen Erkrankungen bei Schweißern. Während bei einigen
der Verfahren mit gesundheitsrelevanten Gefahrstoffemissionen überhaupt nicht
zu rechnen ist, weisen andere wiederum teils höchst spezifische, teils stark divergie-
rende Gefährdungen für das bronchopulmonale System auf. Bereits unter diesen
Umständen kann ein einheitliches Krankheitsbild einer „Schweißerlunge" nicht abgeleitet werden.

Bezieht man den Begriff „Schweißerlunge" im engeren Sinne auf Pneumokoniosen, so kann anhand der vorliegenden histologischen Befunde zunächst ein
häufig beobachtetes, als „typisch" zu wertendes pneumokoniotisches Bild beschrieben werden. Dieses ist aber keinesfalls pathognomonisch.

Auch eine Definition der „Schweißerlunge" in diesem Sinne ist aus vielerlei
Gründen nicht unproblematisch.

Zum einen ist davon auszugehen, daß andere, nichtpneumokoniotische Veränderungen des bronchopulmonalen Systems bei Schweißern häufiger als die beschriebenen Pneumopathien auftreten. Man zögert deshalb, das eher seltene
Krankheitsbild einer Pneumokoniose mit dem Begriff „Schweißerlunge" als be-
rufstypisch zu deklarieren.

Zum anderen haben auch die zahlreichen histologischen Untersuchungen einschließlich moderner elektronenmikroskopischer Verfahren kein einheitliches pa-
thophysiologisches Ursachenprinzip für die Veränderungen nachweisen können.
Hierbei ist insbesondere darauf zu verweisen, daß neuere Publikationen davon aus-
gehen, daß die nachgewiesenen Eisenablagerungen großenteils endogenen Ur-

sprungs sind. Umgekehrt werden in den wenigen Kasuistiken an Schweißern, die Nichteisenmetalle bearbeitet haben, derartige Befunde einer endogenen Eisenpigmentanreicherung nicht beschrieben. Zudem ist ungeklärt, aus welchen Gründen eine Vielzahl der Schweißer mit nachgewiesenen Staubdepots abweichend vom „typischen" Bild keinerlei interstitielle Bindegewebsvermehrung zeigt. Unbeantwortet ist auch die Frage, aus welchen Gründen in Einzelfällen aus einer herdförmigen, lokal begrenzten Fibrose ein diffus fortschreitendes Krankheitsbild werden kann. Die Literatur gibt darüber hinaus Hinweise, daß häufig außerberufliche, konkurrierende Faktoren in die Ursachendiskussion einzubeziehen sind.

Insgesamt kann ein einheitliches Bild einer „Schweißerlunge" aus technologischer und medizinischer Sicht somit nicht abgeleitet werden. Hinzu kommt, daß diesem Begriff bis zum heutigen Tag ein sozialversicherungsrechtliches Äquivalent in der Bundesrepublik Deutschland fehlt.

Die Diagnose einer „Schweißerlunge" sollte deshalb stets von einer spezifischen Beschreibung der klinischen, lungenfunktionsanalytischen, röntgenologischen und histologischen Befunde begleitet sein. Unabdingbar ist in allen Fällen eine detaillierte und qualifizierte Erhebung der Arbeitsanamnese.

# Literatur


1. Attfield MD, Ross DS (1978) Radiological abnormalities in electric-arc welders. Br J Ind Med 35:117–122
2. Baker RSU, Arlauskas A, Tandon RK, Crisp PT, Ellis J (1986) Toxic and genotoxic action of electric-arc welding fumes on cultured mammalian cells. J Appl Toxicol 6:357–362
3. Barhad B, Teculescu D, Cracuin O (1975) Respiratory symptoms, chronic bronchitis, and ventilatory function in shipyard welders. Int Arch Occup Environ Health 36:137–150
4. Barth J, Höltmann B, Müller KM (1986) Alevolar-septale Fibrose and systemische Eisenbelastung bei einem Schweißer. Atemwegs Lungenkrankh 12:290–293
5. Beaumont JJ, Weiss NS (1980) Mortality of welders, shipfitters, and other metal trade workers in boiler-makers local no 104, AEL-CLO. Am J Epidemiol 112:775–786
6. Becker N, Claude J, Frentzel-Beyme R (1985) Cancer risk of arc welders exposed to fumes containing chromium and nickel. Scand J Work Environ Health 11:75–82
7. Bemst A van, Delporte R, Willi A (1973) Beitrag zum Studium der Schweißrauche und zur Bestimmung gesunder Arbeitsbedingungen. Z Schweißtech 4:92–109
8. Böhme D, Heuser H (1982) Entstehung luftverunreinigender Stoffe beim Überschweißen von Fertigungsbeschichtungen. Schweißen Schneiden 34:72–77
9. Bundessozialgericht, Urteil vom 23.06.1977, AZ 2 RU 53/76
10. Bundessozialgericht, Urteil vom 31.01.1984, AZ 2 RU 67/82
11. Deutsche Forschungsgemeinschaft (1975, 1981) Chronische Bronchitis, Teil 1, 2. Boldt, Boppard
12. Doig AT, Challen PJR (1964) Respiratory hazards in welding. Ann Occup Hyg 7:223–231
13. Doig AT, McLaughlin AIG (1936) X-ray appearances of the lungs of electric arc welders. Lancet 230:771–775
14. Doig AT, McLaughlin AIG (1948) Clearing of X-ray shadows in welders' siderosis. Lancet 254:789–791
15. Einbrodt HJ, Stecher W (1967) Über die Isolierung der Eisenablagerungen bei der Lungensiderose der Elektroschweißer. Arbeitsmed Sozialmed Arbeitshyg 2:371
16. Emmerling G, Zschiesche W (1986) Gesundheitsgefahren durch Schweißrauche. Fischer, Stuttgart (Arbeitsmedizin aktuell, 8.4, Lieferung Mai 1986, S 139–153)

17. Emmerling G, Zschiesche W, Schaller K-H, Weltle D, Valentin H, Zober A (1987) Arbeitsmedizinische Untersuchungen zur Problematik bronchialer Überempfindlichkeit bei Lichtbogenschweißarbeitern an oberflächenbeschichteten Stählen. DVS-Verlag, Düsseldorf (DVS-Berichte, Bd 97)

18. Emmerling G, Zschiesche W, Weltle D, Valentin H, Baumgartner E, Zober A (1988) Lungenfunktionsstatus von Edelstahlschweißern. In: Baumgartner E (Hrsg) Bericht über die 28. Jahrestagung der Deutschen Gesellschaft für Arbeitsmedizin e.V., Innsbruck, 4.–7. Mai 1988. Gentner, Stuttgart, S 73–77

19. Emmerling G, Zschiesche W, Schaller K-H, Weltle D (1989) Arbeitsmedizinische Belastungs- und Beanspruchungsuntersuchungen von Edelstahlschweißern. Arbeitsmed Sozialmed Präventivmed 24:251–254

20. Emmerling G, Zschiesche W, Schaller K-H, Weltle D, Valentin H (1990) Untersuchungen zur Problematik der Exposition von Lichtbogenschmelzschweißern gegenüber Chrom-Nickel-haltigen Rauchen und Stäuben. DVS-Verlag, Düsseldorf (DVS-Berichte, Bd 121)

21. Etienne CF, Hooftman RN, de Raat WK, Reuzel PGJ, van der Sluis MM, Wilmer JWGM (1986) The assessment of the carcinogenicity of chromium- and nickel-containing welding fumes. Dutch Organization for Applied Scientific Research (TNO), Delft (Forschungsbericht für die EKGS)

22. Funahashi A, Schlueter DP, Pintar K, Bemis EL, Siegesmund KA (1988) Welders' pneumoconiosis: tissue elemental microanalysis by energy dispersive x-ray analysis. Br J Ind Med 45:14–18

23. Gaul M, Pregler M (1987) Husten aus pneumologischer Sicht. Periskop 17:4–5

24. Guidotti TL, DeNee PB, Abraham JL, Smith JR (1978) Arc welders' pneumoconiosis: application of advanced scanning electron microscopy. Arch Environ Health 33:117–124

25. Harding HE, McLaughlin AIG, Doig AT (1958) Clinical, radiographic, and pathological studies of the lungs of electric-arc and oxyacetylene welders. Lancet 274:394–398

26. Hayden SP, Pincock AC, Hayden J, Tyler LE, Cross KW, Bishop JM (1984) Respiratory symptoms and pulmonary function of welders in the engineering industry. Thorax 39:442–447

27. Herbert A, Sterling G, Abraham J, Corrin B (1982) Desquamative interstitial pneumonia in an aluminum welder. Hum Pathol 19:694–699

28. Hildebrand HF, Collyn-d'Mooghe M, Stern RM (1986) Cytotoxic effects of welding fumes in human embryonic epithelial pulmonary cells in culture. In: Stern RM, Berlin A, Fletcher AC, Järvisalo J (eds) Health hazards and biological effects of welding fumes and gases. Excerpta Medica, Amsterdam New York Oxford, pp 319–324

29. Irmscher G, Beck B, Ahlendorf W, Anspach M, Konetzke G, Ludwig V, Sturm W (1975) Erfahrungen bei der Begutachtung von fraglichen Lungenfibrosen durch Einwirkung von Schweißrauchen. Z Gesamte Hyg 21:562–566

30. Kalliomäki P-L, Alanko K, Korhonen O, Mattsson T, Vaaranen V, Koponen M (1978) Amount and distribution of welding fume lung contaminants among arc welders. Scand J Work Environ Health 4:122–130

31. Kalliomäki P-L, Korhonen O, Vaaranen V, Kalliomäki K, Koponen M (1978) Lung retention and clearance of shipyard arc welders. Int Arch Occup Environ Health 42:83–90

32. Kalliomäki P-L, Sutinen S, Kelha V, Lakomaa E, Sortti V, Sutinen S (1979) Amount and distribution of fume contaminants in the lungs of an arc welder post mortem. Br J Ind Med 36:224–230

33. Kalliomäki K, Kalliomäki P-L, Kelha V, Vaaranen V (1980) Instrumentation for measuring the magnetic lung contamination of steel welders. Ann Occup Hyg 23:175–184

34. Kalliomäki P-L, Rahkonen E, Vaaranen V, Kalliomäki K, Aittoniemi K (1981) Lung-retained contaminants, urinary chromium and nickel among stainless steel welders. Int Arch Occup Health 49:67–75

35. Kalliomäki K, Aittoniemi K, Kalliomäki P-L, Moilanen M (1981) Measurement of lung-retained contaminants in vivo among workers exposed to metal aerosols. Am Ind Hyg Assoc J 42:234–238

36. Kalliomäki P-L, Kalliomäki K, Rahkonen E, Aittoniemi K (1983) Follow-up study on the lung retention of welding fumes among shipyard welders. Ann Occup Hyg 27:449–452

37. Kalliomäki P-L, Kalliomäki K, Korhonen O (1986) Lung retention of welding fumes and ventilation lung functions – A follow-up study of shipyard welders. In: Stern RM, Berlin A, Fletcher AC, Järvisalo J (eds) Health hazards and biological effects of welding fumes and gases. Excerpta Medica, Amsterdam New York Oxford, pp 409–412

38. Keskinen H, Kalliomäki P-L, Alanko K (1980) Occupational asthma due to stainless steel welding fumes. Clin Allergy 10:151–159

39. Kilburn KH, Warshaw RH (1989) Pulmonary functional impairment from years of arc welding. Am J Med 87:62–69

40. Kleinfeld M, Messite J, Kooyman O, Shapiro J (1969) Welders' siderosis. Arch Environ Health 19:70–73

41. Könn G (1983) Siderose und die auf vorwiegend eisenhaltige Stäube zurückgehenden Mischstaubpneumokoniosen. In: Doerr W, Seifert G, Uehlinger E (Hrsg) Pathologie der Lunge II. Springer, Berlin Heidelberg New York Tokyo (Spezielle pathologische Anatomie, Bd 16/II, S 752–755)

42. Kraume G, Zober A (1989) Arbeitssicherheit und Gesundheitsschutz in der Schweißtechnik. DVS-Verlag, Düsseldorf (Fachbuchreihe Schweißtechnik, Bd 105)

43. Kujawska A, Marek K (1981) Obraz radiologiczny pylicy spawaczy. – Röntgenologisches Bild der Schweißerstaublunge. Zentralbl Arbeitsmed 31:30

44. Lauterbach M, Watermann F (1988) Unfallversicherung – Kommentar zum 3. und 5. Buch der Reichsversicherungsordnung. Kohlhammer, Stuttgart, S 287–302/24

45. Meyer EC, Kratzinger SF, Miller WH (1967) Pulmonary fibrosis in an arc welder. Arch Environ Health 15:462–469

46. Minni E, Gustafsson TE, Koponen M, Kalliomäki P-L (1984) A study of the chemical structure of particles in the welding fumes of mild and stainless steel. J Aerosol Sci 15:57–68

47. Moller DR, Brooks SM, Bernstein DI, Cassedy K, Enrione M, Bernstein IL (1986) Delayed anaphylactoid reaction in a worker exposed to chromium. J Allergy Clin Immunol 77:451–456

48. Morgan WKC, Dinman BD (1989) Pulmonary effects of aluminum. In: Gitelman HJ (ed) Aluminum and health – A critical review. Dekker, New York Basel, pp 203–235

49. Morgan WKC, Kerr HD (1963) Pathologic and physiologic studies of welders' siderosis. Ann Intern Med 58:293–304

50. Morgenroth K, Verhagen-Schröter G (1984) Licht- und elektronenmikroskopische Untersuchungen und energiedispersive Röntgenmikroanalyse an Biopsiematerial zur Pathogenese der Schweißerlunge. Atemwegs Lungenkrankh 10:451–456

51. Mur JM, Teculescu D, Pham QT, Gaertner M, Massin N, Meyer-Bisch C, Moulin JJ, Diebold F, Pierre F, Meurou-Poncelet B, Muller J (1985) Lung function and clinical findings in a cross-sectional study of arc welders. Int Arch Occup Environ Health 57:1–17

52. Mur JM, Pham QT, Teculescu D et al. (1989) Arc welders' respiratory health evolution over five years. Int Arch Occup Environ Health 61:321–327

53. Newhouse ML, Oakes D, Woolley AJ (1985) Mortality of welders and other craftsmen at a shipyard in NE England. Br J Ind Med 42:406–410

54. Rahkonen E, Junttila M-L, Kalliomäki P-L, Olkinouora M, Koponen M, Kalliomäki K (1983) Evaluation of biological monitoring among stainless steel welders. Int Arch Occup Environ Health 52:243–255

55. Raithel HJ, Schaller KH, Reith A, Svenes KB, Valentin H (1988) Investigations on the quantitative determination of nickel and chromium in human lung tissue. Int Arch Occup Health 60:55–66

56. Reichel G (1976) Schweißerlunge. In: Ulmer WT, Reichel G (Hrsg) Atmungsorgane, 1. Teil, 5. Aufl. Springer, Berlin Heidelberg New York (Handbuch der inneren Medizin, Bd 4, S 472–480)

57. Reichel G (1984) Neuere Gesichtspunkte zur Problematik der Schweißerlunge. Atemwegs Lungenkrankh 10:442–443

58. Reichel G (1984) Epidemiologische Untersuchungen zur Frage der Häufigkeit von Bronchial- und Lungenveränderungen bei Elektroschweißern. Atemwegs Lungenkrankh 10:444–447

59. Reichel G, Meyer-Kahrweg F, Morgenroth K, Rasche B (1986) In vitro Untersuchungen zur zytotoxischen Wirkung von Schweißrauchen. In: Szadkowski D (Hrsg) Bericht über die

26. Jahrestagung der Deutschen Gesellschaft für Arbeitsmedizin e.V., Hamburg, 7.–10. April 1986. Gentner, Stuttgart, S 185–189

60. Repp H, Müller-Wening D (1987) Elektroschweißerlunge – eine neue Berufskrankheit? Atemwegs Lungenkrankh [Suppl 1] 13:112–114

61. Schneider WD, Dietz E, Gierke E, Liebich R, Maintz G, Schmidt G (1987) Siderose, chronische Bronchitis und Lungenfunktion bei Elektroschweißern – eine epidemiologische Längsschnittstudie. In: Norpoth K (Hrsg) Bericht über die 27. Jahrestagung der Deutschen Gesellschaft für Arbeitsmedizin e.V., Essen, 6.–9. Mai 1987. Gentner, Stuttgart, S 427–431

62. Schuler P, Maturana V, Cruz E, Guijon C, Vasquez A, Valenzuela A, Silva R (1962) Arc welder's pulmonary siderosis. J Occup Med 4:353–358

63. Silverschmid M (1986) Acute pneumonitis processing to pulmonary fibrosis in a welder. In: Stern RM, Berlin A, Fletcher AC, Järvisalo J (eds) Health hazards and biological effects of welding fumes and gases. Excerpta Medica, Amsterdam New York Oxford, pp 415–418

64. Sjögren B (1980) A retrospective cohort study of mortality among stainless steel welders. Scand J Work Environ Health 6:197–200

65. Sjögren B, Ulfvarson U, Tech D (1985) Respiratory symptoms and pulmonary function among welders working with aluminum, stainless steel and railroad tracks. Scand J Work Environ Health 11:27–32

66. Skriniar J (1986) Technical history and future development of the welding industry. In: Stern RM, Berlin A, Fletcher AC, Järvisalo J (eds) Health hazards and biological effects of welding fumes and gases. Excerpta Medica, Amsterdam New York Oxford, pp 23–28

67. Spåcilovà M, Koval Z (1975) Pulmonary x-ray and functional findings in electric-arc welders. Int Arch Arbeitsmed 34:231–236

68. Stanulla H, Liebetrau G (1984) Die Elektroschweißerlunge. Prax Klin Pneumol 38:14–18

69. Stern RM (1981) Process-dependent risk of delayed health effects for welders. Environ Health Perspect 41:235–253

70. Stern RM, Drenck K, Lyngenbo O, Dirksen H, Groth S (1988) Thoracic magnetic dust content, occupational exposure and respiratory status of shipyard welders. Arch Environ Health 43:361–370

71. Stern RM, Hansen K, Madsen AF, Olsen KM (1988) In vitro toxicity of welding fumes and their constituents. Environ Res 46:168–180

72. Stettler LE, Groth DH, Mackay GR (1977) Identification of stainless steel welding fume particulates in human lung and environmental samples using electron probe microanalysis. Am Ind Hyg Assoc J 38:76–82

73. Tandon RK, Crisp PT, Ellis J, Baker RS, Chenhall BE (1984) Chemical investigation of some electric arc welding fumes and their potential health effects. Aust Welding Res 13:55–60

74. Tandon RK, Payling R, Chenhall BE, Crisp PT, Ellis J, Baker RS (1985) Application of x-ray photoelectron spectroscopy to the analysis of stainless-steel welding aerosols. Appl Surface Sci 20:527–537

75. Triebel HJ, Jessel A, Spielmann RP (1988) Lungensiderose eines Lichtbogenschweißers. Röntgenblätter 41:72–74

76. Valentin H, Lehnert G, Petry H, Weber G, Wittgens H, Woitowitz H-J (1985) Arbeitsmedizin, 3. Aufl, Bd II. Thieme, Stuttgart New York

77. Vallyathan V, Bergeron WN, Robichaux PA, Craighead JE (1982) Pulmonary fibrosis in an aluminum arc welder. Chest 81:372–374

78. Vogelmeier C, König G, Bencze K, Fruhmann G (1987) Pulmonary involvement in zinc fume fever. Chest 92:946–948

79. Wall N de, Endres P, Atay Z (1988) Erfahrungen mit zytologischen Ergebnissen der bronchoalveolären Lavage (BAL) bei verschiedenen pneumologischen Erkrankungen. Prax Klin Pneumol 42:753–758

80. Watermann F, Hamacher E, Hartung M, Valentin H (1983) Erfahrungsbericht über die Anwendung von § 551 Abs. 2 RVO bei beruflichen Erkrankungen. Hauptverband der gewerblichen Berufsgenossenschaften, St. Augustin

81. Weller W, Reichel G (1984) Prüfung der Wirkung von Schweißstaub im Intraperitonealtest an der Ratte. Atemwegs Lungenkrankh 10:448–450

82. Wendland M-E, Wolf MF, Mehrtens G (1989) Die Berufskrankheitenverordnung – Handkommentar. Schmidt, Berlin, E § 551, 1–35
83. Werner I, Medack J (1989) Zusammensetzung und Phasenbestandteile von Schweißrauchen ausgewählter Sonderelektroden. Staub Reinhaltung Luft 49:231–233
84. Zober A (1981) Symptome und Befunde am bronchopulmonalen System bei Elektroschweißern I. Mitteilung: Epidemiologie. Zentralbl Bakteriol Mikrobiol Hyg [B] 173:92–119
85. Zober A (1981) Symptome und Befunde am bronchopulmonalen System bei Elektroschweißern. II. Mitteilung: Lungenfibrosen. Zentralbl Bakteriol Mikrobiol Hyg [B] 173:120–148
86. Zober A (1982) Arbeitsmedizinische Untersuchungen zur inhalativen Belastung von Lichtbogenschmelzschweißern. Bundesanstalt für Arbeitsschutz, Dortmund (Forschungsbericht 317)
87. Zober A (1986) Zur Begutachtung von Atemwegs- und Lungenerkrankungen bei Schweißern. Arbeitsmed Sozialmed Präventivmed 21:89–92
88. Zober A, Weltle D (1985) Cross-sectional study of respiratory effects of arc welding. J Soc Occup Med 35:79–84
89. Zober A, Kaduk B, Schaller KH (1983) Lungenfibrose eines Elektroschweißers – Kasuistik und versicherungsrechtliche Bewertungskriterien. Zentralbl Arbeitsmed 33:116–120
90. Zschiesche W (1989) Gesundheitsgefahren durch Schweißrauche und -gase (I–III). Arbeitsmed Sozialmed Präventivmed 24: Tafeln 88, 89, 91
91. Zschiesche W, Emmerling G (1990) Zur Frage obstruktiver Atemwegserkrankungen durch Schweißrauche. In: Jansen G (Hrsg) Bericht über die 29. Jahrestagung der Deutschen Gesellschaft für Arbeitsmedizin e.V., Düsseldorf, 26.–29. April 1989. Gentner, Stuttgart, S 63–93 (BG-Kolloquium)
92. Zschiesche W, Schaller KH, Grothe I (1985) Neue Erkenntnisse zur Berufspathologie der Schweißer. Arbeitsmed Sozialmed Präventivmed 20:139–142

# Sachverzeichnis